AF261851

LEÇONS

DE

CLINIQUE CHIRURGICALE

(CLINICAL LECTURES AND ESSAYS)

PAR

SIR JAMES PAGET

TRADUIT DE L'ANGLAIS PAR LE Dr L. H. PETIT

ET PRÉCÉDÉ D'UNE INTRODUCTION

DE M. LE PROFESSEUR VERNEUIL

PARIS

LIBRAIRIE GERMER BAILLIÈRE ET Cie

PROVISOIREMENT : 8, PLACE DE L'ODÉON

La librairie sera transférée 108, boulevard Saint-Germain, le 1er Octobre 1877.

1877

LEÇONS

DE

CLINIQUE CHIRURGICALE

PARIS. — IMPRIMERIE DE E. MARTINET, RUE MIGNON, 2

LEÇONS

DE

CLINIQUE CHIRURGICALE

(CLINICAL LECTURES AND ESSAYS)

PAR

SIR JAMES PAGET

TRADUIT DE L'ANGLAIS PAR LE Dr L.-H. PETIT

ET PRÉCÉDÉ D'UNE INTRODUCTION

DE M. LE PROFESSEUR VERNEUIL

PARIS

LIBRAIRIE GERMER BAILLIÈRE ET Cie

PROVISOIREMENT : 8, PLACE DE L'ODÉON

La librairie sera transférée 108, boulevard Saint-Germain le 1er Octobre 1877

1877

PRÉFACE DE L'AUTEUR

La plus grande partie des matières contenues dans ce livre ont été déjà publiées dans les journaux de médecine, ou dans les comptes rendus des hôpitaux. J'espère qu'on ne me saura pas mauvais gré de les publier de nouveau sous cette forme.

Je ne suppose pas que le livre contienne beaucoup de choses, si même il en renferme, qui ne soient connues de ceux qui ont une grande pratique de la chirurgie, ou qui sont familiers avec la littérature chirurgicale; mais ce n'est pas à ceux-là qu'il est destiné. Son but principal sera atteint s'il est utile aux étudiants et à ceux qui ont trop peu d'occasion d'apprendre la chirurgie soit par une grande pratique, soit dans de gros livres.

Parmi les nombreux défauts de ce livre, et dont j'ai conscience, défauts de sujet et de style, aucun ne me semble plus grand que l'oubli apparent des ouvrages des autres.

J'en demande pardon à ceux que je puis avoir offensés en agissant ainsi. Je n'aurais pas commis cette faute si j'avais eu assez de temps et pour lire et pour exercer la chirurgie.

M. Howard Marsh, outre qu'il m'a épargné les ennuis qui incombent à un éditeur, a fait ce qu'il a pu, dans des notes ajoutées à ce livre, pour corriger les principales de mes omissions.

HAREWOOD PLACE, HANOVER SQUARE, mars 1875.

INTRODUCTION

DE

M. LE PROFESSEUR VERNEUIL

Un livre signé par sir James Paget se pourrait facilement passer de recommandation ; il suffirait d'une simple annonce, le nom justement célèbre de l'auteur ferait le reste.

Cependant à une époque comme la nôtre, où la production scientifique est telle que les plus laborieux liseurs ne peuvent qu'à grand'peine la suivre, il est permis de signaler particulièrement un ouvrage, quand en toute conscience on croit sa lecture non-seulement utile, mais en quelque sorte nécessaire. Or j'estime que, malgré leur titre modeste, les *Clinical Lectures and Essays* sont certainement l'une des œuvres les plus originales et les plus instructives qui aient paru dans ces derniers temps ; l'un des recueils où l'on trouve, pour ainsi dire à chaque page, des faits curieux, des aperçus nouveaux, et surtout les idées les plus larges et les plus profondes.

En feuilletant le livre on est d'abord frappé de la variété des sujets et de la singularité du titre de certains chapitres ; la curiosité éveillée, on reconnaît bientôt dans toutes ces petites monographies les fruits d'une observation patiente, perspicace, lucide, et d'une méditation prolongée.

L'exposition est d'une simplicité remarquable, exempte de toute emphase, de toute prétention; l'auteur affirme tout uniment que les choses se passent d'une certaine manière, et, sans dédaigner d'en fournir la preuve, il ne la donne cependant qu'avec sobriété et pour ainsi dire par surcroît. Il compte évidemment qu'on le croira sur parole; d'emblée il persuade et convainc, et fait accepter même ses hypothèses, qui du reste sont toujours basées sur des arguments sérieux.

Bien différents des *Leçons cliniques* ordinaires, dans lesquelles sont réunies des observations plus ou moins longues suivies de remarques et de commentaires relativement courts, et qui jouent le rôle accessoire, les *Essays* procèdent par synthèse; le genre morbide nouveau est décrit, la loi de pathologie générale énoncée, la règle de thérapeutique posée, le tout brièvement étayé de quelques récits sommaires pris au lit du malade.

La préoccupation constante de M. Paget est de formuler des lois, et de mettre en évidence des principes. Il vise toujours au-dessus et au delà du fait concret, dont il ne se sert que comme moyen d'atteindre le but élevé qu'il poursuit. On sent bien que s'il eût donné à ses pensées tout le développement qu'elles comportent, il eût sans peine écrit dix volumes au lieu d'un.

C'est pourquoi les *Clinical Lectures and Essays* ne doivent pas être *lus* mais *étudiés*, sous peine de laisser échapper plus d'une remarque dont la concision cache l'importance.

Lorsqu'on a pris connaissance d'un travail remarquable

on est naturellement porté à lui faire de la propagande. Je parlai donc beaucoup à mes amis et à mes élèves du livre de M. Paget; puis l'idée me vint de le vulgariser mieux encore par la translation dans notre langue. Trop occupé pour accomplir cette tâche, je la confiai en toute assurance à l'un de mes meilleurs disciples, M. le docteur Henri Petit, tout dévoué à la science et très-versé dans la littérature étrangère. On verra avec quel soin et quel succès il a rempli sa mission.

Il me faut dire encore pourquoi je vante si chaudement le présent ouvrage.

Pour l'homme qui cherche à faire triompher des idées qu'il croit utiles, il n'est pas de plaisir plus vif que de se trouver en communion avec les savants de son époque, quels que soient leur âge, leur position, et leur nationalité; on se trouve infiniment honoré de penser comme eux ou de constater qu'ils pensent comme vous. Or, à tous moments, je retrouve dans le texte de M. Paget des façons de voir qui sont les miennes, et les mêmes tendances à faire profiter la chirurgie des lumières fournies par la physiologie pathologique et la pathologie générale. Nous sommes surtout convaincus du rôle important que les maladies constitutionnelles jouent dans l'évolution et le pronostic des affections chirurgicales, et sans cesse nous étudions, en même temps que la blessure, le blessé et le milieu qu'il occupe.

Sous ce rapport nous sommes arrivés, M. Paget et moi, à des conclusions analogues, à ce point qu'on pourrait nous croire en collaboration véritable ou nous accuser l'un ou l'autre de nous être copiés.

Je ne chercherai pas à repousser pour mon illustre confrère ni pour moi-même le soupçon de plagiat. Quant à la collaboration, elle est évidente, non point dans le sens littéral du mot, mais par ce fait que, sans entente préalable, sans concert prémédité, nous nous sommes engagés dans la même voie avec le même esprit et pour ainsi dire à la même époque.

Il y a même sous ce rapport une coïncidence des plus singulières. En juillet et août 1867, M. Paget publiait trois leçons cliniques remarquables sur les *Risques des opérations*, et la même année, au mois d'août, je communiquais au Congrès médical international de Paris une note relative à l'*Influence des états diathésiques sur les résultats des opérations chirurgicales*.

Ces choses ne s'improvisent pas et nul ne contestera qu'on ne les édite qu'après y avoir longtemps réfléchi. Depuis plusieurs années je cherchais à part moi à m'expliquer les revers inattendus qui succèdent à des blessures et à des opérations légères. A en juger par ce que renferment les leçons sur les *Risques des Opérations* et sur les *Calamités de la Chirurgie*, il est évident que de longue date M. Paget s'était posé les mêmes questions. Depuis 1867, chaque année pour ainsi dire a vu paraître quelque travail du même genre, sorti de la plume du chirurgien de Londres ou de la mienne, ou enfin de quelques-uns de nos élèves. Ceci tranche la question de priorité, en ce sens qu'elle n'appartient pas plus à l'un qu'à l'autre.

Le redoutable problème du pronostic des blessures accidentelles ou chirurgicales s'est posé simultanément de chaque côté du détroit devant deux chirurgiens, et voilà tout.

J'avoue, non sans quelque honte, que par un hasard singulier je n'avais pas eu connaissance des articles épars insérés par M. Paget dans différents journaux anglais. De son côté, l'honorable chirurgien de Londres à qui j'adressai, il y a un an, mes travaux sur notre sujet favori, m'exprimait le regret de les avoir ignorés jusqu'ici.

Si je ne m'abuse, l'accord qui règne entre M. Paget et moi sur certaines doctrines fondamentales prouve en faveur de celles-ci et m'enhardit à les défendre plus que jamais. Sûr de combattre le bon combat, je suis fier de marcher aux côtés d'un des chirurgiens les plus savants et d'un des praticiens les plus habiles de notre époque. Si je me trompe je le fais en noble compagnie, si je suis dans le vrai il ne m'en coûte nullement de partager l'honneur. En tout cas je me félicite de voir le mouvement naître et s'accentuer à la fois dans ma patrie et dans un pays où le sens pratique et l'instinct utilitaire n'ont jamais fait défaut. Venu de France seulement, le progrès serait tout naturellement nié dans d'autres contrées qui prétendent avoir le monopole des grandes idées et des grandes découvertes. Peut-être la participation de l'Angleterre arrêtera-t-elle la fureur du dénigrement. Au reste, je ne cherche que l'approbation des hommes impartiaux et me soucie peu du jugement des autres. M. James Paget à cet égard pense sans doute comme moi.

En louant sans réserve certains chapitres des *Clinical Lectures*, j'ai l'air en vérité de m'encenser moi-même. Telle n'est pourtant pas mon intention. Le seul désir qui m'anime est de persuader et d'entraîner mes contemporains dans une direction pleine de promesses pour l'avenir de la chirurgie et les intérêts de l'humanité.

Dans tout ce qui précède, j'ai fait exclusivement allusion aux parties de l'ouvrage où sont traitées les questions générales. Les chapitres consacrés à la pathologie descriptive ne sont pourtant pas moins intéressants ni moins dignes d'éloges. Je laisse au lecteur le soin de leur rendre justice.

En résumé, la confiance que j'ai dans le public médical français m'est garant du succès qu'obtiendra la traduction des *Clinical Lectures and Essays* (1).

(1) Je crois utile, pour les personnes que les questions relatives à la pathologie générale chirurgicale intéressent, d'indiquer ici les travaux qui ont été écrits à ce sujet soit par moi-même, soit par mes élèves.

VERNEUIL, *Sur une affection peu connue des mains et qu'il faut rattacher au rhumatisme.* Gaz. hebd., 1863, p. 134. — *Gangrène chez les diabétiques.* Bull. Soc. chir., 1866. —*Des conditions organiques des opérés. De l'influence des états diathésiques sur les résultats des opérations chirurgicales.* Congrès médical international de Paris, 1867, p. 287. — *Anthrax des lèvres, des muqueuses. Symptômes cutanés de la pyohémie.* Gaz. hebd., 1868, n° 46. —*Éruptions pyohémiques.* Bull. Soc. anat., 1875, p. 760. — *Anévrysme spontané de l'artère poplitée chez un sujet diabétique.* Gaz. hebd., 1869, p. 4. — *De la mort prompte après certaines blessures et opérations.* Id., 1869, p. 339, 387. — *Des causes de la mort rapide dans les maladies chirurgicales.* Id., p. 677. — *Phlegmon diffus du bras consécutif à une saignée pratiquée chez un albuminurique.* Bull. Soc. chir., 1869, et Gaz. hôp., 1869, p. 65. — *Du pronostic des lésions traumatiques et des opérations chirurgicales chez les alcooliques.* Bull. de l'Acad. de méd., 1870, p. 961. — *Adénopathie tertiaire.* Arch. gén. de méd., oct. 1871, p. 407 et suiv. — *Herpès traumatique.* Comptes rendus et mém. de la Soc. de Biologie, 1873. — *Névralgies traumatiques secondaires précoces.* Arch. gén. de méd., 1874. — *Grossesse et traumatisme.* Bull. Soc. chir., 1876. — *Influence qu'exercent sur la marche des lésions traumatiques les affections du foie.* Congrès médical international de Bruxelles, 1875. — *Rhumatisme et traumatisme.* Bull. Acad. de médecine, 1876.

CLIPET, *Des rapports des lésions traumatiques avec les maladies générales.* Thèse de Paris, 1867.

DERIAUD, *De l'impaludisme dans ses rapports avec le traumatisme.* Thèse de Paris, 1868.

EONNET, *Considérations cliniques sur la scrofule et sur son influence*

pour faire dégénérer certaines lésions chirurgicales et se les approprier.
Thèse de Paris, 1868.

CARRET, *Quelques observations de mort rapide par congestion et apoplexie pulmonaire chez des individus atteints de maladies dites chirurgicales.* Thèse de Paris, 1869.

PÉRONNE (Ch), *De l'alcoolisme dans ses rapports avec le traumatisme.* Thèse de Paris, 1870.

PETIT (Eugène), *De la grossesse dans ses rapports avec le traumatisme.* Thèse de Paris, 1870.

DISSANDES-LAVILLATTE, *Quelques considérations sur l'adénopathie tertiaire.* Thèse de Paris, 1871.

LÉOTY, *Des plaies chez les diabétiques.* Thèse de Paris, 1873.

CAUCHOIS, *Pathogénie des hémorrhagies secondaires.* Thèse de Paris, 1874.

NONY, *Retour de l'inflammation dans les lésions osseuses anciennes à la suite d'un état général grave.* Thèse de Paris, 1874.

CADEAU, *Influence des suppurations prolongées sur la production de la tuberculose pulmonaire.* Thèse de Paris, 1874.

PETIT (L. Henri), *De la syphilis dans ses rapports avec le traumatisme.* Thèse de Paris, 1875. — Id. — *De locis minoris resistentiæ.* Congrès de Nantes, 1875, et Gazette hebdomadaire, 1875.

BERNARD, *Étude sur les résultats opératoires chez les scrofuleux.* Thèse de Paris, 1875.

MOUNIER-LOMPRÉ, *De la goutte dans ses rapports avec le traumatisme.* Thèse de Paris, 1876.

BOURDELAIS, *Quelques observations de scrofule chez le vieillard.* Thèse de Paris, 1876.

MORIEZ, *De l'impaludisme dans ses rapports avec le traumatisme.* Thèse de Paris, 1876.

TREMBLAY, *Des éruptions cutanées après les opérations, et dans le cours des affections septicémiques chirurgicales.* Gaz. hebd. de méd. et de chir., 1870, p. 548 et 563. — Id. — Thèse de Paris, 1876.

REVOUY, *Des relations de l'érysipèle avec les affections rénales.* Thèse de Paris, 1876, etc.

On trouvera la plupart de ces travaux résumés dans l'importante thèse d'agrégation de M. Berger: *De l'influence des maladies constitutionnelles sur la marche des lésions traumatiques.* Paris, 1876.

LEÇONS

DE

CLINIQUE CHIRURGICALE

I

RISQUES DIVERS DES OPÉRATIONS

(THE VARIOUS RISKS OF OPERATIONS)

PREMIÈRE LEÇON

Risques des opérations chez les sujets robustes, chez les sujets affaiblis, chez les enfants, chez les vieillards, chez les scrofuleux, les syphilitiques, les rhumatisants, les goutteux, dans le cancer, dans la pléthore, chez les buveurs, chez les *teetotalers*, chez les grands mangeurs, chez les personnes nerveuses, dans l'érysipèle, dans le phlegmon diffus, dans les affections aiguës.

On recommande toujours aux étudiants de ne pas avoir un trop grand culte pour l'amphithéâtre d'opérations; et ce conseil ne manque pas d'une certaine sagesse, mais en général on ne le suit guère. Les raisons pour lesquelles on aime à voir opérer sont si nombreuses, si fortes, et pour la plupart si mauvaises, qu'il est inutile de chercher à les réfuter. Je veux toutefois essayer de tirer parti de votre goût pour les opérations en m'efforçant de vous amener à étudier un sujet qui est en rapport intime avec elles et qui n'est pas moins important que l'art d'opérer, je veux parler de l'influence des diverses conditions dans lesquelles se trouvent les malades sur les résultats des opérations pratiquées sur eux.

Vous m'entendez parler dans les salles de sujets bons ou mauvais pour l'opération, des risques plus ou moins grands que court la vie; dans un cas, je redoute les effets du choc, dans un autre, l'érysipèle, dans un troisième, une guérison lente et imparfaite; et c'est à juste titre que vous me demanderiez à être renseignés sur ce que je sais ou pense de toutes ces choses. C'est de cet enseignement qu'il sera question dans cette leçon et dans quelques-unes des suivantes; non parce que je puis vous en dire là-dessus plus que n'en savent la plupart des personnes qui ont une grande pratique de la chirurgie, mais parce que je ne puis vous renvoyer à aucun livre dans lequel vous en puissiez apprendre à peu près ce que vous en devez savoir.

La moyenne des chances de mort résultant des effets de toute opération chirurgicale peut être évaluée d'après des tableaux analogues à ceux que publient nos comptes rendus d'hôpitaux. Lorsqu'une opération est souvent pratiquée, on peut également évaluer en moyenne les chances de mortalité dans chaque sexe, et aux différentes époques de la vie.

Mais les tableaux ne permettent pas de calculer les variations des chances dépendant de la variété si grande de conditions propres à chaque individu, variété dont nous devons tenir compte chez les malades. Les tableaux ne peuvent renfermer les influences multiples ou réunies des différences constitutionnelles, de la bonne ou mauvaise santé, des affections des organes internes, de la race, du tempérament, et des habitudes de vie. Il faut cependant tenir compte de tous ces éléments lorsqu'on se demande si une opération n'est pas dangereuse; et non-seulement si elle n'est pas dangereuse, mais encore si elle est utile : car il y a des cas dans lesquels les opérations sont inopportunes non à cause des chances de mort, mais parce que les malades ont certaines particularités de leur constitution telles que même la guérison de leur affection ne serait pas une compensation suffisante de la souffrance, de la perte de temps ou de santé que leur causerait l'opération.

En résumé, retenez que si vous voulez faire plus de bien que de mal à l'aide de la chirurgie opératoire, vous devez acquérir une grande habileté à découvrir et, s'il est possible, à améliorer les états morbides qui rendent les opérations dangereuses ou peu satisfaisantes.

Tout d'abord, il faut nous créer un type de sujet sain que nous puissions considérer comme le plus apte à subir une opération. Un type de ce genre ne se rencontrera pas parmi les sujets que, d'après certaines données, on pourrait prendre pour des modèles de santé — qui par exemple ont les forces nécessaires pour supporter les fatigues d'une vie de plaisir ou de travail actif. Ce ne sont pas ceux-là qui guérissent le mieux d'une opération. Les amputations pour lésions des membres qui sont, comme on le sait, pratiquées pour la plupart chez des personnes blessées en bonne santé, sont d'environ 12 pour 100 plus fatales que les amputations analogues pour cause de maladies. Et ce désavantage apparent d'être en pleine santé, que ce fait démontre, se prouve non-seulement par une mortalité plus grande dans des opérations semblables, mais encore par les manières et modes de cicatrisation chez ceux qui guérissent. Voyez deux amputations faites le même jour : l'une chez un homme robuste dont le membre vient d'être broyé; l'autre

chez un homme complétement épuisé par une vieille affection articulaire. Eh bien, vous verrez souvent que la cicatrisation chez l'homme robuste demandera plus de temps et
sera traversée par beaucoup plus d'incidents fâcheux que
chez le sujet affaibli.

Il ne me semble pas permis toutefois de conclure de ces
faits que la santé soit, en elle-même, une condition plus
mauvaise que la maladie pour la guérison des lésions traumatiques. Il est beaucoup plus probable que cette nocuité
relative attribuée à l'état de santé est due aux circonstances
concomitantes. Les blessés ont à supporter le choc de leur
blessure aussi bien que celui de l'opération; leur détresse
mentale est beaucoup plus grande que chez ceux qui sont
débarrassés de leur mal; ils sont soumis à des changements
d'habitudes grands et brusques, ils doivent rompre presque
entièrement avec le régime à l'aide duquel ils maintenaient
leur santé pour leurs plaisirs ou pour leur travail; ils ont
dû interrompre surtout l'activité cérébrale et les exercices
corporels, par lesquels ils rejetaient largement les abondants
résidus de leurs aliments et déchets organiques.

Quoi qu'il en soit, les sujets que dans certains cas nous
pourrions prendre comme types de santé, ne peuvent plus
nous servir pour étudier les conséquences des opérations.
Où trouverez-vous dès lors les échelons inférieurs de la mortalité et des autres accidents? Vous le pourrez peut-être
dans une classe de sujets que vous observerez souvent ici.
Il y a dans le voisinage de l'hôpital un grand nombre d'im-
primeries dont chacune emploie beaucoup de garçons âgés
de douze à seize ans, et il ne se passe guère de semaine
sans qu'on nous apporte un ou plusieurs de ces enfants atteints d'écrasement par les machines à imprimer. Doigts,
mains et bras sont ainsi mutilés, et je ne connais pas de

catégories de blessés qui guérissent d'une façon plus remarquable. Non-seulement ils ne meurent pas, mais leurs plaies se cicatrisent régulièrement et rapidement ; ils échappent aux érysipèles, aux suppurations diffuses et aux hémorrhagies secondaires ; et souvent lorsque pour sauver quelque partie de la main nous conservons des lambeaux de peau qui semblent incapables de vivre, ils vivent néanmoins et produisent d'excellentes cicatrices.

Je ne connais pas de catégorie d'individus qui soient de meilleurs sujets pour les opérations que ces enfants. Comme M. Callender l'a indiqué (1), les succès qu'ils nous ont donnés ont contribué à nous faire adopter la croyance que la mortalité est très-faible dans les amputations du membre supérieur.

Vous trouverez toutefois des individus, que je ne puis classer, et qui supportent encore mieux les opérations. Car celles-ci, chez les enfants, sont généralement suivies d'une fièvre traumatique très-intense, qui les épuise et les affaiblit ; néanmoins le mal va rarement plus loin. Mais parfois on rencontre des malades chez lesquels une opération même grave n'est suivie ni de fièvre ni d'autre trouble quelconque. Je ne puis vous donner une description générale et précise de ces malades, mais je pense que vous les observerez parmi ceux qui, à l'exception de quelque affection locale exigeant une opération, jouissent d'une bonne santé, et dont la maladie, sans troubler leur équilibre naturel, moral et physique, les a conduits peu à peu à vivre en invalides, toujours aux petits soins pour eux-mêmes, sans le moindre écart de régime, sans fatigue d'aucune sorte. Ces personnes sont naturellement gaies, saines ; l'opération ne cause pas de grands changements dans leurs habitudes, et d'autre part leur promet la délivrance d'un grand mal.

(1) S. *Bartholomew hospital Reports*, vol. V, p. 248.

Si nous prenons ces sujets comme les meilleurs à opérer, et en admettant que la meilleure guérison possible soit celle dans laquelle la plaie se cicatrise sans inflammation et sans fièvre, nous pouvons dire des autres sujets qu'ils sont bons, pas mauvais, mauvais, ou très-mauvais — termes bien mal définis il est vrai, mais assez corrects pour que je me croie en droit de m'en servir.

Parmi les diverses conditions des malades, l'âge paraît surtout exercer l'influence moyenne la plus régulière sur la manière dont on supporte les opérations. Je pense que, passé l'âge de deux ou trois ans, l'augmentation des années s'accompagne d'un accroissement proportionnel des chances de mort et autres suites fâcheuses des opérations. Nos comptes rendus hospitaliers et tous les tableaux analogues vous démontreront cette proposition; mais beaucoup d'autres choses sont renfermées dans la règle générale que vous pourriez apprendre.

Les enfants jeunes et sains sont surtout en danger par le choc traumatique, et ils supportent mal la douleur, ce qui ajoute beaucoup au danger du choc. Mais si tout se passe bien sur ces deux points, ils courent moins de risques que ceux qui sont plus âgés. En particulier, ils sont singulièrement peu sujets à la pyohémie après les blessures; contraste étrange pour qui sait combien elle les atteint facilement dans la nécrose aiguë (1).

Mais le principal intérêt relativement à la question d'âge a trait aux vieillards; car parmi eux sont des malades pour lesquels toutes les mauvaises chances des opérations atteignent leur maximum. Cela ne vous semblera pas étrange si vous considérez combien sont grands les désavantages que comporte la vieillesse lorsqu'il s'agit de subir une opéra-

(1) Voir note I, page 55.

tion. Plus un homme a dépassé l'âge moyen, plus il est probable qu'il présente quelque affection organique, plus il est certain qu'il doit avoir de nombreuses dégénérescences. De là, pour citer une source de troubles, la lenteur de la circulation, les congestions diverses dues à la simple hypostase du sang, non-seulement dans les poumons, mais dans le foie et les intestins, et toutes les autres parties qui en dépendent, — fait qu'il faut prendre en grande considération pour le choix de la position à donner aux vieillards après une opération. Mais l'inaptitude à supporter le traumatisme atteint ses dernières limites chez certains de ces pauvres vieillards qu'une lueur d'espoir nous oblige à opérer d'une hernie. Ils sont si près de la mort que, si léger qu'il soit, le moindre choc les tue.

Mais parmi les vieillards il y a encore de plus grandes différences que parmi les jeunes gens dans l'aptitude à guérir d'une opération; et l'âge, s'il est évalué par années, n'est pas la seule chose dont nous devons tenir compte chez eux. Les années, en effet, considérées en elles-mêmes, sont une manière très-infidèle d'évaluer l'âge; ce n'est pas le temps écoulé depuis la naissance d'un homme, mais la quantité de sa vie qu'il a dépensée, que nous devons calculer; et pour cette estimation, au point de vue pratique, les apparences sont moins trompeuses qu'un chiffre d'années.

Même parmi ces vieillards, auxquels nous ne pouvons reconnaître de maladie, il est facile, par leur extérieur, de faire plusieurs groupes très-distincts d'après la manière dont ils supporteront le traumatisme. Ceux qui sont gras et bouffis, pâles, à chair molle, mollasses, lourds, essoufflés, incapables d'exercice, paraissant plus vieux que leur âge, sont très-mauvais. Ceux qui sont gras, florissants, pléthoriques, à peau ferme, doués d'une grande force musculaire, d'un esprit sain qui ont le désir du travail comme des hommes plus jeunes, ne sont pas à la vérité de bons sujets à opérer, mais sont à peine mauvais. Les vieillards qui sont minces, secs, vigoureux, qui ont la voix claire, le regard limpide, l'estomac bon, la volonté ferme, qui sont bien musclés et actifs, ne sont pas de mauvais sujets; ils supportent très-bien toutes les opérations, hormis cependant les plus graves. Mais les très-mauvais sont ceux qui, assez semblables en apparence aux précédents, sont faibles et ont la peau molle, le pouls petit, l'appétit mauvais, les fonctions digestives languissantes; de sorte qu'ils ne peuvent être bien nourris lorsque les circonstances l'exigeraient.

J'ai dit que toutes les chances d'accidents opératoires sont à leur maximum chez quelques vieillards; mais quelques-uns de ces accidents réclament tout spécialement nos soins. Les vieillards sont beaucoup plus que les autres exposés à mourir du choc, ou de simple épuisement, peu de jours après l'opération. Ils supportent mal de grandes pertes de sang, une longue exposition au froid, un abaissement brusque de température, la privation d'aliments. Les plaies larges guérissent lentement chez eux; aussi sont-ils longtemps sujets aux hémorrhagies secondaires et autres dangers des plaies exposées. De même leur estomac est sujet à devenir mauvais avec un régime qui semblerait n'être que le nécessaire, et qui l'est souvent en réalité; car les vieillards en général sont moins en péril en mangeant peu qu'en mangeant beaucoup. Leur convalescence est souvent prolongée; et vous pouvez vous attendre à être fort désappointés de voir vos malades âgés mourir de quelque affection légère, survenue par hasard, épuisés en quelque sorte par la longue dépense de pouvoir vital qu'a exigée la cicatrisation de leur grande plaie. Tout va à l'encontre du bien; et après être restés quelque temps dans un état en apparence stationnaire, ils s'affaiblissent, dépérissent, et meurent. Ils justifient ce que je vous ai souvent dit des maladies des vieillards, que pour certaines d'entre elles la convalescence est plus dangereuse que la maladie.

Ces dangers spéciaux aux vieillards vous suggéreront des soins particuliers. Vous devrez choisir pour eux, autant que possible, des opérations bénignes et de courte durée, être économes de leur sang, enfin faire des plaies qui ne suppureront pas longtemps. Il faut les tenir chaudement, ne leur donner que les aliments réellement nécessaires, ne pas les tenir longtemps couchés. Il faudra redoubler de soins lorsque vos opérations porteront sur les membres inférieurs, ou la partie inférieure du tronc, ou le dos, car dans ces régions les dangers des opérations, tant locaux que généraux, sont beaucoup plus sérieux que dans les parties situées au-dessus du cœur.

En vous parlant ainsi des vieillards, j'ai seulement en vue ceux dont on peut dire qu'ils sont encore « bien pour leur âge » et chez lesquels on ne peut trouver de signe de maladie. Ils ont des infirmités, dégénérescences et tares organiques multiples et peut-être prématurées, mais non des maladies. Permettez-moi maintenant d'ajouter que de toutes les conditions de maladie ou de mauvaise santé dont je vous parlerai dans la suite comme exerçant une influence sur les résultats des opérations, il n'y a pas de complication plus grave que la vieillesse, si ce n'est toutefois la débauche habituelle.

Occupons-nous maintenant de l'influence des divers états généraux et affections constitutionnelles chroniques, en supposant qu'ils ne s'accompagnent d'aucune affection organique grave, en dehors de celle qui nécessite l'opération.

Les sujets scrofuleux, vieux ou jeunes, n'ont pas, que je

sache, de prédisposition spéciale aux suites fâcheuses des opérations; mais ils sont faibles et peuvent mourir (quoique cela ait lieu rarement) de dépérissement lent, ou par le développement progressif de quelque affection organique interne. Le soulagement de la douleur et la cessation de l'irritation semblent en général des compensations plus que suffisantes du choc et autres influences dépressives auxquelles ils sont soumis tout d'abord. Ils ne paraissent pas très-sujets à la pyohémie, à l'érysipèle ou autres complications des plaies.

C'est ce que vous constaterez assez souvent dans nos cas de résections articulaires, et vous pouvez aussi voir, chez ces mêmes sujets, mieux que chez tous les autres, les entraves qu'apporte la constitution scrofuleuse à la guérison après les opérations. Les plaies se cicatrisent très-lentement, le tissu cellulaire est sujet à devenir très-œdémateux et « gommeux »; les cicatrices sont minces, et souvent se rompent et s'ulcèrent; les incisions un peu profondes deviennent anfractueuses, rendent un pus fétide et séreux, et languissent. En un mot, les plaies à moitié cicatrisées sont sujettes à devenir de vrais ulcères scrofuleux; et si les malades sont longtemps négligés, leur constitution strumeuse s'accroît par un séjour prolongé à l'hôpital, et peut-être par l'air qu'ils y respirent.

C'est ainsi que vous trouverez parfois (mais ces cas doivent être en minorité) que les sujets scrofuleux paraissent, si je puis ainsi dire, être rendus plus scrofuleux par l'amputation d'un membre ou d'une articulation malades. C'est là, sans doute, l'explication de quelques-uns des cas qui ont fait naître l'opinion souvent soutenue, que la cessation d'une manifestation scrofuleuse en un point en provoque ou en aggrave une autre dans un point différent. Il y a à la vérité quelques cas, surtout parmi les sujets qui ont atteint ou dépassé la moyenne d'âge, chez lesquels la relation entre ces deux faits paraît évidente.

Vous pouvez avoir vu l'an dernier, à Sitwell, une fille dont l'index fut amputé pour une affection scrofuleuse d'une de ses jointures. La plaie était à peine cicatrisée qu'une affection semblable se manifestait déjà dans un genou sain avant l'amputation du doigt.

De même j'ai vu un malade dont un des orteils fut enlevé pour une affection scrofuleuse; bientôt le genou se prit de la même manière, et l'on amputa le membre au-dessus, et aussitôt après se manifesta une carie du rachis. La guérison de cette dernière affection n'a pas été suivie d'autre manifestation extérieure de la scrofule. On ne peut pas cependant s'attendre toujours à une telle série d'incidents après les opérations.

Récemment un malade depuis longtemps en traitement pour une affection scrofuleuse du coude et dont les fistules guérissaient, eut une affection analogue du rachis; celle-ci parut survenir alors que celle du coude s'était améliorée.

L'étude des relations qui existent entre des affections analogues survenant successivement en différents points est de celles dont vous pouvez retirer honneur et profit; mais elles se rencontrent si peu souvent que vous n'avez pas à les craindre, si ce n'est chez les sujets atteints de scrofule intense ou aiguë, ou chez les strumeux qui ne sont plus jeunes. Dans l'immense majorité des cas, surtout à l'état chronique, l'ablation d'un point scrofuleux est suivie d'une amélioration de la santé. Mais souvenez-vous qu'en définitive l'opération n'a qu'une action toute locale, que le sujet restera scrofuleux, et qu'après comme avant il aura besoin du même traitement général. C'est pourquoi, avant d'opérer, assurez-vous autant que possible que le malade, surtout s'il est âgé, est capable de supporter un séjour prolongé au lit. Ayez ceci présent à l'esprit lorsque vous avez à choisir entre deux ou plusieurs opérations, et après l'opération faites en sorte de soutenir l'état général du malade au moyen d'un air pur, d'un régime approprié, de soins de propreté et autres bons moyens que vous pourrez imaginer.

Les scrofuleux dont je vous ai parlé peuvent être considérés comme très-sujets à la tuberculose, bien qu'ils n'en aient actuellement aucune manifestation, du moins dans les organes internes. Je vous parlerai plus loin de la tuberculose déclarée, particulièrement au point de vue des risques que courent ceux qui sont phthisiques. Il s'agit d'autres diathèses maintenant.

Vous aurez quelquefois à opérer des sujets syphilitiques; vous verrez qu'ils supportent bien le traumatisme, si ce n'est lorsque leur syphilis les a rendus faibles et cachectiques, ou, dans des cas plus rares, a affecté leurs organes internes.

Les incisions faites dans les tissus chancreux ou au voisinage de ces ulcères d'inoculation s'inoculeront et deviendront des chancres; mais dans la syphilis primitive, je n'ai pas vu d'accident plus sérieux sur ces plaies. Je ne suis pas sûr d'avoir jamais opéré un sujet dont la syphilis secondaire était *in actu;* mais cela m'est arrivé chez beaucoup d'autres atteints d'ulcérations tertiaires, et qui plus tard ont eu de nouveaux accidents du même genre. Mais ils ont guéri aussi bien que tout autre sujet doué d'une santé équivalente, et aucune des plaies ne prit l'aspect syphilitique.

Sous ce rapport, à la vérité, la différence entre la scrofule et la syphilis, au point de vue de leur influence sur les suites des opérations, peut paraître très-frappante; mais je soupçonne que, dans des cas plus nombreux que ceux que j'ai observés, quelques plaies pourraient devenir le siége de manifestations syphilitiques (1), car il n'est pas rare de rencontrer des cas dans lesquels des nodus, des nécroses et des ulcérations tertiaires ont eu pour origine des coups et autres blessures graves ayant atteint des syphilitiques.

Je n'ai jamais eu l'occasion d'opérer d'individu affecté de rhumatisme aigu. Chez ceux qui avaient un rhumatisme chronique, ou qui y étaient sujets, je n'ai pas vu d'accident pouvant être attribué à leur état constitutionnel.

Quant aux goutteux, au point de vue de leur facilité à supporter les opérations, je pense qu'on en a dit plus de mal qu'ils ne méritent. J'ai vu, au moins dans trois circonstances, des sujets atteints d'une attaque de goutte aiguë peu de temps après des opérations capitales, sans que la marche vers une guérison parfaite fût entravée chez aucun d'eux. L'un de ces opérés était un homme gras, pléthorique, actif, auquel j'extirpai un sein cancéreux. Le jour suivant, la goutte se manifesta chez lui avec une grande intensité, beaucoup plus grande que dans les attaques précédentes ; cependant la plaie se cicatrisa et le malade guérit de toutes les suites de l'opération comme s'il se fût agi d'une personne tout à fait saine.

Je n'ai pas vu de troubles plus marqués chez les sujets que je savais prédisposés à la goutte ou qui l'avaient de naissance ; aussi je pense que si l'on a accusé la goutte de rendre ceux qu'elle atteint peu propres aux opérations, cela tient à ce que, les goutteux vivant vieux, ils deviennent, plus tôt et plus sûrement que d'autres, sujets à la dégénérescence des reins, du cœur, des artères et des autres organes internes. Ce sont ces affections, et non pas seulement la dis-

______

(1) M. Simon a rapporté un de ces cas dans le *Twelfth Report of the Medical officer of the Privy council*, 1869, p. 39.

position goutteuse ou la constitution du sang, qui leur en-
lèvent la force de supporter les blessures et les opérations.
Cherchez bien ces tares organiques et annulez-les, et alors,
je pense, vous trouverez que vos goutteux supportent aussi
bien les opérations que d'autres personnes de même âge et
ayant le même genre de vie, pourvu, bien entendu, que vous
pariez autant que possible aux troubles fonctionnels existant
au moment de l'opération. Celle-ci peut faire sortir leur
goutte, comme on dit, mais ne met pas leur vie en danger.

Les cancéreux ne sont pas certainement mauvais à opérer, ou, du moins, ne le sont pas plus que d'autres sujets de
même âge et dans les mêmes conditions. Beaucoup, il est
vrai, sont opérés dès les premières périodes du mal, et sont,
pour leur âge, dans un état de santé généralement bon ; mais
même chez ceux que l'on croit devoir opérer bien qu'ils
soient cachectiques, il est souvent remarquable combien
la plaie guérit bien, et combien ils se rétablissent vite.

Tels sont, autant que mon expérience me l'a appris, les
divers risques que fait courir aux opérés leur état constitutionnel morbide. Vous devez comprendre combien il est
important de pouvoir résoudre les questions qui naissent
dans ces cas.

D'autres questions d'une égale importance, et même d'une
difficulté plus grande, surgissent encore dans beaucoup de
cas où l'on ne peut pas dire que le sujet soit malade, mais
où il n'est certainement pas non plus sain, dans la signification rigoureuse du mot. Tels sont les sujets pléthoriques,
chargés de graisse, débauchés, grands mangeurs, affaiblis,
dégénérés, à sang-froid (*cold-blooded*). Que peut-on dire
avec certitude et d'eux et des dangers qu'ils courent particulièrement lorsque nous les blessons? Je vais essayer de
vous exposer mes idées à cet égard.

La pléthore, pure et simple, n'est pas une mauvaise condition pour opérer. D'après ce que j'ai vu, les sujets sanguins, colorés, dont la température moyenne est élevée, dont les membres sont arrondis, la peau tendue, le cœur vigoureux, et, comme nous le supposons, le sang plutôt en excès, se sont bien comportés. Mais il faut veiller sur eux avec le plus grand soin ; il ne faut pas qu'ils mangent trop, qu'ils restent au lit trop longtemps, qu'ils soient constipés.

Il ne faut pas confondre l'embonpoint avec la pléthore ; car les individus chargés de graisse constituent certainement une mauvaise classe, surtout lorsque leur obésité n'est pas héréditaire, mais peut être rapportée jusqu'à un certain point à leurs excès de table, à leur indolence, à la paresse de leurs excrétions.

Les plus mauvais de cette classe sont ceux qui ont une graisse molle, sans consistance, flasque et jaune, et vous pouvez les reconnaître à leur ventre pendant et plus proéminent que ne le comporte leur épais tissu graisseux sous-cutané ; car cette forme dénote un épiploon surchargé de graisse, et, d'après moi, des troubles de la circulation porte. Je ne connais pas d'opérations dont j'augure moins de bien, que celles que réclament la hernie ombilicale ou les fractures compliquées chez ces personnes obèses. A moins de nécessité très-évidente ou d'avantages probables très-grands, rien ne doit vous autoriser à vous servir de l'instrument tranchant chez les individus de cette catégorie. Faites alors la lithotritie de préférence à la taille ; rejetez les amputations même dans les fractures compliquées, et toutes les fois que vous le pourrez, comme, par exemple, pour les kystes de la peau, les hémorrhoïdes et les petites tumeurs cancéreuses de la mamelle, préférez l'emploi des caustiques à celui du bistouri ou de la ligature.

Toutes ces recommandations s'appliquent bien plus encore aux débauchés. On rencontre quelquefois à la vérité des buveurs qui traversent impunément les dangers des grandes opérations; mais ce sont là des exceptions à la règle d'après laquelle on peut estimer que les risques de toutes les opérations s'accroissent en raison directe de l'intempérance habituelle. Pour moi des habitudes d'intempérance légère sont beaucoup plus nuisibles que de grands excès survenant de temps en temps; il est plus mauvais de boire beaucoup régulièrement que de se griser par hasard; cela tient probablement à l'altération progressive du sang et de tous les tissus, à laquelle conduit l'ivrognerie. Donc, abstenez-vous de porter la main sur les buveurs avérés, à moins que vous n'y soyez forcés par l'urgence que réclame une hernie étranglée, une obstruction de la trachée, ou toute autre affection qui ne vous laisse que peu de choix dans les moyens à employer.

Mais il faut vous tenir sur vos gardes pour découvrir l'alcoolisme parmi la classe des buveurs que l'on ne connaît pas et qui ne se vantent pas de l'être. Craignez d'opérer ceux qui, à quelque classe qu'ils appartiennent, sont persuadés qu'ils ont besoin de stimulants avant leur travail, qui ne peuvent dîner qu'après le vin blanc ou l'absinthe; qui ont toujours du sherry dans leur buffet, qui continuellement boivent à petits coups de l'eau additionnée d'eau-de-vie, ou qui se vantent d'être obligés de boire souvent du vin, parce qu'ils ne peuvent manger que très-peu. Beaucoup de personnes considérées comme très-respectables, et qui ne songent pas à mal, détériorent ainsi chaque jour leur santé, et se rendent elles-mêmes incapables de supporter aucune des adversités de la vie. Il en est surtout ainsi lorsqu'elles augmentent la quantité de leurs stimulants pendant qu'elles diminuent celle de leurs aliments. C'est là une erreur funeste, beaucoup plus nuisible que de manger et boire à l'excès (1).

Chez tous les sujets de cette catégorie les opérations sont des plus hasardeuses. Sans doute vous entendrez dire que quelques-uns ont échappé merveilleusement aux dangers, et sur la foi de quelques exceptions, bâtir des proverbes touchant l'impunité qui protége les buveurs; mais la règle générale est certaine. Tout risque d'une opération est augmenté chez les individus adonnés à l'intempérance; ils sont, bien au-dessus de la moyenne, exposés à chacune des causes de danger et à la mort.

Je n'ai pas une assez grande expérience de ce qui se passe chez les *teetotalers* (2), pour me permettre de vous parler avec certitude de la manière dont ils supportent les opérations. Je ne puis douter qu'un sujet soumis toute sa vie à des habitudes rigides de tempérance supporterait des lésions de toute sorte beaucoup mieux que la moyenne des gens; mais les personnes de cette catégorie ne sont pas celles que nous désignons communément sous le nom de teetotalers. Ceux-ci, le plus souvent, sont des individus qui ont mené une vie déréglée, ou au moins peu régulière, et qui, ayant alors changé complétement leurs habitudes, vivent sans prendre de stimulants d'aucune sorte. Je n'ai pas bonne opinion de ces personnes lorsqu'elles viennent à subir une opération chirurgicale, car elles semblent conserver les mauvaises prédispositions des viveurs longtemps après avoir rompu avec leur genre de vie. Je ne voudrais pas admettre l'opinion que j'ai entendu parfois exprimer, que les teeto-

(1) Voir note II, page 60.

(2) Nous conservons l'expression anglaise *teetotaler*, qui ne peut se traduire en français que par une longue périphrase et qui sert à désigner « *ceux qui ont renoncé à l'usage des boissons fermentées* ». Cette expression tend du reste à passer dans le langage usuel. — (Trad.)

talers sont des sujets plus mauvais que les buveurs, mais
j'attendrais toujours qu'une très-longue période se soit écoulée depuis ce changement d'habitudes, pour déclarer un
homme affranchi des torts que lui a causés son intempérance.

L'excès de manger ne passe pas habituellement pour produire les mêmes chances de mort que l'excès de boire ; cependant je pense que vous trouverez, en pratiquant la chirurgie, que parmi les habitudes qui augmentent les chances
de mort, celles-là ne sont pas fort éloignées l'une de
l'autre, surtout si ce qu'on mange à l'excès est de la viande
ou d'autres aliments azotés. J'ai été conduit à cette opinion
par plusieurs cas que j'ai observés, et je pense qu'elle est
des plus évidentes.

Vous savez que les résultats généraux des opérations dans
les hôpitaux de province accusent une mortalité moindre
que dans les hôpitaux de Londres et des grandes villes.
Cette différence est communément attribuée à la pureté de
l'air et aux autres avantages de cette sorte dont jouissent
les districts considérés comme ruraux. Mais je pense qu'elle
est due en grande partie aux différences d'habitudes des
diverses catégories d'individus (1).

Les différences sont nombreuses ; l'une des principales
d'entre elles est que les pauvres dans les régions agricoles
mangent moins de viande que ceux des grandes villes, et sont,
en comparaison, moins nourris, bien qu'ils ne le soient probablement pas plus mal ; et vous observerez fréquemment
que les sujets qui nous arrivent des contrées agricoles supportent mieux les opérations, sous tous les rapports, que les
habitants de Londres qui sont soumis au même traitement.

Donc, beaucoup de circonstances concourent à établir des

(1) Voir un travail de M. Callender dans les S. *Bartholomew Hospital
Reports*, vol. V, p. 244 et seq.

différences de constitution entre la population des villes et celle des campagnes ; mais je suis convaincu que parmi elles la différence de régime exerce une influence très-considérable. Et ces différences que vous pourrez constater sont bien confirmées par ce que nous entendons dire des résultats des opérations pratiquées sur les indigènes de l'Inde et des autres contrées de l'Orient, dont le régime est presque exclusivement végétal. Les lésions les plus graves peuvent les atteindre sans être suivies des accidents funestes qui se manifestent dans les mêmes circonstances chez les Européens. Le pouvoir réparateur, dit-on, est moindre chez eux ; mais ils guérissent presque toujours, quoique lentement, des opérations les plus étendues. Une expression vulgaire dit en parlant d'eux : « Vous ne pouvez pas les tuer » (1).

Il y a beaucoup de sujets auxquels vous ne pouvez assigner de maladie constitutionnelle, mais dont toutes les fonctions sont languissantes. Aucun organe, pourrait-on dire, ne fonctionne mal, mais aucun organe ne jouit non plus de son pouvoir normal. Beaucoup d'enfants sont dans cet état, ainsi que certains adultes, dont l'état a été admirablement dépeint par le docteur Chambers dans son livre sur l'Italie (2). Ce ne sont pas toujours de mauvais sujets à opérer. La réparation se fera probablement chez eux aussi mal que les autres processus vitaux ; mais je pense qu'ils ne sont pas particulièrement exposés, après les opérations, à ces affections d'où naissent les plus grands dangers.

Lorsqu'il s'agit d'enfants appartenant à cette catégorie, il faut y regarder à deux fois avant de les opérer d'un bec-de-lièvre ou autre difformité qui ne réclame pas une intervention urgente, et chez les adultes, si vous pouvez remettre

(1) Voir note III, page 61.
(2) *Climate of Italy*, 1863, p. 8 et suiv.

l'opération à une époque où la santé sera améliorée, faites-
le; mais tout cela plutôt par crainte d'un insuccès que de
l'apparition de quelque complication grave. Car dans de
telles circonstances, comme dans tous les cas, vous vous
convaincrez que les plus grandes chances de mort dans les
opérations sont dues non-seulement au manque de force,
mais aussi à l'état général. L'étendue du danger n'est pas
en rapport avec le plus ou moins de force vitale, le plus ou
moins d'épuisement, mais avec la quantité de prédisposition
aux affections réelles du sang et des tissus.

Vous m'entendez souvent appliquer à des individus
l'expression « à sang froid » (*cold-blooded*). Je ne sache pas
que la masse de leur sang ait une température inférieure à
celles des autres personnes, mais il y a quelque chose de
cela, car leurs mains et leurs pieds ont rarement ou même
n'ont jamais une chaleur naturelle; quelques-uns d'entre
eux semblent, quand on les touche, aussi froids que des rep-
tiles, dans le même climat.— leurs mains et leurs pieds paraissent aussi moites et humides que des crapauds et des
grenouilles. La circulation dans ces parties froides est naturellement très-lente, et n'a probablement pas une vitesse
suffisante dans aucun de leurs organes; car partout où l'on
peut voir chez eux des parties vasculaires, celles-ci ont une
couleur plus foncée qu'elles ne devraient avoir, sombre, et
d'une teinte pourprée plutôt que rosée; joignez à cela un
pouls petit et les signes généraux d'une lenteur de toutes les
fonctions organiques. Ils digèrent lentement et sont très-
sujets à la constipation; les femmes présentent des troubles
de la menstruation, et sont sujettes à la céphalalgie, à la
rachialgie, et à divers symptômes nerveux.

Les personnes de cette catégorie sont si nombreuses que
vous ferez bien de les rechercher parmi vos malades, et

de les traiter spécialement avec le fer, au point de vue particulier de cette froideur du sang et de cette langueur de l'organisme.

Ce ne sont pas de mauvais sujets pour les opérations; je devrais plutôt les ranger dans la catégorie des bons, car ils m'ont toujours paru singulièrement peu sujets à contracter l'érysipèle et la pyohémie, ou toute autre affection du sang, et la cicatrisation de leurs plaies ne souffre guère d'interruption. Cherchez par où ils pèchent; soignez-les par la chaleur et une bonne nourriture, mais pas de stimulants, pas d'aliments en excès, et ils se comporteront aussi bien que n'importe qui.

Et, pour en finir avec cette revue de l'influence des affections ou troubles constitutionnels sur les résultats des opérations, permettez-moi de vous parler des personnes appelées vulgairement « nerveuses ». Je n'ai pas en vue celles qui ont une affection évidente dans un point quelconque du système nerveux; mais celles qui sont excessivement sensibles, mobiles, et excitables, que ce soit par leurs nerfs sensitifs ou par leurs nerfs moteurs; celles qui sont très-faciles à émouvoir, et dont le système nerveux cérébro-spinal tout entier est toujours trop alerte. Eux et leurs amis craignent toujours les résultats des opérations; ils vous disent qu'ils sont si nerveux qu'ils ne peuvent supporter aucune secousse, et ils redoutent par-dessus tout les blessures qui pourraient les atteindre. Tout cela est trompeur. Vous serez surpris de remarquer quelle médiocre influence exerce sur leurs fonctions organiques cette excessive vivacité de leur système cérébro-spinal. Mainte et mainte fois j'ai observé des malades qui se plaignaient de douleurs atroces dans leurs plaies, et je ne doute pas qu'ils les aient éprouvées, mais leur pouls était resté calme. Ils ont eu des douleurs violentes; mais pas de fièvre, pas le moindre signe de trouble dans leur nutrition générale ; ils ont eu des mouvements spasmodiques dans les membres, des tremblements, des frissons, mais aucun accident ne s'en est suivi. De plus, la même mobilité d'esprit qui les rendait si craintifs avant l'opération, les rend pleins d'espoir après celle-ci ; et parmi toutes les personnes que l'on peut, à quelque titre que ce soit, appeler invalides, je n'en connais aucune qui traverse toutes les suites fâcheuses des opérations avec autant d'impunité que celles que l'on appelle communément nerveuses, et dont la nervosité consiste, si je puis m'exprimer ainsi, dans une trop grande vivacité de leur système cérébro-spinal tout entier.

Parfois vous pourrez être forcés d'opérer dans le cours d'une maladie aiguë ; et bien que les circonstances du cas puissent vous faire hésiter entre l'intervention et l'abstention, il est bon que vous soyez prévenus du degré d'influence que peut exercer l'affection aiguë sur le résultat de votre opération.

Les sujets qui ont la fièvre intermittente supportent les opérations aussi bien que les autres, toutes choses égales d'ailleurs ; mais pendant leur convalescence, ils pourront vous inquiéter par l'apparition d'un ou plusieurs accès fébriles, tout à fait semblables à ceux qui précèdent la pyohémie. Bien plus, si un malade a eu autrefois la fièvre intermittente, et que, même plusieurs années après, vous pratiquiez une opération sur lui, la fièvre intermittente peut le reprendre peu de temps après le traumatisme, ou une perte de sang, ou tout autre accident qui lui sera survenu. J'ai si souvent fait cette remarque que, toutes les fois que j'apprends que des frissons intenses ont suivi une opération, je m'enquiers des antécédents au point de vue de l'impaludisme; et j'ai parfois trouvé que le malade l'avait tout à fait oublié à cause du long espace de temps qui s'était écoulé depuis qu'il en avait souffert.

La question de l'amputation est souvent discutée lorsque le malade est atteint d'érysipèle, ou de cette inflammation diffuse du tissu cellulaire qui est si intimement liée à l'érysipèle.

Je vous ai souvent dit que je considère une amputation secondaire comme l'aveu d'une erreur ou d'un mécompte. Tantôt on aurait dû faire une amputation primitive, et on ne l'a pas faite par erreur; tantôt pour quelque raison bonne en apparence on ne l'a pas faite, et la nécessité de pratiquer une amputation secondaire implique la perte de justes espérances. Si je fais ces reproches aux amputations secondaires, c'est que la nécessité de les pratiquer ne paraît être reconnue que lorsque les chances de succès sont diminuées par ce fait que l'on doit opérer pendant que le malade est atteint d'une affection aiguë.

Je ne puis vous évaluer en chiffres l'accroissement du danger; mais je pense que la mortalité après les amputations pratiquées pendant l'érysipèle ou le phlegmon diffus est beaucoup plus grande qu'après les amputations primitives, ou après les amputations secondaires nécessitées simplement par des suppurations débilitantes ou des désordres locaux irréparables. Je connais à peine quelques cas où j'aie opéré avec moins d'espoir que dans ceux de fractures compliquées, ou lésions analogues, cas dans lesquels la question est de savoir si un sujet atteint d'une maladie aiguë, et qui semble mourant, peut avoir ce qu'on appelle une chance de vie par l'amputation. Dans l'immense majorité des cas semblables, la chance que donne l'opération me paraît inférieure à celle que l'on a de conserver le malade en vie par le traitement ordinaire de l'érysipèle, ou de toute autre affection aiguë qu'il pourrait avoir.

Quelles sont les chances de guérison après les opérations faites pendant la pyohémie? Je crois pouvoir répondre en toute certitude que dans la pyohémie aiguë, dans laquelle le malade a un ou plusieurs frissons en peu de jours, des sueurs profuses, la respiration et le pouls fréquents, du délire, et qu'il s'affaiblit rapidement, ou qu'il a la langue sèche, la peau jaunâtre, ou un nombre considérable de ces symptômes, les chances favorables sont si petites et les chances mauvaises si grandes, que vous ferez bien de ne pas opérer. Mais dans la pyohémie chronique, lorsque l'affection qui nécessite l'opération ajoute beaucoup à l'affaiblissement que présente le malade, il peut être bon d'enlever la partie affectée.

Supposez, par exemple, un malade dont la main ou le pied sont broyés, et chez lequel des symptômes de pyohémie aiguë se sont manifestés récemment; quel que soit l'état de la partie blessée, vous ne devrez pas ajouter les mauvaises conditions produites par l'amputation à celles dans lesquelles se trouve déjà le patient. Mais si la pyohémie était passée à l'état chronique, si elle s'accompagnait seulement d'affaiblissement, de sueurs, et de la formation d'abcès çà et là, s'il était évident que la partie blessée n'est plus d'aucune utilité, mais une source d'irritation et de dépérissement, la seule existence de la pyohémie à l'état chronique ne me détournerait pas de l'opération requise par la lésion.

Les occasions d'opérer dans une autre affection aiguë quelconque ne sont pas nombreuses, mais vous pouvez être appelés à pratiquer la trachéotomie dans la diphthérie ou croup, et la kélotomie pendant une péritonite. Ce sont là des cas d'urgence, et leurs résultats ne sont pas matériellement influencés par l'état aigu de l'affection. Si l'effet local est bon, la cicatrisation de la plaie et la guérison du malade peuvent avoir lieu comme dans les cas ordinaires, à moins, il est vrai (ce que je n'ai jamais vu), qu'une plaie, après la trachéotomie (1), ne se couvre elle-même de fausses membranes diphthériques.

(1) J'ai observé en détail plus de cinquante cas dans lesquels la trachéotomie fut pratiquée chez les enfants atteints de diphthérie, et je n'ai jamais vu la plaie envahie par cette affection. Trousseau dit (*Dictionnaire de méd.*, 1835) que dans le cours d'une épidémie il a vu des morsures de sangsues, de petites incisions, des vésicatoires, des excoriations dans divers points du corps, et différentes plaies, devenir diphthéritiques. Le docteur Squire (*Reynold's system of med.*, vol. I., p. 388) a aussi constaté la même chose (H. Marsh).

DEUXIÈME LEÇON.

Risques des opérations dans la dyspepsie, dans la diarrhée, la constipation, dans
les affections du foie, du cœur, des vaisseaux, dans la bronchite et dans la
phthisie.

Dans la dernière leçon je vous ai dit ce que je pense touchant les différents degrés des risques courus par des personnes d'âges, d'habitudes, de constitutions diverses lorsqu'elles sont soumises aux opérations chirurgicales. Les questions que l'on soulève en essayant d'évaluer ces risques sont très-difficiles, même dans leurs formes les plus simples; et les difficultés deviennent bien autrement complexes lorsque, comme c'est le cas le plus commun, les variétés d'habitudes, de constitutions, d'affections générales, sont diversement mélangées. Elles ne peuvent même pas encore se renfermer dans les limites de ces complications; car souvent nous avons à opérer lorsque les affections locales ajoutent leur part de danger à celles qui résultent des particularités de la constitution ou du genre de vie.

Si j'insiste sur toutes ces difficultés, ce n'est pas pour donner plus de valeur à ce que je puis vous dire, mais pour justifier l'incertitude de mon langage en beaucoup de points, et les données plutôt théoriques que scientifiques de mon enseignement. Je puis ainsi parler, en particulier, de cette leçon, où il sera question de l'influence des affections locales sur les risques des opérations; car sur ces points la vie d'un homme ne peut être assez longue, assez active, assez réfléchie, pour lui permettre d'acquérir une expérience capable de présenter une assertion positive. Je ne puis prétendre avoir atteint qu'à une idée vague, de même que nous nous exprimons vaguement lorsque nous parlons d'impressions plus ou moins vives. Je pourrais hésiter à publier de telles idées s'il n'était pas certain que votre pratique la plus utile repose en grande partie sur des idées analogues. Vous pouvez être très-disposés à les appeler connaissances; mais elles n'en méritent pas le nom, et cependant vous devez pratiquer d'après elles; de même que dans toutes les affaires de la vie ordinaire, lorsqu'on ne peut atteindre à la certitude, nous nous contentons d'agir d'après la plus grande probabilité que nous pouvons acquérir.

Cela étant admis, permettez-moi de vous dire, autant qu'il est en moi, comment diverses affections locales influencent les résultats des opérations.

Parmi les affections des organes de la digestion, je n'ai aucune expérience de l'influence d'une maladie organique de l'estomac ou des intestins. La dyspepsie gastrique ordinaire, jointe à un état modérément sain d'autres organes, ne vous donnera que rarement des résultats fâcheux dans les conséquences des opérations. Je n'ai jamais rien vu de plus grave qu'un malaise causé par la flatulence, une sensation de brûlure au cœur, et autres symptômes analogues de ce que nous supposons être un simple dérangement de l'estomac. Ils exigent que le patient suive un régime convenable, mais rien de plus.

Mais je pense que la dyspepsie peut devenir une complication sérieuse dans les cas, très-rares à la vérité, où une alimentation abondante est nécessaire, surtout si cette dyspepsie s'accompagne souvent de vomissements. Vous devrez toujours vous enquérir de ces vomissements, même ne survenant que de temps en temps; car outre ces troubles qui peuvent naître après les opérations, je pense que celui de mal supporter l'éther ou le chloroforme doit être compté parmi les risques. Certainement, quelques-uns des plus fâcheux effets du chloroforme que j'ai vus, avec les vomissements de longue durée, et le grand épuisement qui en résulte, sont survenus chez des personnes dont il paraissait avoir augmenté une irritabilité naturelle de l'estomac. Rappelez-vous, au surplus, ce que je vous ai dit de la faiblesse du pouvoir digestif chez les personnes âgées, et combien leur estomac est susceptible de leur faire défaut après les opérations.

Parmi les affections intestinales, la dysentérie, et même les effets de celle-ci alors qu'elle est guérie depuis longtemps, se montrent de très-graves complications. C'est ce qui eut lieu, en particulier, dans la guerre de Crimée; heureusement, dans la pratique civile, nous ne les rencontrons que rarement.

Ce que j'ai vu de plus analogue à la dysentérie est la diarrhée aiguë. Excepté dans les cas d'urgence, vous ne devrez donc jamais opérer jusqu'à ce qu'elle soit arrêtée; mais dans les cas d'urgence, surtout dans ceux de fièvre inflammatoire avec phlegmasie cellulaire, la diarrhée ajoute beaucoup aux risques. Et cela a lieu, je crois, chez les malades où elle précède la descente d'une hernie qui devient étranglée. Cet accident est plus commun que vous ne pourriez le supposer, et il me semble toujours dangereux lorsque aussitôt après la levée de l'étranglement, les intestins irrités donnent d'abondantes évacuations liquides. C'est un des nombreux exemples dans lesquels, vous trouvant en présence d'une hernie étranglée, vous reconnaîtrez que vous n'avez pas affaire à un simple obstacle mécanique des intestins, mais à quelque affection qui a produit ou favorisé l'étranglement, et sur laquelle votre opération n'aura aucun bon résultat. En outre, les mouvements rapides des intestins après l'opération de la hernie sont, je crois, toujours dangereux (1). Ils détruisent le repos qui est nécessaire à la guérison de toutes les parties dérangées et lésées.

Une diarrhée accidentelle n'est grave que lorsqu'elle survient chez des personnes très-affaiblies. Chez celles qui y sont habituellement sujettes, l'attaque qui peut survenir après une opération n'est pas susceptible de faire de mal. Mais chez les enfants et les vieillards, et chez les personnes épuisées, la diarrhée peut être très-grave; il peut en être surtout ainsi chez les enfants; chez eux elle survient après des opérations de toute sorte, et alors il faut l'arrêter brusquement avec l'opium ou tout autre moyen (2).

J'ai à peine besoin de vous dire qu'il est bon de purger convenablement les malades avant une opération (tout le monde fait attention à cela), et de voir, autant que possible, si les sécrétions intestinales sont saines. Il n'est pas vraisemblable que la tradition de cette nécessité se perde à l'hôpital Saint-Barthélemy. Et si je ne m'étends pas plus longuement sur ce sujet, c'est seulement parce que la loi qui le concerne fait partie de la loi beaucoup plus générale que, autant que faire se peut, les sécrétions de tous les organes doivent être régularisées, ou maintenues régulières, avant de soumettre un patient au risque d'une blessure quelconque.

Quant à la constipation, je pense que son importance a été

(1) Voir note IV, page 62.
(2) Voir note I, page 55.

exagérée. Maintes fois, après les opérations de hernie, j'ai observé qu'aucun malade n'allait mieux que ceux chez lesquels, sans aucun signe de persistance de l'étranglement, les intestins restaient inactifs pendant quatre, cinq jours et même plus après l'opération. Et dans les cas d'opérations pour fissures du périnée et fistules vésico-vaginales ou recto-vaginales, où l'on avait l'habitude, plus autrefois que maintenant, de laisser les intestins en repos pendant plusieurs jours, je n'ai jamais vu aucun trouble de la santé générale dû à la simple inaction intestinale. Il était en effet souvent remarquable que, l'action des intestins étant arrêtée pendant dix, douze jours et plus, le malade parcourait les phases ordinaires de la guérison de l'opération exactement de la même manière, avec la même réaction, la même guérison de la réaction, et la même convalescence progressive, que ceux qui avaient des selles quotidiennes. Vous n'avez donc pas à craindre, en général, aucun mauvais résultat de la constipation simple. Je ne vous dis pas de n'y prêter aucune attention, mais vous n'avez pas besoin, comme font quelques-uns, de la considérer comme une chose d'une importance capitale.

Il y a cependant, de par la constipation, un risque contre lequel vous devez être soigneusement en garde. Chez quelques personnes la difficulté ou l'abondance des selles sont des causes d'épuisement; et chez elles l'épuisement, après une inaction de plusieurs jours, peut être une chose grave. C'est pourquoi prescrivez toujours que dans ces cas et, à la vérité, dans tous les cas après la constipation, on donne du vin ou des aliments après ou même pendant une période où les selles auront été fort abondantes. Je pense avoir vu perdre un sujet pour une infraction à cette règle.

C'était une personne très-faible à laquelle on avait enlevé

un sein. Elle était habituellement constipée, et ses intestins étaient inactifs depuis cinq ou six jours ; alors, après un léger purgatif, les selles devinrent profuses. Peu après, elle eut un frisson, et la pyohémie survint, dont elle mourut.

Dans un autre cas, après une fracture compliquée, un patient qui semblait être un homme sain eut deux fois, après des évacuations intestinales considérables, un tel collapsus que sa vie parut être un moment en péril.

En vous mettant en garde contre ces risques, je pense que vous pouvez considérer la constipation comme un inconvénient pour le patient plutôt qu'une addition sérieuse aux dangers qu'il court.

Parmi les affections des organes digestifs qui surviennent assez fréquemment pour devenir des chances de mort après les opérations, je soupçonne qu'aucune n'a une plus grande importance que celles du foie. Naturellement, l'expérience d'un seul sur ce point ne peut être suffisante pour déterminer les nombreux degrés de risques attachés à chaque maladie. Comme règle générale, cependant, craignez d'opérer ceux dont les sécrétions biliaires sont habituellement anormales ; ou qui ont eu souvent la jaunisse ; ou qui ont le teint blême, sombre, la peau sèche, les capillaires sanguins de la face dilatés, les conjonctives jaunâtres, injectées, signes qui annoncent communément ce que l'on suppose être un « foie inactif. » Beaucoup de cette dernière classe ne sont pas sobres ; beaucoup sont sédentaires et indolents, beaucoup souffrent habituellement d'hémorrhoïdes ; probablement tous ont de la pléthore abdomidale ; probablement aussi tous leurs organes digestifs fonctionnent aussi mal que leur peau. Mais quel que soit le défaut spécial de ces organes, il est certain que les opérations pratiquées sur ceux qui les ont s'accompagnent de risques dépassant la moyenne, et que lorsque vous êtes obligés de les opérer il faut le faire avec plus de soin et de prudence qu'à l'ordinaire.

Il y a encore des maladies du foie plus graves que celles-là, et auxquelles vous devrez prendre garde; en particulier l'hypertrophie du foie, qu'il soit amyloïde ou gras, et qui souvent coïncide avec les affections chroniques des os chez les enfants et les jeunes gens. C'est sans aucun doute une cause fréquente de mort après les résections et les amputations, dont la mortalité chez les enfants en bonne santé est si minime. Chez les uns, elle semble simplement empêcher la guérison, et ils meurent lentement épuisés; chez d'autres, je pense que vous trouverez en elle la raison principale de la cicatrisation défectueuse qui conduit aux hémorrhagies secondaires.

La crainte de semblables conséquences doit vous faire adopter comme règle de ne jamais opérer pour des affections chroniques des os ou des articulations sans avoir examiné le foie avec un soin tout spécial; car, bien que ses maladies puissent être comparativement très-fréquentes chez les jeunes sujets, on peut les rencontrer à tout âge.

Les affections du cœur sont, au total, de bien moins sérieux obstacles à la guérison que vous pourriez le supposer. Sans doute les patients qui ont le cœur très-faible, gras, sont un peu plus en danger sous le chloroforme que les autres; mais, lorsqu'il est donné avec prudence, même ceux-là peuvent le prendre impunément; et je n'ai jamais rien entendu dire ou vu qui me fasse penser que l'administration du chloroforme soit spécialement dangereuse chez quelqu'un de ces sujets cardiopathes qu'un homme raisonnable répugnerait à opérer. Je sais qu'on l'a administré à des sujets atteints d'une affection valvulaire considérable sans aucune apparence de danger; et certainement, dans tout cas semblable, le risque du chloroforme serait moindre que celui de la douleur et de l'anxiété qui accompagnent toute opération importante pratiquée sans anesthésie.

Le choc d'une opération a plus de risques que d'ordinaire chez les personnes dont le cœur est faible ou présente une obstruction valvulaire; elles supportent mal aussi les grandes pertes de sang. Mais lorsque ces risques sont passés, les sujets atteints d'affections cardiaques ne me paraissent prédisposés à aucune complication dangereuse. Et il y a probablement une bonne raison pour cela, c'est qu'aussitôt que le choc d'une opération est surmonté, moins que la force naturelle du cœur suffit pour tous les besoins de la vie d'un patient qui reste tranquillement dans son lit, ou dont l'activité est réduite fort au-dessous de celle qui lui était habituelle. Je ne veux pas dire par là que les cœurs affaiblis et malades soient choses banales dans ces cas ou autres. Je voudrais seulement que vous pensiez que ce ne sont pas des choses aussi graves que vous pourriez le croire à priori et sans expérience de ces cas. Quoi qu'il en soit, je n'ai jamais vu rien qui me fasse supposer que des troubles de la circulation rendent un homme spécialement exposé à la pyohémie ou à tout autre des principaux périls consécutifs aux opérations.

Pendant que je parle des maladies du cœur, laissez-moi vous dire quelques mots de certains de ses modes d'action, même lorsque nous pensons que sa structure est normale. Les personnes dont le pouls est lent supportent les opérations tout aussi bien que celles qui, hormis l'action cardiaque, sont semblables à elles sous tous les autres rapports. Et les sujets dont le pouls est habituellement rapide ne sont pas de mauvais malades si la rapidité du pouls n'est pas associée à quelque affection organique. En particulier, vous trouverez un nombre considérable d'enfants et de jeunes gens, principalement les jeunes filles nerveuses, dont le pouls sera assez rapide pour vous effrayer. Observez si leur respiration est rapide dans la même proportion; s'il n'en est pas ainsi, la respiration, et non le pouls, doit être votre guide pour juger de l'état du sujet. Bien des fois je vous ai montré un pouls battant 120 ou 160 fois par minute, et je vous ai dit qu'il n'indiquait aucun accident, parce que les respirations ne dépassaient pas 20 ou 25.

On peut dire aussi la même chose de ceux qui, avec une certaine étrangeté du système nerveux, ont un cœur qui varie rapidement et entièrement son mode d'action. J'ai eu un malade, âgé d'environ vingt-cinq ans, dont le pouls était habituellement à 80, et, dans tout désordre mental, son pouls était de 140 à 160, rarement au-dessous de 120. Je lui amputai le pied pour une tarsalgie strumeuse; sa température monta alors de 101° à 105° (F.; 38°3 à 39°5. C); mais les respirations ne dépassèrent jamais 24, et la guérison de l'opération fut rapide et sans encombre.

Il y a un groupe de cas dans lequel vous devrez toujours contrôler les indications du pouls sur celles de la respiration, savoir, les cas d'hémorrhagie. Après de grandes pertes de sang, lorsque le sujet guérit de leurs effets immédiats, le pouls est d'habitude accéléré, et la respiration retardée; de sorte que, avec un pouls de 120 ou plus, il peut n'y avoir pas plus de 10 respirations par minute.

La simple irrégularité du pouls, si elle est habituelle et non liée à une affection valvulaire ou à une dégénérescence du cœur, n'influence pas, que je sache, les chances de guérison après une opération. Si la structure du cœur, aussi bien que ses fonctions, sont troublées, vous devrez établir votre jugement sur des lois analogues à celles que je viens d'énoncer.

L'influence des maladies, ou mieux des dégénérescences des artères n'est pas facile à estimer, car il est relativement rare que l'on ait à opérer un sujet dont les artères sont dégénérées, tandis que les autres tissus sont sains. Dans la grande majorité des cas, la dégénérescence des artères coïncide avec celle de beaucoup d'autres organes, et c'est à celle-ci, plutôt qu'à l'état des artères, qu'il faut attribuer le plus de risques. Dans le grand nombre des personnes âgées qu'il faut opérer de hernie ou de tumeurs cancéreuses de la face ou de la peau, on ne voit pas de raison de supposer que la dégénération artérielle soit en elle-même une chose très-grave; on en peut dire autant de la lithotomie.

Mais il en est tout autrement dans les amputations, surtout du membre inférieur. Ici l'on ne peut douter que la dégénérescence des artères n'entraîne un grand péril avec elle. L'hémorrhagie primitive est rendue très-difficile à arrêter, et les hémorrhagies répétées et secondaires sont plus fréquentes, et les plus fâcheuses de toutes, parce que chez ces sujets de grandes pertes de sang sont dangereuses. En outre, si ces risques sont surmontés, la faible nutrition des parties blessées prédispose aux suppurations diffuses, tous les processus réparateurs se font lentement, et la période de dangers se trouve ainsi prolongée dans ces cas. Et lorsque vous voyez une cicatrisation lente dans un membre amputé, rappelez-vous que, parmi tous les tissus de ce membre, peu sont moins favorablement constitués pour la cicatrisation que les éléments des artères. Leur cicatrisation après les plaies, est, comme nous le savons, difficile et souvent interrompue même chez les personnes les plus saines. Il est beaucoup plus probable qu'il en est ainsi chez celles dont les tissus sont dégénérés; naturellement, s'il s'agit d'une artère entièrement dégénérée, vous serez étonnés de voir la cicatrisation s'y faire.

De cette grande difficulté de cicatrisation résulte une grande partie des raisons pour lesquelles les amputations du membre inférieur sont si fatales — si à peu près désespérées — lorsqu'elles sont pratiquées pour traumatismes chez les personnes âgées. Je parle seulement ici des cas dans lesquels il y a une dégénération générale des artères. Des dangers spéciaux sont liés à la maladie d'une artère seule exigeant la ligature, comme dans les cas d'anévrysme; mais je ne puis maintenant entrer dans ce sujet, qui est très-vaste par lui-même.

Les maladies des veines sont tellement locales pour la plupart, qu'elles ne pèsent que très-peu dans toute question analogue à celle des risques généraux des opérations. Je pense que sectionner des veines variqueuses n'ajoute rien au risque d'une amputation; mais je ne puis dire si la phlébite diffuse, que l'on a à craindre, atteint plus souvent les veines antérieurement malades que celles qui étaient saines auparavant.

Les affections des organes respiratoires portent avec une force très-inégale et incertaine sur les risques des opérations. On ne peut, du reste, parler que de l'influence des affections les plus communes et chroniques; car personne ne penserait à opérer pendant une maladie aiguë, à moins d'absolue nécessité.

La bronchite chronique, ou, ce à quoi l'on a plus souvent affaire, une grande tendance à la bronchite, est une grave complication; non parce qu'elle engendre de sérieux accidents, mais parce que si ces accidents viennent d'autres sources, l'affection bronchique ajoute très-largement au danger. Je n'ai jamais eu de raison de penser que la bron-

chite rende les malades plus exposés à l'érysipèle, à la pyohémie, ou à toute affection analogue du sang; mais si ces
accidents arrivent, ou à la vérité si quelque complication
survient après une opération, la respiration imparfaite, le
manque de repos, l'insomnie et tous les autres troubles de
la bronchite, diminuent à un degré élevé les chances de
guérison. C'est pourquoi il faut craindre la bronchite, spécialement chez les personnes âgées dont la convalescence
n'est pas tout à fait complète, et plus encore chez celles
qui ont eu un érysipèle de la tête ou de la face.

Tout cela doit vous faire estimer que chez un patient
habituellement sujet à la bronchite, et je pense pouvoir
dire aussi, un patient à poumons emphysémateux, toutes
les opérations sont extrêmement hasardeuses, et toutes le
sont à ce point parce que peu de personnes un peu âgées,
dont les poumons sont emphysémateux, ont les autres organes internes entièrement sains. Les soins que vous devez
prendre lorsque vous avez à opérer dans des cas analogues
sont évidents. Vous devez surtout regarder à l'air; car c'est
dans ces cas, plus que dans tous les autres, que vous devez
essayer de remplir la tâche difficile de veiller à ce que l'air
soit en même temps pur, chaud et humide.

Mais le grand intérêt des affections des organes respiratoires, dans leurs rapports avec les opérations chirurgicales,
est dans la question de savoir ce qu'on peut faire d'un malade qui a en même temps la phthisie et une affection locale
qui peut être enlevée chirurgicalement, ou de toute façon
guérie par une opération.

On a souvent soupçonné que l'ablation ou la guérison
d'une affection locale quelconque chez une personne phthisique pouvait influencer en mal l'affection des poumons. Je
ne connais pas de cas assez évidents pour confirmer cette

opinion, si l'on veut dire par là que la phthisie est aggravée par le seul fait de la guérison de toute autre affection; comme si, la partie affectée étant un organe excréteur, son ablation entraînerait un accroissement du travail d'excrétion pour les poumons ou quelque autre partie. Cependant il est certain que la fièvre et les autres accidents consécutifs à une opération peuvent causer un mal tout spécial à un sujet tuberculeux. Vous en avez vu un exemple, il n'y a pas longtemps.

Un homme était dans mon service avec un vaste abcès chronique de l'aisselle qu'on pouvait appeler abcès strumeux. On le vida; il se remplit et fut vidé de nouveau, et ensuite on injecta dans le sac de la teinture d'iode étendue d'eau. Cela produisit, comme nous nous y attendions, une inflammation du sac; mais avec elle vinrent des troubles généraux fébriles, d'où résulta, comme il parut, que l'homme fut trouvé un jour brusquement privé du pouvoir de la parole; puis alors d'autres symptômes cérébraux suivirent, et au bout de peu de jours le malade mourut sans connaissance. Sa mort était due à l'inflammation d'une partie des membranes du cerveau, où l'on trouva des dépôts tuberculeux. Ceux-ci étaient restés latents tant que l'organisme entier fut calme, mais avec l'excitation de la fièvre ils devinrent fatalement actifs.

La crainte d'une semblable calamité doit vous éloigner des opérations de simple convenance, et de toute autre partie de ce qu'on peut appeler chirurgie décorative (*decorative surgery*) chez les phthisiques; mais il ne faut pas toujours vous dissuader d'opérer pour guérir des affections dont ils souffrent beaucoup, et par lesquelles leur vie est consumée, comme par exemple les fistules et les affections des os et des jointures.

Là et dans les cas analogues, la principale question est de savoir si l'affection locale — par exemple une articulation malade — pèse assez lourdement sur le patient, ou aggrave sa phthisie et abrége sa vie assez pour justifier une opération qui s'accompagne d'un risque pour la vie et la santé au-dessus de la moyenne. Sans doute, il faut évaluer séparément le poids de chaque affection locale; mais relativement aux risques des opérations, les cas de phthisie doivent être divisés en deux classes que, par comparaison, l'on peut appeler phthisie aiguë et chronique, ou progressive et suspendue.

Dans tous les cas de phthisie aiguë ou progressive, presque toute opération fait courir de grands risques. Les risques de l'excitation de plusieurs jours de troubles fébriles, de manque d'alimentation, de douleur et d'autres conséquences analogues des opérations, dépassent de beaucoup la moyenne; pour ne rien dire des chances particulières de provoquer une pneumonie. Je suis certain d'avoir vu des patients dont la phthisie aiguë est devenue plus aiguë, et d'autres chez lesquels les premières périodes de la phthisie ont été accélérées par les conséquences des opérations. C'est pourquoi je suivrais la règle de ne jamais pratiquer une grande opération quelconque, si je pouvais m'en dispenser, sur une personne dont la phthisie aurait une marche rapide. On peut faire de petites opérations chez eux pour les soulager d'une gêne ou d'une souffrance considérables, mais il vaut mieux ne pas faire les grandes, quand même on ne devrait jamais les faire.

Le cas est très-différent avec les phthisies chronique et suspendue. Dans ces affections il est souvent à propos de courir le risque quelque peu augmenté d'une opération même importante, dans le but de délivrer le patient de la

détresse et des ravages causés par une affection locale considérable comme celle d'une articulation; et je serais disposé à dire qu'il est toujours opportun de guérir, si vous
pouvez, une affection légère comme une fistule. Je dis si
vous pouvez, car vous vous trouverez souvent désappointés.
Chez les tuberculeux comme chez les strumeux, vos plaies
resteront pendant des semaines sans se cicatriser et peut-
être auront à la fin une cicatrisation défectueuse. En outre,
au point de vue de la simple question de l'opération, j'ai vu
tant d'avantages procurés aux patients atteints de phthisie
chronique par l'ablation de membres affectés d'arthrites, que
je suis disposé à parler fortement en faveur de l'opportunité
générale, de toute opération qu'ils peuvent raisonnablement
réclamer.

Par exemple, je vois encore quelquefois aux environs de
l'hôpital un homme auquel je me rappelle que, il y a au
moins quatorze ans, M. Stanley enleva le membre inférieur
gauche au-dessus du genou pour une affection de cette articulation. Il était atteint de phthisie chronique au moment de
l'opération, et l'on discuta avec soin la question de savoir si
on la pratiquerait. Elle fut décidée, et bien qu'il ait toujours
été phthisique depuis, et toujours très-pauvre, il est cependant encore assez bien pour pouvoir continuer une occupation tranquille; il m'est difficile de croire qu'il en serait encore ainsi maintenant s'il avait eu à supporter le fardeau de
deux poumons tuberculeux et d'une affection du genou.

Il y a un risque commun à la phthisie progressive et à la
phthisie suspendue, c'est que par un séjour longtemps prolongé dans le même milieu, comme il peut arriver après la
résection d'une articulation, vous pouvez mettre le patient
dans cet état de détérioration latente et graduelle de sa santé
qui est si terriblement favorable aux progrès de l'affection

tuberculeuse. Parmi tous ces risques vous devez faire le meilleur choix possible.

Il y a encore un point qui les concerne et dont il est bon que je vous parle. Des patients atteints d'affections strumeuses de longue durée paraissent souvent phthisiques, qu'ils aient ou non une affection tuberculeuse. Et parfois vous en trouverez qui présentent de la toux, une respiration rapide et beaucoup d'autres symptômes si analogues à ceux de la phthisie que rien, si ce n'est l'examen stéthoscopique le plus minutieux, ne pourra vous persuader que les poumons ont encore leur structure normale; cependant tous ces symptômes peuvent être enlevés par l'ablation de la partie malade.

Il y a quelques années j'avais comme cliente une jeune dame atteinte d'une affection strumeuse du genou datant de 6 ou 7 ans; pendant de longues semaines elle avait eu dans la nuit une toux irritable, le pouls accéléré et la respiration rapide, et tous les signes qui, à un examen superficiel, auraient pu conduire à l'idée qu'elle était phthisique. Cependant on ne put découvrir d'affection tuberculeuse des poumons, et j'enlevai le membre au-dessus du genou. Jusqu'à la nuit qui précéda l'opération, elle n'avait pu reposer à cause de la toux. Après l'opération il était douteux qu'elle toussât jamais de nouveau (1).

(1) La question d'opérer la fistule chez les sujets phthisiques est discutée à fond dans : Curling, *Diseases of the rectum*, 1863, p. 102 ; H. Smith, *Holme's system of surgery*, 2ᵉ édition, vol. IV, p. 832 ; Allingham, *Diseases of the rectum*, 1871, p. 39 ; Erichsen, *Science and art of surgery*, 5ᵉ édit., vol. II, p. 515. La conclusion générale de leurs observations est la même que celle de cette leçon.

TROISIÈME LEÇON

Risques des opérations dans les maladies des reins, de la vessie,
du système nerveux.

Certaines maladies des reins augmentent les risques des
opérations plus, je crois, que les maladies également chroniques de tout autre organe interne. Les principales de ces
maladies sont, d'abord, celles dans lesquelles il y a exis-
tance constante de l'albumine, ou présence fréquente ou
constante du pus dans l'urine. Dans le premier groupe, que
nous désignons habituellement comme des cas d'albuminurie, les chances d'érysipèle ou de pyohémie semblent atteindre leur maximum.

Ce n'est pas pour avoir opéré des sujets affectés de cette
maladie que j'ai cette notion : nous sommes trop prudent
pour cela; et comme vous le savez, aucun patient affecté
d'un mal chronique ne passe de mes salles dans l'amphithéâtre d'opérations sans un examen préalable de l'urine.
Mais vous pourrez l'apprendre par la fréquence avec laquelle certains accidents comme les plaies du cuir chevelu,
les fractures compliquées, etc., se terminent fatalement chez
les albuminuriques. Tous les dangers que les livres de médecine vous signalent comme la tendance de l'albuminurie
à engendrer la péricardite, la pleurésie et d'autres inflam-

mations internes, sont prouvés surabondamment quand la santé générale du patient est troublée par suite de blessure accidentelle ou volontaire.

Je ne sais pas combien de fois les dangers d'une opération sont accrus chez un albuminurique, mais je sais que vous considérerez comme une règle sage de ne jamais pratiquer une opération quelconque sans vous être enquis de la manière dont les reins accomplissent leurs fonctions, et de n'en jamais pratiquer excepté en cas d'urgence sur un patient dont l'urine est constamment albumineuse. Je ne dis pas que vous ne devrez jamais opérer de tels malades, car les exigences de l'affection locale peuvent vous justifier tout autant que lorsque vous opérez dans la phthisie avancée; mais soyez certains que vous opérez avec toutes les chances contre vous; car si votre patient ne meurt pas d'érysipèle, de pyohémie ou de quelque autre forme d'altération du sang, il pourra traîner avec une plaie à moitié guérie, jusqu'à ce qu'à la fin il meure de sa maladie rénale exactement comme si vous n'aviez rien fait.

Vous avez vu mourir l'année dernière une de mes malades chez laquelle existait une maladie granuleuse avancée des reins avec urine albumineuse. Une pauvre femme qui, dix ans auparavant, avait eu la jambe amputée au-dessous du genou pour un ulcère chronique, vint avec l'autre membre si ulcéré et mettant tant d'obstacles à ses pauvres moyens d'existence, qu'elle me pria de l'amputer à son tour. Elle s'était rétablie de sa première opération et en avait éprouvé tant de bien qu'elle me demanda de lui donner à tout prix les avantages d'une autre opération. Après beaucoup d'essais inutiles pour améliorer ou pallier son état, j'enlevai le membre, et alors vous vîtes comment, de semaine en semaine, le moignon resta non guéri et comment, quoique elle fut délivrée de ses douleurs et remplie d'espérance jusqu'à la fin, elle devint de plus en plus faible et œdémateuse, et mourut exactement comme elle aurait fait si elle eût gardé sa jambe, à la vérité dans un état plus confortable, mais pas un jour plus tard.

La maladie suppurative des reins qui joue le plus grand rôle dans les opérations est ce que beaucoup appellent la pyélite : inflammation suppurative de la membrane qui tapisse le bassinet, le calice et les principaux conduits excréteurs des reins avec extension à la substance tubuleuse qu'elle désorganise largement. Son principal intérêt réside dans ses rapports avec la lithotomie, la lithotritie, et les différentes opérations pour les rétrécissements uréthraux. Dans tous ces cas elle constitue une complication des plus graves et vous devrez toujours vous enquérir avec soin nonseulement de l'existence même du pus dans l'urine, mais encore de sa quantité et de sa source probable. Si vous êtes convaincus qu'il vient de l'un des reins ou des deux, vous devez regarder le cas, quelle que soit sa nature, comme d'une gravité exceptionnelle.

Le pus venant de la vessie est une chose comparativement sans importance; il indique seulement un désordre local qu'un traitement local pourra peut-être guérir; mais si le pus vient des reins, on peut et on doit communément penser que ces organes, qui par rapport à la guérison des opérations sont, je crois, les agents excréteurs les plus importants de l'économie, sont insuffisants pour remplir leur fonction. Si le pus vient d'eux, ils ne doivent certainement pas excréter la quantité voulue des constituants propres de l'urine, et, à la moindre des choses, le patient pourra se trouver atteint de la soi-disant fièvre urineuse, dans laquelle les phénomènes de la fièvre traumatique ordinaire sont com-

pliqués sérieusement par la rétention des matériaux de
l'urine dans le sang. Relativement à la lithotomie et à la lithotritie, les signes de suppuration rénale peuvent être de
nature à nous faire conseiller au patient de se soumettre à
sa maladie plutôt qu'au risque d'une opération presque inévitablement fatale.

Mais en supposant que le cas soit moins grave, et que l'on
puisse conseiller l'ablation de la pierre, même en présence
de grands risques, il faut que vous choisissiez entre la lithotomie et la lithotritie. Le choix est très-difficile et n'admet
guère de règles générales. Si la pierre était telle que l'on
pût s'en débarrasser avec deux ou trois broiements, je pré-
férerais la lithotritie. Si elle en nécessitait deux fois autant, ou plus, je pense que la lithotomie serait préférable.
Si la vessie est saine ou presque saine, cela vaut d'autant
mieux pour la lithotritie ; mais si elle n'est pas saine, comme
les reins, la lithotomie sera l'opération la plus sûre, et même
pourra être profitable en procurant pour un temps un écoulement facile au pus par la partie inférieure de la vessie.

Quant aux diverses opérations pour rétrécissement, dans
les cas compliqués de cet état des reins, il y a une règle
très-claire et évidente ; n'étant pas faits pour les incisions,
ces patients doivent être traités par les moyens les plus doux
de tout genre. Et, à ce propos, laissez-moi vous conseiller,
dans tout cas semblable, de vous convaincre avant de procéder à un traitement mécanique, qu'un traitement médical
est réellement insuffisant. Chaque année me démontre de
plus en plus clairement qu'un très-grand nombre de rétrécissements de l'urèthre sont réellement indépendants de
tout état organique, mais qu'ils sont dus au gonflement
simple de sa membrane muqueuse, semblable exactement
au gonflement qui, joint à un catarrhe chronique, rétrécit

ou bouche une ou deux narines. La chirurgie manuelle ne trouverait que peu ou rien à faire dans des cas pareils à ceux-là.

Il pourrait sembler absurde à quelques-uns d'entre vous de comprendre le cathétérisme parmi les opérations chirurgicales sur lesquelles l'état général de la santé du patient peut avoir quelque influence matérielle. Et cependant je ne voudrais pas l'oublier, car c'est une affaire beaucoup plus importante qu'au début de vos études professionnelles vous ne seriez porté à le croire. Aucune des petites opérations de la chirurgie n'est aussi apte à être suivie de graves accidents.

De très-nombreux sujets atteints de rétrécissement de l'urèthre sont malades, ou, sinon malades, ont cependant une santé incertaine et capricieuse; ils sont dyspeptiques ou goutteux, ou leurs reins, s'ils ne sont pas malades, ont souvent présenté des troubles fonctionnels, et sont, par conséquent, peu appropriés aux dérangements constitutionnels. Vous devez donc être au moins très-prudents dans l'emploi des sondes chez les personnes dont vous ne savez rien de la santé générale, ou qui ne sont pas accoutumées à leur emploi, où qui vous arrivent avec des rétrécissements seulement un peu plus gênants que d'habitude parce qu'il est survenu quelque trouble dans leur santé. Ces règles de prudence doivent être doublement observées lorsque vous avez affaire à des vieillards; car je suis convaincu qu'un premier cathétérisme a été, pour beaucoup d'entre eux, la première étape vers la mort.

Nous devons donc être sur nos gardes au sujet des signes généraux de la santé chez les patients qu'il nous faut sonder, autant que pour ceux chez qui nous pratiquerions une opération avec l'instrument tranchant. Considérez le premier cathétérisme comme entraînant des risques d'accidents presque aussi grands que ceux d'une amputation de doigt ou d'orteil, ou d'une ablation de petite tumeur, chez une personne du même âge. C'est un petit risque, pouvez-vous dire; mais il n'est pas moindre que deux ou trois pour cent; et la calamité de mort, lorsqu'elle arrive, est cent fois aggravée parce qu'elle arrive sans prévenir, et parce qu'aux yeux de tous elle ne semble pas en rapport avec la cause qui l'a produite.

A ce propos, laissez-moi vous parler d'un symptôme qui doit vous rendre très-prudents si vous avez à sonder des hommes assez vieux ou des vieillards. S'ils rendent de grandes quantités d'une urine pâle et de pesanteur spécifique très-faible, qu'elle contienne ou non des traces d'albumine, ils seront en danger par le cathétérisme même le plus bénin. Car cet état de l'urine est souvent dû à quelque ancien défaut d'action des reins, et le cathétérisme sera suivi d'inflammation de la vessie, de la soi-disant fièvre urineuse, et on n'échappera guère à la mort.

Quant aux affections du système nerveux chez les patients qui doivent subir une opération, j'ai à peine besoin de vous dire que ni moi ni personne ne pouvons avoir une expérience considérable au point de vue de l'influence d'une affection organique du cerveau ou de la moelle épinière. Nous n'opérons pas souvent les aliénés ni les paralytiques; et ce que je puis vous dire est plutôt relatif à l'influence des désordres minimes ou intermittents du système nerveux.

Le système nerveux le plus sain, autant qu'on puisse en juger par l'esprit, est celui dans lequel un sujet affronte une opération avec calme, et avec un courage qui n'est pas trop démonstratif. On a rapporté des cas, dont quelques-uns sont probablement vrais, et j'en ai vu moi-même des exemples, qui tendraient à faire admettre qu'une tristesse continue, la crainte ou l'annonce de la mort, ou une in-différence absolue pour le résultat de l'opération, sont des conditions très-mauvaises. Mais, après tout, votre évaluation des risques sur de pareilles bases doit être vague. Un signe meilleur est la faculté de dormir. Si un patient peut toujours faire un long somme d'un trait, c'est un bon malade.

Dans une des plus périlleuses opérations de hernie que j'ai eu à faire, cas dans lequel la hernie avait été réduite *en bloc*, et dans lequel la rentrée de l'intestin fut effectuée avec une grande force et des désordres considérables des parties, je pense que le patient dut sa guérison plutôt à sa faculté de dormir qu'à toute autre chose. C'était un jeune batelier, esprit lourd, travaillant beaucoup, et qui dans sa vie ordinaire dormait toutes les fois qu'il ne travaillait ni ne mangeait. Peu après l'opération il se mit à dormir; il dormit 16 heures sur les 24 premières, et dans une proportion à peine moindre dans les deux ou trois jours suivants; et il guérit malgré une péritonite aiguë, pour laquelle il fut nécessaire de lui appli-quer une centaine de sangsues.

Vous pouvez avoir à opérer des aliénés, et chez eux vous trouverez à confirmer la règle qui est établie par l'obser-vation de tout ce qui leur arrive : ils supportent la souf-france et les blessures locales graves avec moins de détresse ou d'accidents fâcheux que les personnes sensées, mais ils guérissent plus difficilement d'affections chroniques. Bien plus, si vous opérez, il faut vous attendre à ce qu'ils en-travent eux-mêmes leur propre guérison par quelque acte de folie ou quelque violence. J'ai perdu une malade après une opération de hernie parce qu'elle refusa d'abord, en in-sensée, toute nourriture, puis but follement d'énormes quan-tités de liquide, ce qui provoqua l'issue fatale (1).

(1) Voir note V, p. 62.

Le délirium tremens est un indice de risques complexes. L'homme qui en est arrivé là en buvant beaucoup, à moins que ce ne soit le résultat d'une intempérance excessive mais rare, est exposé à tous les risques qui appartiennent aux buveurs, et en outre son insomnie augmentera constamment le danger local de sa blessure. Je ne pratiquerais donc jamais aucune opération grave, sans y être forcé, chez un patient déjà sujet au délirium tremens. Je ne puis guère imaginer d'accident sérieux dont le risque chez un tel malade ne doive pas être accru par une opération grave quelconque. Dans ce cas, il faut que vous fassiez le mieux possible pour eux, d'après les méthodes générales de traiter la maladie; méthodes générales dont je vous dirai seulement que, moins vous compterez sur l'opium et plus sur la nourriture, moins vous soumettrez le malade à une contrainte absolue et plus à des soins calmes, plus vous aurez de chances de succès.

Très-rarement, les patients deviennent fous après les opérations ou les blessures accidentelles, de même que les femmes après l'accouchement. J'ai longtemps pensé que l'absence de toute ressemblance avec la manie puerpérale était un des quelques points par lesquels les suites des opérations diffèrent largement de celles de la parturition, car dans beaucoup de caractères importants, nous savons qu'elles se touchent de près. Mais dans ces dernières années j'ai observé des faits dans lesquels la ressemblance parut être complète.

Dans un cas, dans les deux jours qui suivirent une fracture compliquée de la jambe, une femme assez âgée, qui n'avait jamais présenté auparavant de signes de folie, devint maniaque, avec une grande gaieté et de l'insomnie, et mourut ainsi dans le marasme, sans que le membre cassé parût avoir beaucoup d'influence sur son état.

Dans un autre cas de fracture compliquée, la malade devint folle peu de jours après la blessure, et resta ainsi pendant presque tout le temps nécessité par sa guérison complète. J'ai connu un cas dans lequel une manie religieuse survint rapidement après une lithotomie; un autre dans lequel une mélancolie mortelle suivit une lithotritie d'ailleurs satisfaisante; et un troisième dans lequel une manie aiguë fatale suivit un érysipèle après une opération médiocre.

De tels accidents sont toutefois si rares qu'ils ne doivent entrer à aucun degré dans le jugement que vous porterez sur l'opportunité d'une opération. Ce n'est que lorsqu'il sera très-fortement probable que la folie s'ensuivra, que cette crainte vous justifiera de dissuader un malade d'une opération qui pourrait être nécessaire pour sa santé ou sa vie.

Parmi les personnes nerveuses, j'ai déjà parlé de celles qui sont fortement névralgiques, ou très-sensibles, ou qui ont la moelle épinière et le cerveau trop actifs.

Pour en finir avec ces questions de l'influence des affections des organes et des systèmes sur les résultats des opérations, laissez-moi vous dire quelques mots de certains états du sang dont je ne me suis pas encore occupé, principalement de l'anémie.

Ce n'est pas une mauvaise condition pour opérer, si ce n'est que, si les patients tombent dans les risques de l'érysipèle ou accidents analogues, ils sont moins susceptibles d'en sortir. Ces risques exceptés, les patients anémiques, — qui sont on ne peut mieux représentés par ceux qui ont eu de grandes pertes de sang par l'utérus, ou par des hémorrhagies secondaires à la suite de plaies artérielles, — traversent bien les dangers des opérations. Leurs plaies se cicatrisent lentement, mais solidement, et ils re-

couvrent leur santé au moins aussi bien que les autres sujets anémiques.

C'est à dessein que je dis « hémorrhagies secondaires à
la suite de plaies artérielles ». Si en effet vous avez affaire à un patient anémique par hémorrhagie secondaire
consécutive à une amputation, il ne faut pas oublier que
l'hémorrhagie secondaire elle-même implique quelque défaut du processus réparateur, qui peut être dû à quelque
état général morbide.

C'est une règle générale, et j'ose dire une règle prudente,
de ne pas opérer pendant la menstruation. On pense que le
meilleur moment est quelques jours après une époque menstruelle. Je ne connais pas les bases sur lesquelles repose
cette opinion ; mais elles sont vraiment de celles qu'il est
au moins prudent de respecter, hormis les cas de nécessité réelle. Cependant je n'ai pas vu d'accident survenir
dans les quelques cas où, par inadvertance ou par nécessité, j'ai opéré soit immédiatement avant, soit pendant une
période menstruelle. Les cas n'ont pas été nombreux, mais
dans aucun d'eux il ne s'en est suivi rien de fâcheux. Il n'est
pas rare de voir la première menstruation s'accompagner
d'un plus grand malaise que ne l'éprouve d'habitude la malade ; et chez celles qui ont les règles difficiles, des symptômes de troubles généraux, assez graves pour exciter l'inquiétude, peuvent s'y joindre. La probabilité de l'apparition
des règles est donc toujours à considérer en cas de symptômes anormaux après les opérations. Il est peut-être bon
aussi de mentionner que, après les opérations sur les organes génitaux et les seins, il n'est nullement rare que la
menstruation suivante arrive quelques jours plus tôt que
d'habitude.

Pendant la grossesse, vous opérerez bien moins volontiers

encore que pendant la menstruation. Et toutefois, si l'on en
excepte le danger de provoquer l'avortement, je ne connais
pas de faits qui impliqueraient des risques plus grands que
la moyenne; et s'il nous est permis d'admettre une analogie
entre les malades en travail et celles qui ont récemment ac-
couché, nous pouvons penser qu'elles sont relativement
saines. La réparation d'une déchirure du périnée est un
exemple aussi bon que possible de la cicatrisation d'une
plaie meurtrie et lacérée; de même, la guérison de l'immense majorité de femmes en couches, état qui, sous beaucoup de rapports, est semblable à celui qui suit les opérations chirurgicales, peut prouver que ce sont des sujets
très-sains. Cependant sur ce point l'expérience chirurgicale n'est ni ne peut être grande. Nous pouvons seulement
dire que, si, d'une part, ce serait une véritable témérité d'o-
pérer de tels sujets sans de bonnes raisons, on peut cependant, s'il en existe de bonnes, les traiter avec beaucoup d'espoir.

Lorsque les femmes allaitent, elles supportent les opérations sans plus de risques que peuvent en courir les personnes qui sont d'une santé relativement faible. La seule
présence de la lactation semble n'être d'aucun poids dans la
question. Mais je pense qu'il faut faire une exception pour
les opérations sur le sein. Je n'en ai jamais pratiqué aucune,
et si je puis m'en abstenir, je n'en ferai jamais; et je serais
arrivé à cette conclusion même si je n'avais pas lu un cas
d'hémorrhagie fatale à la suite d'une large amputation du
sein pendant l'état de lactation.

Maintenant j'ai à peine besoin d'ajouter que ce que je
vous ai dit est un simple aperçu d'un sujet très-vaste —
beaucoup trop vaste pour que je puisse le compléter. Je
voudrais vous y voir travailler tous avec courage, et ce qui

vous aidera à le faire sera de changer la manière habituelle de recueillir les cas dans lesquels on pratique une opération. Ordinairement la description de l'opération est presque la fin de l'observation, et elle est suivie par cette simple constatation que le patient est bien ou mal. Mais, dans la plupart des cas, après l'opération recommence un fait entièrement nouveau, un fait non de maladie, mais de blessure. Vous devrez donc recommencer une observation entièrement nouvelle, et jour par jour vous devrez consigner tous les incidents qui suivront l'opération. La plupart de ce que je vous ai dit est fondé sur les notes d'un grand nombre de cas que j'ai ainsi observés et rapportés sous forme de tableaux.

Par cette méthode d'études vous pourrez acquérir des connaissances de la plus haute importance dans votre pratique. Non-seulement vous pouvez vous perfectionner dans le traitement des patients après les opérations, mais, en voyant combien ceux qui diffèrent par leurs constitutions ou leurs affections locales sont différemment affectés par les opérations, vous apprendrez à les y préparer. Même d'après ce que je vous ai dit dans ces leçons, vous pouvez voir qu'il ne peut y avoir aucune méthode suffisante de traitement préparatoire, pas de règle particulière pour purger ou pour nourrir abondamment, pour recommander la diète ou un excès de régime. La seule règle particulière est de mettre chaque patient dans la meilleure santé possible pour supporter les blessures; et celle-là, comme je l'ai dit, n'est pas toujours la meilleure pour un travail dur ou pour le plaisir.

Si je puis m'aventurer à donner une indication générale large sur un pareil point, je dirai que la faculté de chaque homme à supporter une opération chirurgicale peut être mesurée le mieux par le pouvoir de ses organes excréteurs dans les circonstances dans lesquelles l'opération le placera. Mais les moyens de régulariser ce pouvoir ou de l'augmenter doivent être aussi variés que les malades eux-mêmes. Il faut que vous étudiiez le sujet tout entier avec le plus grand soin, et j'espère que je n'aurai perdu ni votre temps ni le mien si je vous ai rendu capables de partir du point où, après un travail de beaucoup d'années, je suis arrivé.

NOTES

—

Note I, page 6.

*Risques des opérations chez les enfants : par la douleur, l'hémor-
rhagie, les convulsions, les exanthèmes, la pyohémie, les affections
du foie et des reins, la tuberculose, la première dentition, la pierre
dans la vessie.*

Dans la note suivante je m'efforcerai, en mettant à profit l'expérience que j'ai acquise à l'hôpital des enfants, de discuter les risques des opérations pratiquées dans le jeune âge plus au long que
ne l'aurait permis l'espace réservé à ce sujet dans le texte.

Quelques heures de souffrance aiguë suffisent, chez les jeunes enfants, pour déterminer un degré dangereux de collapsus. C'est ce qui
eut lieu dans un cas de hernie étranglée datant d'environ seize heures
seulement, chez un petit garçon de 4 mois. L'étranglement se produisit dans l'après-midi; l'enfant passa la nuit dans un état de grande
souffrance, criant presque sans interruption. Le matin il était très-
pâle, les traits tirés, les yeux ternes et caves, le pouls petit, rapide,
et à peine perceptible au poignet, la respiration précipitée et peu
profonde, la peau froide et moite, et il avait déjà eu plusieurs attaques légères de convulsions. Après la réduction de la hernie par la
kélotomie, il se ranima, et tous les symptômes de collapsus disparurent aussitôt.

Un autre enfant, âgé de 2 ans, dont les détails de l'observation me
furent envoyés de la province, parut mourir de la souffrance et de la

terreur que lui causaient les pansements répétés d'une brûlure du
tronc et des membres inférieurs. Dans les intervalles des pansements,
il paraissait aller bien, et la plaie, au bout d'une quinzaine de jours,
était couverte de granulations de bonne nature; mais chacun des
pansements le laissait en état de prostration, et après l'un d'eux il
mourut. Dans deux ou trois cas, de jeunes enfants qui ont été renvoyés chez eux après des opérations soit du bec-de-lièvre, soit de
la ligature de larges nœvi, et qui ont éprouvé de vives souffrances
pendant quelques heures après, ont été trouvés, le lendemain matin,
en très-grand danger par suite du shock.

Heureusement les moyens employés chez les adultes pour prévenir
ou calmer la douleur peuvent, avec certaines précautions, servir en
toute sûreté pour les enfants. Tout le monde sait combien les enfants
faibles, chétifs, âgés de quelques jours, supportent bien le chloroforme.
Il faudrait le donner non-seulement dans les opérations douloureuses,
mais aussi dans les pansements douloureux. D'après les remarques
faites à cette époque, il parut probable que le cas de brûlure dont il a
été question plus haut se serait terminé par la guérison, si l'on avait
employé le chloroforme lorsqu'on pansait la plaie. Quant à l'opium,
il faut toujours apporter la plus grande attention aux doses que l'on
donne, et, comme le remarque le Dr West (1), se servir de préparations d'une puissance uniforme; ainsi employé, c'est peut-être le médicament le plus efficace pour les enfants. A l'hôpital des Enfants Malades (*for Sick Children*) l'opium, principalement sous forme de teinture, est prescrit constamment après les opérations et dans toutes les
autres circonstances où on l'administrerait aux adultes.

On dit souvent que les enfants supportent mal les pertes de sang.
Ce ne serait qu'un malheur si on émettait un doute sur cette idée
sous une forme qui, d'une manière ou d'une autre, pourrait faire
négliger les hémorrhagies chez les enfants; cependant on peut se demander si cette opinion est bien fondée.

J'ai vu deux fois des enfants guérir bien d'opérations qui les
avaient laissés exsangues et presque sans pouls. Un de ces petits malades avait 11 jours lorsqu'on lui enleva une vaste tumeur kystique
congénitale des régions parotidienne et ptérygo-maxillaire, par une
incision allant de la commissure des lèvres à l'arcade zygomatique.
Chez l'autre, un garçon de 3 ans, on ponctionna un kyste du cou,
lequel se remplit aussitôt après de sang en telle quantité qu'il fut
nécessaire de l'ouvrir largement. Lorsque M. Thomas Smith eut ter-

____

(1) *Diseases of Infancy and Childhood*, 4 éd., p. 20.

miné les incisions, il s'ensuivit une hémorrhagie tellement profuse qu'en 2 ou 3 minutes l'enfant fut complétement exsangue et presque sans pouls.

Dans certains cas d'hémophilie, des enfants qui ont perdu du sang en très-grande abondance se raniment avec une rapidité surprenante dès que l'hémorrhagie est arrêtée. Dans un cas d'hémorrhagies secondaires répétées après une lithotomie, un garçon de 3 ans resta pendant une quinzaine de jours anémique à un degré extrême; cependant il guérit rapidement dès que le sang cessa de couler. Chez un garçon de six ans, auquel on ouvrit un abcès symptômatique d'une affection de la hanche, une hémorrhagie partant de la plaie ne fut reconnue que par sa pâleur et une syncope; mais en peu de jours toutes traces de cet accident avaient disparu. Je n'ai pas connaissance d'un seul cas de mort d'hémorrhagie après une opération à l'hôpital des Enfants.

On pourrait supposer qu'il survient des convulsions après les grandes hémorrhagies chez les enfants; mais une expérience plus récente confirme l'observation de sir William Fergusson, à savoir que celles de cette cause sont extrêmement rares.

Après ce que nous venons de dire des convulsions, il nous paraît que l'on peut faire ici mention d'un danger qui accompagne les opérations chez les enfants, bien que je ne l'aie pas vu se produire plus de deux fois.

Un enfant de 3 mois, qui avait été opéré d'un bec-de-lièvre, après avoir passé 18 heures sans aucun symptôme morbide, fut pris brusquement de convulsions et mourut en quelques secondes. J'appris plus tard qu'il avait été antérieurement sujet à des convulsions. J'ai entendu parler d'un autre cas presque entièrement analogue. Il y a sans doute un élément de danger spécial dans ces cas, car l'entrée de l'air respirable à laquelle les enfants étaient accoutumés a été brusquement fort rétrécie par l'opération, de sorte que l'asphyxie a été facilement produite; mais ce qui est arrivé donne à penser que dans tous les cas d'opération chez les enfants il est prudent de s'assurer s'il y a eu oui ou non des convulsions précédemment.

Les divers exanthèmes, considérés dans leurs rapports avec la chirurgie de l'enfance, ne doivent pas être perdus de vue. Il est question plus loin (Chap. xvi) des effets que produisent fréquemment les opérations, de provoquer des phénomènes analogues à la fièvre scarlatine. On n'a pas observé de relations semblables entre les opérations et la rougeole, ni autre affection zymotique en dehors de la scarlatine. Mais il faut avoir bien soin de ne pas pratiquer d'opérations sur les enfants pendant la période d'incubation de ces affections, ou même pendant de légers accès fébriles ; et il est sage, lorsqu'on a quelque doute sur l'état du sujet, surtout si la température dépasse la normale, d'attendre la certitude que quelques jours de délai ne manqueront pas de donner.

La bronchite, la toux, et même un catarrhe sérieux, ont été causes d'insuccès après des opérations réparatrices chez les enfants.

Il faut encore avoir également soin de ne pas entreprendre d'opérations chez ceux qui ont été atteints récemment d'un exanthème ou de toute autre affection grave. On enleva un kyste dermoïde du sourcil chez une petite fille de cinq ans dont la santé générale paraissait bonne. Il s'ensuivit un sphacèle tellement étendu qu'après la cicatrisation de la plaie les paupières ne pouvaient plus se fermer. On apprit alors que l'enfant était guérie d'une rougeole grave depuis moins d'un mois.

A la page 6, sir James Paget a dit que les enfants étaient singulièrement peu sujets à la pyohémie après les plaies, contraste étrange, ajoute-t-il, avec la facilité avec laquelle ils la contractent lorsqu'ils sont atteints de nécrose aiguë. Dans les cas rares qui font exception à cette règle, l'affection revêt ordinairement une forme plus bénigne et moins fatale que celle qui s'observe chez les adultes. Il n'est pas rare de voir les enfants guérir d'une attaque de pyohémie qui au début est très-aiguë, et qui chez des personnes plus âgées aurait généralement une marche rapide et une terminaison fatale. Cette issue relativement favorable est due sans aucun doute à la perfection avec laquelle les organes, encore si dépourvus de lésion chez les enfants, accomplissent tous les processus d'élimination et d'excrétion. De plus, chez les enfants, les médicaments, en particulier les hypophosphites, et les diverses préparations de quinquina, paraissent avoir plus d'efficacité que chez les adultes.

Les frissons sont rares chez les enfants, où ils sont remplacés par les convulsions. Le docteur West (1), en traitant ce sujet, fait la remarque suivante : « Les troubles du système spinal qui annoncent la fièvre chez l'adulte se dénotent par des frissons, tandis que chez l'enfant ces mêmes troubles se manifestent par des convulsions. » Cette remarque doit venir à l'esprit surtout dans les cas où la pyohémie est sur le point de se développer. L'apparition des convulsions dans de telles circonstances peut être d'une grande valeur pour éclairer le diag-

____

(1) *Diseases of Childhood*, 4ᵉ édition, p. 34.

nostic, au même titre que le frisson chez l'adulte, mais, à moins de beaucoup d'attention, ce symptôme peut facilement induire en erreur.

Les affections du foie et des reins doivent être recherchées, et, si elles existent, être prises en sérieuse considération au point de vue de leur influence sur les opérations pratiquées chez les enfants; mais les règles établies pour les adultes doivent être quelque peu modifiées pour les enfants. L'affection de ces organes est généralement la dégénérescence graisseuse ou amyloïde, dépendant d'une suppuration prolongée (page 31). Les opérations pratiquées à une période avancée de l'une ou l'autre de ces deux formes morbides ont une très-grande gravité.

Mais, d'autre part, ces affections ne sont pas incurables, et l'on peut donner des exemples d'hypertrophie du foie et d'albuminurie guéries complétement, quoique lentement, après la cessation de la suppuration, et les opérations pratiquées pendant que ces affections en étaient encore à leur première période n'ont pas été influencées en mal par elles. Je pense qu'une opération n'est pas contre-indiquée, mais les conditions locales sont plus favorables au début de ces affections, car si l'opération peut limiter la quantité de la suppuration ce peut être un moyen d'arrêter leurs progrès ultérieurs.

A la page 38, l'attention est attirée sur ce fait que pendant l'état fébrile qui suit une opération, une affection tuberculeuse latente peut devenir rapidement fatale, et l'on cite un cas dans lequel un homme fut pris d'une méningite aiguë pendant la fièvre qui suivit l'ouverture d'un vaste abcès de l'aisselle. C'est là une source de dangers qu'il ne faut pas perdre de vue chez les enfants, chez lesquels les affections tuberculeuses sont relativement communes.

Il y a quelques années, M. Thomas Smith fit la résection de la hanche à un garçon d'environ six ans. Le lendemain matin, le malade fut pris de coma et de convulsions, et mourut dans l'espace d'une semaine. A l'autopsie on trouva plusieurs amas volumineux de tubercules jaunes dans la substance du cerveau, et les méninges cérébrales présentaient les signes d'une inflammation récente.

Dans un autre cas, une petite fille entra à l'hôpital pour une affection de la hanche; on la chloroformisa aussitôt et on remit le membre dans une bonne position. Elle reprit parfaitement connaissance après la chloroformisation, mais le jour suivant elle s'assoupit et présenta bientôt des signes non équivoques de méningite tuberculeuse, dont elle mourut environ 15 jours après. Ses antécédents n'étaient pas très-nets, mais elle avait eu de la céphalalgie et de la fièvre avant son entrée. Il se peut, par conséquent, que la méningite eût déjà commencé. Et même alors, ce cas peut servir à montrer combien il faut d'attention pour éviter de paraître avoir causé des accidents qui parfois sont spontanés.

La période de la première dentition n'est pas favorable aux opérations, et il faut autant que possible n'en pas faire alors. Les enfants ne sont pas seulement irritables et grognons pendant cette période, mais ils sont souvent troublés à la fois dans leur sommeil et dans leur digestion; il n'est pas rare non plus qu'ils soient atteints d'une diarrhée épuisante ou de convulsions.

La diathèse syphilitique rend les opérations réparatrices impraticables chez les jeunes sujets.

Les enfants sont quelquefois atteints de troubles généraux et de dépérissement sérieux à la suite d'une affection locale grave, comme un calcul vésical par exemple, et l'on se demande alors s'il faut les opérer à ce moment, ou s'il faut d'abord les préparer à l'opération par le repos, un bon régime, des calmants, et autres moyens appropriés.

Il y a 2 ou 3 ans, un enfant atteint de la pierre entra dans le service de M. Willett à St-Bartholomew's Hospital; il était déjà tellement déprimé par ses souffrances prolongées qu'il semblait douteux que la taille ne dût lui enlever le reste de ses forces. Toutefois M. Willett, avec le concours de tous ses collègues qui virent le malade en consultation, se détermina à opérer immédiatement. Le petit garçon se rétablit, et la guérison se fit sans encombre.

Dans un autre cas, on pratiqua la taille chez un garçon de deux ans qui était presque mourant par suite de ses douleurs et d'une diarrhée continuelle. Il guérit de même sans accident, et sa diarrhée cessa quelques heures après l'extraction de la pierre. Ces faits sont le résumé exact de l'expérience générale sur ce point, et montrent qu'une intervention immédiate vaut mieux ordinairement que l'expectation.

NOTE II, p. 16.

Préparations des alcooliques aux opérations.

M. Savory, dans ses leçons sur l'examen des malades avant de les opérer (*Brit. med. jour.*, 1873, vol. I, p. 55, 107), fait des remarques importantes sur la préparation des malades aux opérations, surtout en ce qui concerne les alcooliques. Lorsqu'il est inévitable de les opérer, il considère comme très-important, si les circonstances le permettent, d'attendre un certain temps ; il se propose, en agissant ainsi, de réformer les habitudes et le régime du sujet, et de provoquer l'élimination des résidus accumulés dans l'organisme, et par suite, de l'amener à un état de santé plus favorable ; il insiste, en outre, sur l'amélioration considérable que, dans certains cas, un délai même de quelques jours peut procurer. Il discute les résultats que peut apporter un arrêt brusque des habitudes d'intempérance sur une opération pratiquée immédiatement après, et conclut que, bien que cette conduite puisse avoir parfois de grands dangers, ils sont certainement moindres que ceux qui attendent un sujet non soumis à cette préparation.

NOTE III, p. 19.

Résultats des opérations chez les indigènes de l'Inde.

Beaucoup de chirurgiens qui ont exercé dans l'Inde confirment cette donnée sans aucune hésitation. Et cependant une impression quelque peu différente ressort des rapports et tableaux statistiques qui ont été publiés sur les résultats obtenus dans divers hôpitaux et dispensaires indigènes de cette contrée, et des opinions du Dr Fayrer, et, en ce qui concerne les autres races de couleur, du professeur Peaslee, de New-York : deux noms d'une grande autorité sur ce sujet.

Le Dr Fayrer a donné les statistiques suivantes (*Indian Annals of Medical science*, vol. X, 1865-66). Sur 32 amputations pratiquées au Medical College Hospital de Calcutta, savoir : 1 de la hanche, 3 de la cuisse, 10 de la jambe, 4 (par la méthode de Syme) du genou, 5 de l'épaule, 5 du bras, et 4 de l'avant-bras, 18 furent suivies de mort. Dans 9 cas la mort résulta d'une pyohémie suite d'ostéo-myélite ; dans 3, d'une pyohémie non liée à une affection osseuse ; et dans 6, de tétanos, de gangrène ou d'épuisement. Sur un total de 115 amputations pratiquées dans la dernière moitié de l'année 1863 dans 180 hôpitaux ou dispensaires de la présidence du Bengale, 26, ou 1 sur 4,4, furent suivies de mort. Sur 68 cas de taille dans la même présidence, 8 furent fatales, soit 1 sur 8,5 ; et dans les provinces du Nord-Ouest et le Punjab, sur 555 cas il y eut 57 morts, soit 1 pour

9,7. Un chirurgien indigène, Babo-Ram Narain, a, d'après M. Fayrer, pratiqué la taille plus de 200 fois dans les stations de Cawnpore et de Badaòn, et ne perdit que 7 opérés; mais ce résultat semble tout à fait exceptionnel.

Dans la hernie étranglée, si l'intestin n'est pas mis en liberté, il se gangrène rapidement; et même lorsque l'opération est faite de bonne heure, la gangrène s'empare fréquemment de la portion d'intestin qui a été étranglée. Bien que dans les pays de province on voie souvent guérir de graves lésions des grandes articulations ou des viscères, cependant ces malades paraissent n'avoir qu'une vitalité faible, et dans beaucoup de cas ils sont atteints de pyohémie ou d'inflammations gangréneuses. Le Dr Fayrer pense que dans des conditions hygiéniques favorables, les Indiens guérissent aussi bien que les Européens; mais il croit que c'est tout ce que l'on en peut dire.

Le Dr Garden (*loc. cit.*, vol. XII) a trouvé que sur 824 cas de lithotomie pratiquée dans le cours de 18 ans dans un dispensaire de Saharunpore, 108, soit 1 sur 7,63, furent suivis de mort. « C'est là une mortalité très-élevée, si les indigènes de l'Inde possèdent, comme il semble, une facilité particulière à guérir d'opérations et généralement de plaies par incision. » En Angleterre, d'après M. Poland, *in Holmes's System of Surgery* (vol. IV), la mort après la taille survient une fois sur 7. Je suis redevable au professeur Peaslee d'une communication dans laquelle il dit : « Les noirs, d'après mes propres observations, supportent moins bien les grandes opérations chirurgicales que les blancs. » Il peut être d'un certain intérêt d'ajouter, d'après *the Life of Bishop Paterson*, de miss Young, que le tétanos est très-commun après les plaies chez les naturels des îles de la Polynésie. Plusieurs naturels furent frappés de flèches dans l'expédition qui coûta la vie à Paterson, et presque tous moururent du tétanos en peu de jours. La même complication, m'a-t-on dit, suit très-communément les plaies même insignifiantes chez les naturels des contrées occupées par la mission du Zambèse, sur la côte orientale de l'Afrique.

Note IV, p. 29.

Les enfants sont si rarement atteints de hernie étranglée qu'il est difficile de dire quelque chose de positif sur cette affection considérée chez eux. Mais l'expérience actuelle semble montrer qu'ils font exception à cette règle ; car dans un nombre considérable des cas qui sont rapportés, les selles ont eu lieu — et non pas peu copieusement — sans mauvais résultat, de 3 à 6 ou 8 heures après l'opération, et sont ensuite restées régulières. (*Article par l'éditeur de St-Bartholomew's Hospital Report's*, vol. X, p. 210 *et seq.*)

Note V, p. 48.

Résultats des opérations chez les aliénés.

Beaucoup d'aliénés jouissent non-seulement d'une bonne santé corporelle, mais encore mènent une vie très-régulière, assurés, par la contrainte sous laquelle ils sont placés, contre l'intempérance et autres écarts de régime, contre l'excès de travail, l'exposition aux conditions extérieures et les influences diverses qui rendent d'autres malades impropres aux opérations chirurgicales ou à la réparation des blessures. Beaucoup d'entre eux tirent encore un autre avantage de leur indifférence pour leur état, et de l'absence de toute anxiété au sujet du résultat de leur mal. Ce pouvoir de supporter les blessures fut bien démontré par le fait suivant : un malade essaya de se suicider à Bethlem Hospital, au temps de sir William Lawrence, en se fourrant la tête dans le feu et en l'y maintenant jusqu'à ce qu'il se fît au crâne une lésion telle que toute la voûte se sépara ensuite par nécrose. Cependant sa santé générale n'en souffrit que très-peu, et il vécut encore 14 ans. Le crâne, avec la partie qui fut exfoliée, est dans le musée de St-Bartholomew's Hospital (série I, 100).

M. Fergusson, de Cheltenham, a publié dernièrement une observation dans laquelle il amputa la jambe d'un homme qui, dans une attaque de manie aiguë, s'était placé devant un train en marche. Ce malade fut très-violent pendant beaucoup de jours après l'opération, arrachant souvent son pansement et meurtrissant son moignon ; néanmoins il eut une guérison bonne et assez rapide, et il quitta l'hôpital au bout de deux mois environ.

M. Curling rapporte plusieurs exemples d'automutilation, et dans tous les plaies se cicatrisèrent favorablement ; il remarque que ces cas « vont généralement bien, et que l'état mental sous l'influence duquel la blessure est faite ne semble pas agir au préjudice de la guérison. » (*Diseases of Testis*, 3e édit., p. 84.)

Le cas est toutefois différent dans quelques observations de mélancolie liée à un affaiblissement général de la santé, causé par des troubles prolongés ou une fatigue excessive du cerveau joints à des habitudes d'intempérance. Ainsi dans les tentatives de suicide, les plaies de la gorge restent pendant de longues périodes pâles, vitreuses (*glassy*), œdémateuses, et sans aucun progrès dans la cicatrisation, tandis que les patients continuent à être calmes et maussades, et que leur santé générale décline peu à peu. Il n'est pas rare qu'ils meurent dans le marasme sans que leurs plaies soient fermées.

II

CONSIDÉRATIONS

SUR

QUELQUES MALADIES CONSTITUTIONNELLES

———

Considérations générales. — Signification des noms. — Tendances ou prédispositions constitutionnelles à la maladie. — Variations des maladies constitutionnelles par la transmission héréditaire. — Évolution des maladies. — Preuves de l'hérédité. — Transformation de maladies locales et constitutionnelles. — Signes *minimes* des affections constitutionnelles. — Découverte des constitutions par les blessures et les maladies. — Périodes des affections constitutionnelles : climax, décroissance, retour. — Successions et combinaisons des constitutions. — États constitutionnels moins importants.

J'ai souvent désiré faire quelques leçons cliniques sur les maladies constitutionnelles, spécialement sur celles qui sont héréditaires, et qui en se transmettant sont capables de présenter des variétés nombreuses et éloignées de ce qu'on regarde comme leurs formes typiques. Ces notes sont les fragments réunis et les débris de maints essais pour exprimer ce que je pense sur des parties du sujet qu'il peut être possible à des étudiants d'écouter pendant une heure. Je me suis convaincu de l'impossibilité de traiter ce sujet oralement, et je ne sais pas si j'ai écrit quelque chose qui soit digne d'être lu.

Cette étude est entourée de difficultés beaucoup plus grandes qu'elle ne le paraît à première vue. Les matériaux nécessaires ne sont fournis que par les sujets dont la santé peut être observée pendant plusieurs années et dont on peut connaître les histoires de famille. On ne peut trouver ces personnes en nombre et en variétés suffisants que dans une pratique étendue parmi les classes riches de la société; mais le petit nombre de ceux qui ont une clientèle pareille trouvent bientôt leur vie trop laborieuse pour avoir le temps de recueillir avec soin les faits qu'ils apprennent.

L'étude incomplète du sujet dans la pratique chirurgicale ne peut permettre à un seul homme d'acquérir que des connaissances très-imparfaites; mais comme ce que j'ai acquis peut ne pas être tout à fait inexact et inutile, je m'aventure à publier ce que je crois être vrai.

La connaissance des principales maladies constitutionnelles héréditaires, telles que la goutte, la tuberculose, la scrofule, dans leurs formes considérées comme typiques et complètes, est presque aussi parfaite que peut l'être un point quelconque de pathologie. Mais il en est tout autrement de ces maladies ou d'autres moins marquées, dans les cas très-nombreux où elles existent avec des formes moins tranchées, ou sont combinées et fusionnées les unes avec les autres, ou avec les effets de blessures ou de maladies accidentelles. En ce qui concerne toutes ces circonstances, les faits sont pour la plupart si vagues, si indéfinis, si confus, si inconstants, qu'il m'a souvent paru inutile de les poursuivre. Mais plus souvent je me suis assuré qu'il y avait grand avantage à étudier jusqu'aux moindres signes des maladies constitutionnelles, et quoique nous ne puissions jamais atteindre à une précision scientifique ou à une connaissance complète dans cette matière, nous pouvons avec des soins acquérir une grande quantité d'informations qui peuvent servir à un diagnostic exact et à un traitement précis des maladies.

Si cela semble douteux, considérez le succès avec lequel une étude quelque peu semblable est poursuivie.

La constitution de chaque homme doit être étudiée dans tous les incidents bons ou mauvais de sa santé, de même qu'on étudie le caractère dans toutes les conditions morales ou mentales de chaque individu. Et nous pouvons établir un parallèle entre l'étude des constitutions dans les caractères de la santé des personnes, et celles de leur esprit dans leurs caractères mentaux ou sociaux.

Le caractère mental de tout homme est dérivé de l'hérédité à travers nous ne savons combien de générations ni avec quelles variations et fusions : et dans chaque homme ce caractère naturel est susceptible de modifications nonseulement par l'éducation et toutes les circonstances de la vie, mais par ce qui peut être le plus fort de ses constituants, la volonté.

Je suppose que, si nous pouvions compter les éléments dont les esprits sont constitués, ils seraient au moins aussi nombreux que ceux qui entrent dans la constitution des corps. Les esprits dérivés de leurs combinaisons sont si nombreux et si variés qu'ils ne peuvent admettre aucune précision de classes ni de noms. Cependant une connaissance pratique peut en être obtenue avec une singulière exactitude.

Il y a des hommes qui sont, comme on dit, d'excellents juges du caractère. Par l'observation des manières, de l'expression et parfois de la conduite, et peut-être par l'étude de l'histoire de la vie de chacun, ou de ses descendants, ou de sa famille, ils peuvent reconnaître avec certitude les traits les plus importants du caractère mental de presque toute personne qui se présente à eux. Ils peuvent à peine dire comment ils font; ils ne peuvent faire une science de leurs connaissances, et cependant, pour la vie pratique, ils surpassent communément ceux qui peuvent écrire d'excellentes études sur l'esprit humain. Ils apprennent le caractère général, ou la partie la plus saillante et influente de l'esprit de chacun; ce qui dirige principalement sa conduite; ce qui peut être mis le plus facilement en action chez lui; et avec cette connaissance ils font leur diagnostic et dirigent leur pratique.

De même, et avec plus de soin et de travail, avons-nous à étudier les constitutions dans les caractères personnels de santé de tous nos malades; non-seulement de ceux dont les constitutions morbides se manifestent dans une forme typique de maladie, mais de ceux qui, à un observateur inattentif, peuvent paraître presque bien, ou sans affection définie, ou, au plus, affectés seulement d'une maladie locale. Et je suis sûr de ceci : c'est que les membres de notre profession qui obtiennent à juste titre le plus de succès, en devenant plus âgés, et probablement plus sages, se guident de plus en plus par l'étude de la constitution de leurs malades; en s'informant plus de l'histoire des familles, et en découvrant avec plus de sagacité les affections constitutionnelles dans des signes qui, à d'autres, sembleraient sans importance.

SIGNIFICATION DES NOMS.

Je dis significations plutôt que définitions, car lorsque notre savoir est très-incomplet, nous ne pouvons définir exactement tous les mots dont nous avons à nous servir.

Par affections constitutionnelles on entend généralement les états morbides qui affectent tous les processus vitaux, et se dénotent par des manifestations morbides locales particulières.

Les maladies constitutionnelles héréditaires, dont je me propose de parler presque exclusivement, sont celles dans lesquelles les états morbides, affectant l'organisme tout entier chez les parents, sont reproduits chez les descendants. Chez quelques personnes les états morbides sont évidents pendant la vie sous des formes, manières d'être, relations particulières avec l'alimentation ou les blessures, ou autres signes tous caractéristiques, comme on le voit dans les exemples bien avérés de personnes scrofuleuses, tuberculeuses ou rachitiques. Chez d'autres, il peut y avoir des apparences de santé parfaite jusqu'à ce que l'état constitutionnel morbide se trahisse par une ou plusieurs affections locales, dans lesquelles on dit qu'il se manifeste ou se localise.

L'état qui précède cette manifestation locale d'une affection constitutionnelle est appelé communément une tendance ou prédisposition constitutionnelle à l'affection.

Diathèse et dyscrasie signifient presque la même chose, et tempérament a, je pense, en partie la même signification; mais ce mot est employé communément avec des épithètes si étranges que je pense qu'il vaut mieux l'éviter tout à fait.

Par désordre ou trouble constitutionnel on comprend généralement une perturbation générale, diffusée, de toute la santé, et excitée par quelque processus morbide local, comme une plaie irritée ou enflammée.

Je conserverai les mots avec ces significations, sans professer qu'ils sont plus commodes que cela.

TENDANCES OU PRÉDISPOSITIONS CONSTITUTIONNELLES A LA MALADIE.

Il ne faut pas penser que ce soient des choses virtuelles ou accidentelles. Ce sont plutôt des changements progressifs, s'élevant jusqu'à la maladie complète et évidente. Quelquefois les changements progressifs ne sont pas appréciables; d'autres fois ils se trahissent par quelqu'une des lésions indiquant le plus fréquemment une constitution morbide. C'est ce mode de changements progressifs qui est transmis des parents aux descendants; car l'un des parents peut transmettre aux enfants une tendance à la goutte, à la phthisie, ou à toute autre affection constitutionnelle héréditaire, longtemps avant que lui-même présente aucun signe évident de cette affection. Un des parents peut « mourir et ne présenter aucun de ces signes » longtemps après avoir transmis à ses descendants des tendances, des modes de changements organiques qui chez eux ou chez quelques-uns d'entre eux conduiront sûrement au développement d'une affection qui ne s'est point montrée chez les parents.

On peut être sur de la réalité des changements progressifs par lesquels ce que nous appelons une prédisposition ou tendance constitutionnelle devient une maladie constitutionnelle, de même que les deux noms de *garçon* et d'*homme* signifient la même chose à des périodes différentes. Car le mode de vie dans chaque prédisposition constitutionnelle doit être, à toute période, caractéristique, bien que ses caractères distinctifs puissent dépasser notre pouvoir actuel de discernement.

Chez deux enfants, par exemple, ou chez deux embryons, dont l'un provient de parents sains et l'autre de parents tuberculeux, quels qu'ils puissent paraître, il doit y avoir dissemblance. Dans la même mesure qu'ils deviennent sans cesse plus différents l'un de l'autre, en devenant beaucoup plus semblables à leurs parents dans l'apparence extérieure et le caractère moral, ils deviennent sans cesse plus différents l'un de l'autre dans leurs prédispositions ou leurs tendances à la santé ou à la maladie. La différence ne sera pas plus certaine dans l'avenir, alors qu'elle sera plus évidente, que dans le présent. L'état futur existe virtuellement dans l'état présent ; au point de vue matériel il n'est pas moins sûr, pour n'être pas encore appréciable. Je dis *pas encore*, dans la ferme espérance qu'une étude plus minutieuse nous fera connaître beaucoup d'indices certains de prédispositions constitutionnelles, que nous négligeons ou que nous ne pouvons voir à présent.

Bien plus, il paraît juste de soutenir que les différences qui existent parmi les personnes de constitutions différentes pénètrent dans toutes les parties et dans tous les actes de leur vie. Il est positif qu'on ne peut démontrer que, dans tous les cas de maladies constitutionnelles, même dans leurs formes complètes, et lorsqu'elles affectent beaucoup de régions à la fois, tous les actes de la vie diffèrent, d'une manière quelconque, de ce que l'on regarde comme l'idéal d'une santé parfaite. Mais cela est très-probable ; et en théorie il est permis de soutenir que dans chaque constitution toutes choses sont constantes, et par conséquent toutes caractéristiques. Certainement il semble au moins très-probable que, par exemple, chez un goutteux, rien n'est et rien n'agit exactement comme chez un scrofuleux ni comme chez une personne en parfaite santé ; et que les différences, que nous pouvons espérer que quelques-uns de nos successeurs trouveront, sont aussi caractéristiques pendant le temps de la prédisposition constitutionnelle que pendant celui de l'affection complète.

De même, dans les cas où les constitutions prennent leur nom d'un défaut dominant d'un des constituants du corps, comme chez les nerveux ou névrotiques, et chez les personnes à sang froid (comme on dit), il semble très-probable que tous les autres constituants se ressemblent, et si l'on pouvait les examiner, on les trouverait différents de ceux d'autres affections constitutionnelles.

Il me semble préférable de soutenir ainsi une théorie large, quoique vague, des différences de conditions constitutionnelles, que de rétrécir nos idées sur ces sujets en disant que, dans tous les cas, tout ce qui est constitutionnel est dans le sang, ou le système nerveux, ou tout autre élément qui, par lui-même ou par son influence, retentit sur l'homme tout entier. Sans doute, le sang et le système nerveux, le tissu connectif et les lymphatiques, en pénétrant dans presque toutes les parties, ont beaucoup d'action sur la constitution; et leurs lésions et les maladies influencent si rapidement et dans une si grande proportion l'organisme tout entier, qu'une affection qui atteindrait un d'entre eux pourrait, sans grande erreur, être considérée comme constitutionnelle. Mais, il n'est pas juste de regarder l'un d'eux, ou tous ensemble, comme les seuls facteurs d'une constitution; car, dans certains cas, on pourrait en dire autant d'un seul organe.

Lorsque quelque trouble fonctionnel du foie ou du rein donne un caractère particulier à tous les actes de l'économie, l'un ou l'autre de ces organes peut être considéré comme déterminant la constitution tout entière. Mais bien que l'influence du sang ou du foie puisse se faire sentir partout, cependant ni le sang, ni le foie, ni tout autre élément n'est le tout; un constituant n'est pas une constitution. Une constitution ne doit pas être considérée comme moins que la somme de tous les éléments intrinsèques d'où dérive le caractère tout entier d'un état de santé.

VARIATIONS DES MALADIES CONSTITUTIONNELLES PAR LA TRANSMISSION HÉRÉDITAIRE.

Il semble probable que dans la vie embryonnaire il y a en général une tendance à la guérison des états morbides transmis par les parents, une tendance au retour vers le véritable type normal de structure et de composition. Ce fait serait d'accord avec la règle générale de tendance à revenir de toutes les variations de caractères spécifiques; elle ferait aussi partie de cette tendance vers l'état de santé désignée sous le terme de *vis medicatrix naturæ* et que nous pouvons observer pendant la vie, diminuant quand nous avançons en âge, mais sans jamais se perdre tout à fait. Si cette tendance à la guérison n'existait pas chez l'embryon à un très-haut degré, nous devrions nous attendre à une destruction de familles et de races beaucoup plus rapide que celle que nous voyons par des maladies telles que le cancer, la tuberculose et la scrofule. En admettant son existence, nous pouvons nous attendre à ce que nous voyons généralement pour toutes choses, savoir, que par la transmission une maladie héréditaire perd de sa force, beaucoup d'enfants y échappant tout à fait, et beaucoup d'autres n'étant atteints que de leurs formes les moins graves et les moins typiques. Nous pouvons admettre que la tendance à la guérison est la plus grande lorsque l'un des parents du fœtus est sain, de façon que l'affection constitutionnelle de l'autre peut être en quelque sorte diluée.

De ces dilutions et de ces tendances vers le retour à la santé dans la vie embryonnaire, et à un degré moindre après la naissance, dérivent, comme nous pouvons le penser, la plupart des affections constitutionnelles légères; mais du mode de diminution par transmission, et des changements possibles de forme associées aux changements d'intensité ou de quantité de la maladie, nous ne savons que peu de chose, ou peut-être même rien.

Nous ne savons presque rien non plus des résultats de la transmission de plus d'une affection constitutionnelle au même descendant. Mais souvent nous pouvons voir claire-ment que les formes sous lesquelles une affection constitu-tionnelle se manifeste chez diverses personnes paraissent très-diverses de celles qu'elles avaient chez leurs parents.

Ainsi dans une famille dont un des parents ou les deux avaient des types de goutte, de tuberculose ou de scrofule, il peut apparaître un certain nombre des formes les plus lé-gères de ces affections, ou très-éloignées de la forme typique. Et cependant il peut y avoir une certaine ressemblance gé-nérale dans toutes les manifestations locales de chaque af-fection constitutionnelle transmise ainsi directement. Elles peuvent être dissemblables par leur aspect extérieur lors-qu'elles affectent différents tissus, et cependant elles peuvent être analogues à la même période de leur évolution, ou dans l'apparition de quelque produit morbide caractéristique, ou dans l'influence que les médicaments ou le régime exercent sur elles. Ces circonstances prouvent la même origine con-stitutionnelle dans des affections locales en apparence très-différentes.

On peut observer, et c'est une règle certaine en pathologie, que lorsqu'une affection héréditaire quelconque se manifeste dans différents organes ou tissus chez divers membres de la même famille, elle est probablement constitutionnelle. Cette règle est démontrée pour beaucoup de familles goutteuses, scrofuleuses et syphilitiques, et elle est très-utile pour démontrer la nature constitutionnelle du cancer : car le cancer, lorsqu'il se manifeste chez plusieurs membres d'une famille, n'est pas lié, comme toute autre production morbide, à une seule région ou à un seul tissu (1).

ÉVOLUTION DES MALADIES.

L'étude de la variation des affections constitutionnelles par la transmission héréditaire peut conduire à la connaissance d'un sujet d'un intérêt particulier, — l'évolution des maladies.

Nous sommes toujours disposés à parler comme si nous pensions que les affections héréditaires, dans notre pathologie, ont toujours été ce qu'elles sont maintenant. Mais cette opinion n'est pas fondée sur des preuves historiques suffisantes, et la règle générale de variation de formes par la transmission héréditaire la rend peu probable. Je crois en effet qu'il résulte des données historiques que dans quelques cas, même dans la vie de l'histoire (2), des maladies ont été considérablement modifiées par la transmission héréditaire (3); que certaines d'entre elles, qui étaient autrefois prédominantes et bien marquées, peuvent à peine être reconnues aujourd'hui; tandis que d'autres, si elles existaient même dans les temps reculés, n'avaient que des formes très-différentes de ce que nous voyons maintenant. Mais, même si je pouvais

(1) *Leçons de pathologie chirurgicale*, 3ᵉ édit., p. 794-5. — *Trans. of the Pathological Society*, vol. XXV, p. 319.

(2) L'histoire naquit dans la nuit où Moïse conduisit les enfants d'Israël hors de la terre de Gessen. — (Bunsen, *Dieu dans l'histoire*.)

(3) Par exemple, j'aurais pensé que la lèpre, qui était autrefois commune en Angleterre, s'est affaiblie dans les diverses formes de kéloïde, de scériasis, et autres affections cutanées analogues, sans l'opinion contraire du docteur Fagge, qui a étudié ce sujet avec un soin admirable. (*Guy's Hospital Reports*, 1868, p. 325.)

faire des recherches historiques, je douterais que ces observations anciennes fussent assez précises pour nous permettre d'asseoir sur elles une donnée pathologique de quelque valeur. Je pense que la meilleure chance de trouver la vérité touchant l'évolution des maladies est de s'efforcer de distinguer les relations qui existent entre les variétés de forme sous lesquelles les mêmes maladies ou celles qui leur sont alliées se manifestent chez les différents membres d'une famille, soit dans la même génération, soit dans des générations successives.

La chance de trouver la vérité exacte est, pouvons-nous dire, très-petite ; elle est assez petite parce que, dans un groupe quelconque de cas que nous pourrons étudier, il y en aura probablement quelques-uns dans lesquels la maladie est devenue plus intense, s'écartant de plus en plus du type de santé, et d'autres dans lesquels elle s'est affaiblie par la tendance constante à retourner à la santé et à se rapprocher du type. S'il en est ainsi, nous devons nous attendre à trouver dans la même famille des exemples de l'évolution et de l'involution de la maladie ; d'un côté une série de formes s'écartant du type de santé, de l'autre une série de formes revenant à ce type, et toutes deux, sans être analogues, sont cependant très-difficiles à distinguer l'une de l'autre. Mais, puisque nous sommes sûrs que la vérité se trouve quelque part, nous la chercherons autant qu'il sera en notre pouvoir (1).

<hr>

(1) Les faits remarquables découverts par Brown-Séquard et relatés brièvement dans son mémoire *Sur la transmission héréditaire des effets de certaines blessures sur le système nerveux*, dans *the Lancet*, 2 janvier 1875, sont de nature à encourager des recherches dans toutes les directions, même celles qui semblent le moins conduire à la vérité. Qui aurait pensé que la section du nerf sciatique d'un cochon d'Inde aurait déterminé la production de descendants sans orteils, exophthalmiques, épileptiques ?

D'après moi, le fait que, chez les membres de familles cancéreuses, non seulement les tumeurs à récidives et les ulcères rongeurs sont beaucoup plus fréquents que dans les autres familles, mais aussi les tumeurs graisseuses, les verrues bénignes et les excroissances nodulaires de la peau, peut être expliqué par la théorie de l'évolution des maladies.

De même nous pouvons expliquer la fréquence de tout le groupe des affections à acide lithique dans les familles des goutteux. Nous pouvons douter à bon droit que des conditions extérieures ou un genre de vie quelconque puissent produire une goutte complète chez une personne n'y ayant aucune disposition héréditaire. Mais c'est aussi à bon droit que nous penserions qu'une alimentation azotée en excès, avec de la bière et autres boissons fermentées, continuée pendant plusieurs générations, accumulera les conditions de la diathèse urique jusqu'à ce qu'elle arrive à la goutte complète. Et nous pouvons penser que différents membres de toute famille dans laquelle survient ou s'achève ce processus, présenteront autant d'exemples différents du groupe des affections uriques.

De plus, je hasarderai une hypothèse, ne serait-ce que pour montrer comment on doit étudier l'évolution des maladies, ce que je veux vous recommander : c'est que l'évolution du cancer, dans plusieurs générations, peut être étudiée dans tout le groupe des productions morbides héréditaires. Nous pouvons commencer par les cas de monstruosités par excès, comme ceux des doigts surnuméraires mal formés, parmi lesquels il y en a qui repoussent une ou plusieurs fois après l'ablation. Ceux-ci sont héréditaires et aucune marque de distinction bien tranchée ne peut être tracée entre eux et les excroissances graisseuses, glandulaires et cartilagineuses qui, déviées du type normal dans leur forme, n'ont cependant pas de contours définis, comme les tumeurs, ni de croissance illimitée. De plus, elles ne peuvent être séparées que par des définitions verbales arbitraires, des tumeurs composées d'éléments semblables qui sont, il est vrai, des excroissances séparées et circonscrites, mais que l'on trouve rarement comprises dans des tissus différents du leur, qui récidivent rarement après leur ablation, et qui se multiplient rarement par l'intermédiaire des vaisseaux sanguins ou lymphatiques.

Les différences graduelles parmi ces productions héréditaires ne sont pas plus communes que parmi les variations bien connues des formes spécifiques chez les plantes et les animaux domestiques (1). Il n'y a pas de saut brusque de ces tumeurs et autres semblables, les « tumeurs bénignes » de la chirurgie clinique, aux tumeurs qui récidivent, qui sont composées des mêmes éléments dans la forme embryonnaire (cellules fusiformes, arrondies, etc.), qui récidivent après l'ablation, et qu'il n'est pas très-rare de voir pénétrer dans les vaisseaux sanguins ou lymphatiques, où leurs cellules se détachent, et ainsi, dans une certaine mesure, infectent le sang et se généralisent. D'une affection semblable à celle-ci, nous pouvons supposer que des variations ultérieures dans plusieurs transmissions héréditaires feront sortir le cancer, apte à se reproduire dans toute région, avec des éléments même plus primitifs que les éléments embryonnaires des tumeurs récidivées, récidivant toujours après l'ablation, infectant toujours la lymphe et les lymphatiques, et, par leur intermédiaire ou plus directement, infectant toujours le sang.

____

(1) Il paraît à peine nécessaire de dire que mes idées, touchant l'évolution des maladies, m'ont été suggérées par l'étude des travaux de Darwin.

Mais si l'évolution du cancer peut être devinée dans une série d'affections comme celle-ci, nous pouvons alors supposer que, parmi les tumeurs récidivantes ou autres que nous voyons dans les familles où le cancer se manifeste aussi, quelques-unes sont des preuves de son évolution, exemples de variétés de productions morbides en marche progressivement rétrograde vers les types normaux de forme et de structure.

Je hasarde une autre hypothèse : que la syphilis, dont on trouve quelques indices vagues dans les premiers écrits qui ont suivi la « naissance de l'histoire », peut avoir commencé partout ou dans beaucoup de points, par des impuretés multipliées et mélangées, — et que ses formes peuvent avoir changé en même temps que les aptitudes morbides de ceux qui descendaient d'ancêtres infectés ; de sorte que nous pouvons à peine reconnaître dans ce que nous voyons la ressemblance de ce qui a été décrit longtemps auparavant. Et bien que je ne sois pas disposé à croire, comme quelques-uns, que la scrofule est dérivée de la syphilis (je croirais tout autant que le rhumatisme en dérive), je ne puis cependant douter que certaines des maladies communément groupées avec la scrofule soient des formes de syphilis transformée par hérédité, et que ces maladies puissent varier de nouveau dans une autre direction, soit vers un degré morbide plus élevé, soit vers la santé.

Ce sont là de simples conjectures ; mais elles sont assez bonnes pour jeter quelque lumière sur l'évolution des affections constitutionnelles héréditaires ; et l'on ne pourra démontrer que mes idées à ce sujet sont absurbes par aucune preuve de l'absurdité de mon raisonnement. Quel qu'ait été le commencement de chacune de ces affections, soit dans quelques changements produits par des conditions extérieures, ou dans ce qu'on appelle à tort malformation fortuite, il est plus probable que les formes sous lesquelles elles nous apparaissent ont été atteintes après une longue série de changements. On pourrait même encore observer la marche d'évolution graduelle à travers des formes semblables, de même que celle d'involution ou de retour à la santé ; mais je ne pense pas que, grâce à des conditions extérieures quelconques, et indépendantes de l'hérédité, personne puisse être exposé au cancer, à la goutte, à la tuberculose, ni à aucune autre affection qui s'en rapproche. Les conditions extérieures peuvent hâter l'apparition de ces maladies, déterminer leur siége, et les modifier diversement chez les personnes affectées, mais elles me semblent tout à fait incapables de les engendrer.

PREUVES DE L'HÉRÉDITÉ.

Lorsque quelqu'un dit qu'il n'y a pas d'exemple que telle ou telle maladie soit jamais survenue dans sa famille, l'assertion est peu digne de considération, quand même elle serait faite avec une bonne foi plus qu'ordinaire. Très-peu de personnes connaissent bien la santé de leurs quatre grands parents, et je n'ai jamais trouvé personne qui eût quelque donnée utilisable sur la santé de ses huit arrière-grands parents ; inutile de parler des seize de la génération précédente. Cependant il peut être venu de quelqu'un d'entre eux, ou d'ancêtres encore plus éloignés, une affection quelconque, ou une particularité importante d'un état constitutionnel.

Une affection ainsi dérivée peut paraître, comme quelquefois chez nous la vraie lèpre, une nouveauté inexplicable et sans cause, ou peut être attribuée par erreur à quelque cause extérieure. Nous pouvons penser que les probabilités

d'hériter une maladie décroissent comme la distance augmente entre celui qui l'a engendrée et celui chez qui
elle se montre; mais nous ne connaissons rien de la loi
de la décroissance, et la probabilité d'hérédité ne tombe
pas à zéro dans un nombre de générations pareil à celui
auquel nous avons affaire en pratique. C'est pourquoi la
valeur d'un signe négatif quelconque contre l'hérédité d'une
affection est très-petite, si elle existe.

Je voudrais que cette idée ne fût pas vraie, car je suis
persuadé que, comme les faits de Brown-Séquard précédemment cités, elle laisse trop de champ aux conjectures
touchant l'hérédité des maladies; mais elle est vraie, et nous
pouvons user avec prudence de la liberté de faire des hypothèses.

Je puis noter ici une erreur commune d'expression qui
impliquerait que toutes les qualités héréditaires sont aussi
constitutionnelles. Par exemple, on entend des personnes
dire que leur aptitude à digérer ceci ou cela, ou à supporter
certaine manière de vivre, ou certaine espèce d'air ou d'eau,
ou à adopter certaine manière de penser, est constitutionnelle,
parce qu'elle est héréditaire. Il peut en être ainsi; mais ce qui
est vraisemblable, c'est que c'est seulement une ressemblance
héréditaire d'estomac, ou d'intestins, ou de poumons, ou de
cerveau; car une analogie de famille entraîne naturellement
une analogie des organes internes tout autant que des organes externes. — Un homme peut avoir un estomac comme
celui de son grand-père, de même qu'il peut avoir le nez ou
la bouche comme ceux de sa grand'mère; mais ni l'un ni
l'autre ne sont la preuve d'une hérédité constitutionnelle; il
n'en serait pas davantage de l'hérédité d'un tissu pulmonaire admirablement organisé, ni d'un caractère charmant.
De telles hérédités sont à la vérité importantes dans l'étude

clinique, mais elles doivent être étudiées comme particularités locales et personnelles, non pas comme constitutionnelles.

TRANSFORMATIONS DE MALADIES LOCALES ET CONSTITUTIONNELLES.

On dit souvent que les affections locales tendent à devenir constitutionnelles, et les constitutionnelles à devenir locales; et il y a en cela une apparence de vérité suffisante pour ajouter à la difficulté de séparer les deux groupes.

Mais les expressions sont rarement exactement vraies. Il est vrai que peu d'affections ou lésions locales, s'il y en a, peuvent exister longtemps sans produire de trouble général, de condition morbide de toute l'économie; et dans ce sens on dit que l'état local devient constitutionnel. Mais il vaudrait mieux dire que la maladie ou la lésion locale *produit* une maladie constitutionnelle secondaire, conséquence plutôt que continuation de la première. On peut dire qu'une maladie locale *devient* constitutionnelle lorsque ses matériaux passent dans les vaisseaux sanguins ou lymphatiques, et sont portés sans modifications en un point quelconque ou dans tous les points, et s'y multiplient ou se développent. Ainsi une production cartilagineuse, ou une quelconque des tumeurs qui récidivent, peuvent se généraliser et devenir constitutionnelles; mais ce sont des faits relativement rares et accidentels.

D'autre part, lorsque le rhumatisme articulaire chronique est apparu, ou, comme on dit, s'est fixé sur la hanche, par exemple, il attaque rarement, s'il le fait, une autre jointure avec la même intensité; et dès lors il peut sembler n'être qu'une simple affection locale. Le processus local seul peut maintenant varier, et l'affection constitutionnelle peut paraître

satisfaite ou déterminée, et finir par une simple manifestation locale, comme si elle était *devenue* locale. Mais ces
faits sont comparativement rares et peuvent être trompeurs.
Le cas le plus commun est celui dans lequel une affection
perd peu ou pas de son caractère constitutionnel dans les
manifestations locales, ou ne le perd que pour un temps,
comme on peut l'admettre dans les cas de goutte où l'on
ressent un soulagement général pendant ou après une attaque locale. Le fait le plus commun est que, l'affection
générale persistant ou augmentant d'intensité, ses manifestations locales s'accumulent : comme dans la goutte ou le rhumatisme chronique, envahissant une jointure après l'autre,
et attaquant chaque année une partie ancienne ou nouvelle,
— ou comme dans la scrofule, où l'on voit de malheureux
enfants dont les yeux, les oreilles, le nez, les lèvres, les os,
les articulations et autres parties sont attaquées successivement, mener une vie maladive jusqu'à ce qu'ils meurent,
ou que, en avançant en âge, ils puissent traverser la période
critique de la constitution.

SIGNES MINIMES (lesser) DES AFFECTIONS CONSTITUTIONNELLES.

Certaines constitutions, comme je l'ai déjà dit, lorsqu'elles sont bien marquées, peuvent être reconnues par
l'aspect général ou l'habitus extérieur, ou par des particularités de la santé ou de la réparation des plaies; mais, généralement, chaque constitution morbide ne se manifeste
clairement que dans des affections localisées qui sont caractéristiques, soit dans certains produits morbides, ou certaines manières d'être d'un processus morbide.

Chacun des principaux états constitutionnels a pour enseigne et preuve complète une certaine affection locale re-

gardée comme caractéristique, pathognomonique. La goutte a l'inflammation aiguë, passagère, typique, des jointures, particulièrement au gros orteil; la tuberculose, la phthisie tuberculeuse pulmonaire; le rachitisme, les os mal développés, difformes, se courbant trop facilement; les diathèses lithique et oxalique ont pour caractéristiques leurs nombreux dépôts urinaires; et ainsi de suite. De même la syphilis, héréditaire ou acquise, a ses signes locaux distinctifs; distinctifs au même degré et aussi significatifs que les manifestations locales des fièvres et autres affections à marche analogue.

Communément, les patients ne sont appelés goutteux, tuberculeux ou d'un autre nom semblable que lorsqu'ils ont montré leurs droits à ce titre par quelque affection locale typique; mais il y a en cela plus de convention que de justice; car ils peuvent mériter ces noms aussi exactement avant et après que pendant que leurs droits sont tout à fait évidents. Car, dans tous ces cas, le processus morbide local est un signe non-seulement d'une affection temporaire localisée, mais encore d'un mode général de travail dans toute l'économie, durant toute la vie, qui a commencé avec l'affection locale et qui continuera probablement après elle.

Comme conséquence de ce qui précède, chaque état constitutionnel peut donner aux affections dites communes, telles que celles qui peuvent survenir chez les personnes saines, et aux suites des blessures, certains traits qui lui sont propres et par lesquels le processus morbide commun est modifié en durée, en manière d'être, ou en résultats. Ainsi nous parlons d'inflammation goutteuse, syphilitique, et scrofuleuse des jointures, des os ou d'autres parties.

Mais, de plus, la plupart des principales constitutions morbides sont indiquées par des lésions locales moins

importantes, qui, séparément, peuvent être moins caractéristiques, mais qui, par leur réunion, soit sur la même personne, soit chez plusieurs membres d'une famille, ne le sont
pas moins que l'affection locale pathognomonique, celle qui
en est le type, l'enseigne.

Un homme peut n'avoir jamais eu d'engorgement ou de
suppuration des ganglions lymphatiques, avec écoulement
d'un pus grumeleux, ne se cicatrisant que lentement, laissant des cicatrices rayées de rouge, barrées; mais si à diverses périodes de sa vie il a eu des pustules sur le bord de
la cornée, souvent de l'impétigo avec gonflement ganglionnaire, du gonflement de la muqueuse qui recouvre les cornets, des tuméfactions du périoste des phalanges, des épaississements chroniques des membranes synoviales, de l'otor-
rhée, ou quelques-uns de ces accidents, on peut l'appeler à
bon droit scrofuleux, et il faut chez lui soupçonner la scrofule dans tous les processus morbides locaux. Ou, si l'on sait
que ces maladies sont survenues séparément ou ensemble
chez plusieurs membres d'une famille, nous devrons nous
attendre à trouver la scrofule comme élément de toute affection qui peut apparaître chez n'importe quel membre de
cette famille.

De même si un sujet a eu une dyspepsie plus ou moins in-
commode, de fréquents dépôts d'urates, de légères éruptions
eczémateuses de temps en temps, des douleurs anormales
dans divers muscles, des douleurs aiguës profondes dans la
langue durant deux ou trois jours et disparaissant complète-
ment pendant un certain temps, des craquements dans la région cervicale du rachis pendant les mouvements peu étendus, des nodosités plus ou moins prononcées, quelquefois
un simple soupçon, autour des petites jointures des doigts,
nous pouvons être presque aussi sûr que c'est un goutteux,

que s'il avait l'inflammation goutteuse la plus typique au gros orteil; car toutes les autres lésions d'une importance moindre, que je cite d'après une énumération de M. Prescott Hewett (1), sont surtout prédominantes, si on ne les trouve pas exclusivement, chez ceux qui, à une certaine époque de la vie, présentent les manifestations locales les plus caractéristiques de la constitution goutteuse, ou chez les membres de la même famille avec eux.

Mais une question revient constamment, et il serait d'une valeur immense de pouvoir toujours y répondre : laquelle, s'il y en a une, de toutes ces lésions et autres d'ordre inférieur, peut-elle suffire à elle seule pour faire le diagnostic d'un état constitutionnel? Pour quelques-unes d'entre elles il est très-difficile de répondre, mais pour d'autres je pense que le doute est rarement possible.

Ainsi, pour la goutte, outre les signes déjà mentionnés, les noyaux dans les oreilles, formés par des dépôts d'urate de soude dans les fibro-cartilages, sont, je pense, complétement caractéristiques. Je crois qu'il n'en est pas moins des hypertrophies noueuses des jointures des doigts, fréquentes chez les personnes un peu âgées qui, bien que membres de familles goutteuses, peuvent avoir été à l'abri des formes des plus aiguës de la goutte, et peuvent même la présenter à une période très-avancée de la vie.

L'épaississement de la peau, avec des bourses séreuses sous-cutanées au niveau des jointures, principalement entre la première et la seconde phalanges des doigts, ne se voient, je pense, que chez les goutteux, à moins qu'ils ne soient dus à quelque profession habituelle. Tout aussi caractéristiques, mais sujets au même « à moins que », sont les épaississe-

____

(1) *Trans. Clinical Society*, vol. VI, p. 37, 1873.

ments de l'aponévrose palmaire, adhérant à la peau et produisant une rétraction des doigts.

Je ne puis me rappeler avoir entendu un patient se plaindre d'une douleur spontanée dans le tendon d'Achille, si ce n'est ceux que je savais être par hérédité sujets à la goutte ou à la diathèse urique. Une douleur dans le talon d'une personne un peu âgée, a, en général, la même signification; il en est de même des érections fréquentes survenant la nuit pendant le sommeil, et persistant longtemps sans être en rapport avec une excitation sexuelle.

La sensation de brûlure à la plante des pieds, et moins fréquemment à la paume des mains, signifie généralement une constitution goutteuse ou quelque chose d'approchant; et il en est ainsi de la sensation de chaleur, de fourmillements, de brûlures par plaques à la peau des cuisses, sans apparence extérieure de rougeur ou d'éruption.

Chez certaines personnes le seul indice de goutte héréditaire est parfois une simple plaque d'eczéma sec (si l'on peut se permettre cette contradiction de termes). Édward Jenner avait une plaque semblable dans laquelle il observait des changements coïncidant avec des variations de sa santé générale; et j'ai vu souvent une de ces plaques sur la jambe d'un gentleman dont le père, l'oncle, le cousin, et d'autres parents étaient des goutteux types, et chez lequel la tache était modifiée en mieux ou en pire par toutes les conditions que les vrais goutteux trouvent généralement bonnes ou mauvaises pour eux.

Je pourrais sûrement énumérer un plus grand nombre de petits maux, indices de la constitution goutteuse, mais les précédents peuvent suffire. Quelque insignifiants qu'ils puissent paraître, il n'y en a pas un qui ne puisse aider au diagnostic d'affections obscures survenant chez des personnes chez lesquelles ils sont où ont été; et il n'y en a pas un qui puisse être guéri sans que l'on ait reconnu son origine constitutionnelle.

Il semble probable qu'avec une étude attentive nous puissions discerner aussi bien les signes minimes des autres affections constitutionnelles que ceux de la goutte.

Dans la tuberculose et la scrofule on voit beaucoup de ces lésions secondaires. Dans la scrofule elles sont généralement plus uniformes que celles de la goutte, en ce qu'elles présentent toutes les caractères d'une inflammation à marche lente et de longue durée, déterminée par des causes plus légères que celles qui exciteraient l'inflammation chez les personnes saines, et en ce que le processus inflammatoire tend beaucoup à la production de matière caséeuse. Lorsque ces caractères existent, même dans les cas insignifiants, on peut reconnaître la scrofule, et même sans eux il y a des preuves certaines de son existence.

Les incisives permanentes, avec leurs bords barrés, crénelés, minces et cassants, sont pour le moins très-suspectes, à moins qu'elles ne puissent se rapporter nettement à un défaut de nutrition accompagnant quelque longue maladie accidentelle survenue dans l'enfance. La tuméfaction, le gonflement et la congestion de la muqueuse qui recouvre les cornets inférieurs sont, je pense, toujours caractéristiques de la scrofule chez les enfants. Il en est de même de l'ozène de longue durée à une période plus avancée de la première enfance, avec issue fréquente ou quotidienne de croûtes. Outre cette affection, et comme elle signe de la constitution scrofuleuse, on peut encore signaler la tuméfaction générale de toute la muqueuse naso-palatine, avec engorgement ganglionnaire.

Les granulations du pharynx, dont la muqueuse est par-

semée de glandes proéminentes plus ou moins serrées, et a
l'aspect de la première partie du duodénum avec les glandes
de Brunn, sont, je pense, un indice de la tuberculose. Il
y a encore une forme d'ulcère perforant de la cloison nasale
que je pense n'avoir jamais vu que chez un membre d'une
famille tuberculeuse. Il fait une ouverture ovale ou circu-
laire, d'environ un demi-pouce de diamètre, à travers le
centre de la portion cartilagineuse de la cloison ; le cartilage
est d'abord atteint, puis la muqueuse ; mais il s'étend rarement plus loin, excepté chez ceux qui sont en même
temps syphilitiques et tuberculeux.

Je présume que cet ulcère perforant est un exemple de
lupus exedens, affection généralement scrofuleuse ou tuberculeuse en quelque point qu'elle survienne, soit à la face, à
la vulve ou à l'utérus ; et je suppose que l'ulcère simple
perforant de l'estomac peut être placé dans le même groupe
comme affection des tuberculeux (1).

Si nous allons plus loin dans l'étude des signes minimes des affections constitutionnelles, notre but doit être
de former des groupes de lésions, qui sont, chacune dans sa
mesure et à un degré particulier, les indices des diverses
constitutions. Et cependant de tels groupes ne peuvent être
bien limités ; mais la confusion et les erreurs de notre diagnostic seraient encore plus grands sans eux qu'avec eux.
Pour former des groupes parfaits, si nous pouvions rassem-
bler assez de faits, il faudrait réunir dans chaque groupe
ces affections qui surviennent exclusivement, ou le plus
souvent, dans la vie de quelques centaines de ces personnes

______

(1) Je n'ai pas essayé de distinguer les affections tuberculeuses des affections scrofuleuses. Dans les maladies chirurgicales, la distinction me semble
impossible, et dans l'hérédité même les formes les plus marquées semblent
se mélanger réciproquement.

ou familles qui présentent bien nettement une seule affection constitutionnelle typique. Et dans le choix et l'étude de ces lésions secondaires, nous ne devons pas craindre de regarder trop bas, ni de tenir compte de choses qui semblent insignifiantes.

Si, par exemple, un homme ne peut jamais boire de vin de Porto ou de bière sans être indisposé, cela n'est pas un fait sans importance. Rien de ce qui est naturel n'est insignifiant; et il peut être bon de remarquer que nous sommes très-mauvais juges du plus et du moins d'importance parmi les signes des affections constitutionnelles. Nous sommes trop disposés à nous guider sur ce que nous regardons comme types et bons spécimens; disposition qui a amené de nombreuses erreurs dans l'histoire naturelle et dans la pathologie (1).

DÉCOUVERTE DES CONSTITUTIONS PAR LES BLESSURES ET LES MALADIES.

Parmi les manifestations minimes des affections constitutionnelles, qui sont cependant d'une haute importance en chirurgie, il y a des cas dans lesquels ces affections sont découvertes ou provoquées par une lésion locale ou un trouble général de la santé, comme dans la fièvre ou la détresse mentale. C'est une marque qu'une affection constitutionnelle est développée à un haut degré lorsque ses manifestations locales apparaissent sans cause extérieure capable de les expliquer; lorsque, d'après l'expression vulgaire, elles « viennent d'elles-mêmes » ou après quelque trouble minime que les personnes saines supportent impunément, et lorsqu'elles persistent longtemps après que la cause externe ou occasionnelle a cessé d'agir.

(1) Au sujet de ce chapitre et, il est vrai, sur tout le sujet des affections constitutionnelles, il faut étudier les *Principes de chirurgie* de M. Gant.

Mais il y a beaucoup de personnes chez lesquelles des lésions légères ou des troubles généraux de la santé ne provoquent aucun signe d'affection constitutionnelle. Celles-là sont réputées saines; cependant on trouve chez elles des manifestations d'affections constitutionnelles lorsque leur nutrition est sérieusement altérée d'une manière générale ou locale. A proprement parler, l'intensité ou la quantité (je ne sais quelle est la meilleure expression) d'une affection constitutionnelle ou d'une prédisposition à cette affection peut être évaluée en rapport inverse de la quantité de trouble exigée pour laisser, ou faire sortir ses manifestations locales. Chez les enfants les plus scrofuleux, par exemple, les ganglions lymphatiques s'engorgent et menacent de suppurer à la suite d'irritations qui chez des enfants sains passeraient inaperçues : chez les uns, toute égratignure s'envenime; chez d'autres, toute jointure foulée s'enflamme.

Dans la grande majorité des cas on peut soupçonner que lorsqu'une blessure, qui a été convenablement traitée, n'est pas guérie dans le temps voulu, c'est-à-dire dans le temps ordinaire chez les personnes saines, c'est à cause de quelque maladie constitutionnelle, ou d'une maladie trop longue. J'ai parlé de la dernière éventualité dans une autre leçon, et vous pouvez voir chaque jour des cas de la première.

Un homme se foule le cou-de-pied, et aussitôt après il apparaît à la place de la blessure une inflammation caractéristique de la goutte aiguë; ou bien il peut arriver que le shock de la blessure, ou l'altération générale de nutrition qui la suit, fasse apparaître la goutte dans quelque point encore plus favorable pour elle que la partie récemment blessée.

Chez un autre, après une blessure semblable, le mal traîne en longueur, accompagné de douleur, de roideur, de tuméfaction revenant de temps en temps, et d'une méfiance sans cesse croissante de la chirurgie, jusqu'à ce que quelqu'un soupçonne un léger degré de goutte, et que, agissant en conséquence, guérisse le mal.

Chez un autre, la partie blessée reste faible et tuméfiée, et les téguments sont gonflés; elle paraît souvent aller bien, mais alors le moindre exercice ramène le mal; elle n'est jamais tout à fait débarrassée de la douleur, et cependant elle n'est jamais très-douloureuse; mais elle devient lentement plus gonflée et plus déformée jusqu'à ce qu'il soit évident qu'elle est le siége d'une maladie scrofuleuse.

Chez un autre, peut-être après une période de guérison apparente, il survient une tuméfaction indolente qui augmente et qui à la longue est reconnue cancéreuse.

Toutes ces personnes, avant d'être blessées, peuvent avoir été réputées saines; et l'on peut penser que chez certaines d'entre elles où il en a été ainsi ces tendances n'auraient jamais apparu si elles n'avaient pas été découvertes par la blessure, celle-ci altérant la nutrition d'une partie de façon à la laisser ou à la rendre apte à la localisation d'une maladie constitutionnelle. La fréquence de faits semblables doit rendre soupçonneux dans tous les cas de blessures atteignant des personnes de prédispositions constitutionnelles connues.

Et chez celles dont les prédispositions ne sont pas connues, certains soupçons seront toujours sages : ainsi, lorsque chez un homme d'âge moyen ou plus vieux, une jointure blessée reste longtemps raide et douloureuse, sans chaleur marquée ni beaucoup de tuméfaction, ni fièvre, le retard dans la guérison est dû à un certain degré de goutte ou de rhumatisme chronique exigeant des applications chaudes, et non pas de l'inaction, mais des frictions, de l'exercice, et même des mouvements violents. De même, on peut soupçonner la scrofule chez des personnes plus jeunes; à tout âge, lorsque la partie reste ou devient le siége de douleurs tout à fait hors de proportion avec les autres conséquences de la blessure, il faut soupçonner quelque névralgie pareille à celle qu'une blessure provoquerait chez une personne de constitution nerveuse.

La règle qui ressort de ces cas et d'autres analogues est très-étendue. La marche de la guérison d'une blessure est, chez des personnes saines, aussi régulière en durée et en manière d'être que le processus de développement ou de croissance; lorsqu'elle subit une déviation, ce peut être à cause de quelque mal local chez une personne saine d'ailleurs, mais plus souvent c'est à cause de quelque maladie générale.

Les cas d'affections constitutionnelles découvertes par la fièvre pourraient servir à éclairer une grande partie de la convalescence de la fièvre, sujet du plus haut intérêt et rempli de promesses d'utilité pour celui qui l'étudierait avec soin. On énumère communément les suites de la fièvre scarlatine; celles de la fièvre typhoïde, surtout celles que l'on rencontre dans la pratique chirurgicale, sont à peine moins nombreuses, mais semblent moins connues.

Je doute que la raison de la grande variété de ces suites ait été suffisamment étudiée dans l'un et l'autre cas. Il se peut que certaines diversités soient dues à différentes transformations des poisons fébriles; et cela peut paraître très-probable si nous comparons les suites des diverses fièvres, car celles de la scarlatine, par exemple, sont différentes de celles de la fièvre typhoïde. Mais les différences des suites de la même fièvre chez diverses personnes sont plus probablement dues aux constitutions, ou, peut-être, à quelque particularité personnelle ou locale des patients. Certainement on ne doit pas dire qu'il soit accidentel et insignifiant de voir, après la fièvre typhoïde (pour ne parler que des faits que j'ai vus) certains malades être atteints de suppuration chronique des ganglions lymphatiques, d'autres de phlébite, d'autres de périostite aiguë (quelquefois symétrique et se terminant par nécrose), d'autres de périostite chronique suppurative des côtes, d'autres de névralgie terrible, d'autres d'atrophie musculaire et d'autres de paralysie locale.

La signification commune de tous ces accidents semble être que, la nutrition de toutes les parties étant altérée par la fièvre typhoïde, il y a opportunité pour les manifestations de prédispositions soit générales, soit même locales, à la diathèse. Et cela est confirmé par des exemples dans lesquels différents membres d'une famille souffrent de la même manière. Dans un cas qui m'a été communiqué, cinq membres d'une famille ont eu des paralysies musculaires plus ou moins étendues après la fièvre typhoïde ou le typhus. Je connais aussi un homme qui eut une phlébite fémorale après la fièvre typhoïde, et plusieurs années après une phlébite de la saphène liée, je crois, à la goutte; parmi ses parents, trois cousins et un neveu ont des veines très-variqueuses.

L'influence des troubles cérébraux sur la découverte des affections constitutionnelles est souvent très-marquée. Tous ceux qui ont vu beaucoup de cancéreux doivent avoir noté le grand nombre de femmes qui accusent un chagrin et une anxiété intenses immédiatement avant l'invasion de la maladie. Des attaques de goutte suivent l'ennui et l'excès de fatigue; et la syphilis depuis longtemps latente et oubliée reparaîtra après la fièvre, une grande misère, une mauvaise alimentation, ou après un shock mental. Je me rappelle un malade de l'hôpital chez lequel une éruption syphilitique bien marquée apparut un jour ou deux après une frayeur causée par la vue de la mort subite d'un ami; cependant aucun symptôme de syphilis n'avait été observé chez lui depuis plusieurs années.

De tels exemples peuvent suffire à démontrer cette règle générale que les blessures, la fièvre, la détresse mentale, ou tout autre peut altérer la nutrition de la totalité ou d'une partie quelconque du corps, peut dévoiler même les degrés les plus inférieurs d'une prédisposition constitutionnelle à une diathèse; et, d'autre part, qu'il ne peut y avoir de meilleur certificat de santé que d'avoir traversé une fièvre grave, ou être guéri d'une blessure grave, sans apparence d'affection constitutionnelle quelconque.

PÉRIODES DANS LES AFFECTIONS CONSTITUTIONNELLES :
CLIMAX (*Apogée*), DÉCROISSANCE, RETOUR.

Une constitution est une chose qui dure aussi longtemps que la vie; mais, au moins dans sa tendance aux manifestations locales, chaque affection constitutionnelle a des périodes d'intensité ou de développement plus ou moins grands. Et généralement nous pouvons dire que pour chacune il y a une sorte de climax ou d'intensité principale, avant laquelle elle est, et après laquelle elle peut être moins intense. Ainsi, d'une manière générale, la scrofule a son climax dans l'enfance, la goutte dans l'âge moyen, et le cancer dans la vieillesse. Mais les exceptions à cette règle ne sont pas rares. Le cancer dans quelques-unes de ses formes les plus intenses apparaît dans la jeunesse; la scrofule et la tuberculose peuvent faire leur première apparition dans la vieillesse; la goutte peut se manifester dans la jeunesse (bien que ce ne soit pas tout à fait aussi souvent qu'on le suppose, car on se sert souvent de son nom à cause de la répugnance qu'inspire celui de scrofule.)

Cette inopportunité accidentelle du climax dans les maladies constitutionnelles doit ne pas être oubliée afin de se mettre en garde contre de graves erreurs de diagnostic. Les confusions du cancer avec la scrofule dans la jeunesse et de la scrofule avec le cancer dans la vieillesse paraissent à peu près aussi fréquentes; et toutes deux sont plus fréquentes qu'elles ne devraient être.

Dans les cas de ces affections constitutionnelles dont on atteint le climax plus fréquemment dans la première période de la vie, il peut y avoir une décroissance d'intensité tellement grande après la terminaison du climax, qu'un patient peut paraître avoir survécu à sa tendance aux affections locales. Cette survivance apparente à une constitution morbide est importante en pratique, dans les cas par exemple où l'on ampute ou résèque une jointure scrofuleuse. Les probabilités d'une guérison favorable dépendent principalement du degré auquel la constitution scrofuleuse peut être tombée de son apogée avant que l'opération soit faite. Il est désirable que la chute ait lieu non-seulement jusqu'au point où le mal local est stationnaire, mais jusqu'à celui où la constitution scrofuleuse ne peut être rendue plus intense par la fièvre et les autres troubles de la santé qui peuvent suivre l'opération.

De même une forme de la constitution nerveuse ou névrotique, l'hystérique (comme on l'appelle) peut disparaître dans une grande mesure. Avec les années, la vivacité des centres nerveux devient moindre; les impressions sont moins nettement perçues, moins largement et moins vivement renvoyées; le pouvoir d'attention, même d'attention personnelle, est diminué; et après cinquante ans les imitations nerveuses des maladies organiques sont relativement très-rares. Il y en a assez pour rendre prudent dans le diagnostic; mais la principale prudence doit consister à craindre de méconnaître ce qu'il peut y avoir d'hystérique dans la maladie organique.

Mais si l'on survit à une constitution à un certain degré ou dans une certaine mesure, cela peut dépendre, non-seulement de sa propre nature, mais encore de l'époque de la vie à laquelle elle atteint son plus haut développement. On peut ainsi paraître survivre à la scrofule, car elle tend habituellement à décroître avant l'âge moyen ; il en est de même de la constitution rhumatismale, ou de cette forme qui est caractérisée par le rhumatisme aigu. On ne survit pas à la goutte ni au rhumatisme goutteux. On ne survit pas, même en apparence, à la diathèse cancéreuse, sinon dans des cas trop rares pour qu'on puisse en tenir compte ; et cela non-seulement à cause de sa cachexie habituellement mortelle, mais parce que dans une constitution elle atteint plus fréquemment son climax dans un âge avancé, et que, par conséquent, on peut, dans tout cas isolé, s'attendre à ce qu'elle devienne plus intense avec les années.

Nous pouvons rapprocher de ces faits quelques différences dans les résultats des amputations. Si l'on enlève un membre scrofuleux chez une personne jeune, il n'y a souvent à la suite aucune manifestation locale grave de scrofule ; mais parmi les cas dans lesquels j'ai vu enlever des membres scrofuleux vers l'âge moyen, la majorité présenta bientôt la scrofule dans d'autres parties ou mourut de tuberculose. Lorsqu'il n'était pas très-rare d'amputer les membres pour des névralgies articulaires, le moignon demeurait ordinairement névralgique pendant beaucoup d'années, mais à la fin tout se calmait lorsque la constitution nerveuse devenait moins prédominante. Mais de toutes les personnes qui à ma connaissance furent amputées de membres cancéreux, à n'importe quelle période de la vie, il n'y en eut qu'une seule qui fut à la suite délivrée du cancer pendant plus de cinq ans.

En face de cette survivance fortuite à une tendance constitutionnelle à la localisation des diathèses, il faut rappeler qu'une constitution qui est restée latente ou qui peut avoir décliné à une période de la vie, peut plus tard, et dans l'âge avancé, devenir prédominante et se manifester par une affection locale grave. Ainsi la syphilis reparaît après plusieurs années de santé apparente; la phthisie tuberculeuse sénile est bien connue; et dans un travail sur la « scrofule sénile » j'ai démontré qu'il n'y a probablement pas de maladie scrofuleuse qui ne puisse être trouvée, avec tous ses caractères habituels, même chez les personnes les plus âgées, dont quelques-unes ont été évidemment scrofuleuses dans leur jeunesse, et d'autres n'ont présenté aucune manifestation antérieure de la scrofule.

Permettez-moi d'ajouter quelques cas récents sur ce sujet.

Chez un homme de 82 ans, je trouvai des abcès au scrotum et au périnée, sans apparence d'affection urinaire ni d'autre cause locale; ils s'ouvraient en plusieurs points après avoir parcouru différents trajets. Je l'avais connu pendant longtemps comme un des hommes les plus beaux et les plus vigoureux de son âge, actif et toujours en tête, dans les affaires comme en société. Je m'excusai presque lorsque, ne voyant pas d'autre origine possible à ses abcès que la scrofule sénile, je lui demandai si on ne l'avait jamais soupçonné d'être atteint de consomption ou d'autre mal de cette espèce; mais sa réponse me rendit la chose assez claire. Il y avait des antécédents de consomption dans sa famille, et il avait eu lui-même de fréquentes attaques d'hémoptysie liée, lui avait-on dit, à une maladie de la partie supérieure de son poumon droit. Ses abcès restèrent sans se cicatriser jusqu'à sa mort, à 84 ans.

Ce fait confirme ce qui, pour moi, est une règle générale : que plus un scrofuleux est âgé, moins il a de chances de guérir parfaitement de toute manifestation locale de sa diathèse, et moins sera favorable l'influence de tous les moyens qui paraissent les plus utiles chez les jeunes scrofuleux. Ainsi, chez une dame de plus de 80 ans, qui avait une périostite scrofuleuse bien marquée avec suppuration de la partie supérieure du sternum, l'affection persista pendant un temps assez long pour amener la guérison chez une personne jeune; elle n'eut aucune modification défavorable, seulement elle ne se guérit pas, et sembla hâter les infirmités de la vieillesse avec lesquelles elle mourut.

Une autre, à 91 ans, eut une suppuration scrofuleuse dans les ganglions cervicaux inférieurs, telle qu'on ne pouvait pas la distinguer de celle que l'on voit plus souvent à 9 ou 10 ans; elle guérit lentement; mais elle altéra la bonne santé grâce à laquelle la malade avait mené auparavant une vie active, et la mort survint à la première attaque de bronchite.

SUCCESSIONS ET COMBINAISONS DES CONSTITUTIONS.

Jusqu'ici j'ai pris des exemples d'après les cas dans lesquels la constitution se manifeste par des tendances à des affections d'un même type, différentes en degré, mais non modifiées en qualité. Mais un homme peut combiner dans sa propre constitution, en toute diversité de proportions, des parties des constitutions de plusieurs ancêtres, et y ajouter quelque particularité de la sienne; car il n'y a pas de ressemblance héréditaire parfaite. Je ne puis décrire ici toutes les confusions qui en résultent, mais j'en recommande l'étude sous les titres suivants : *successions, coexistences,* et *combinaisons des constitutions.*

SUCCESSION DES MALADIES CONSTITUTIONNELLES.

Si je parle d'une constitution à laquelle en succède une autre, cela veut seulement dire qu'à une époque de la vie une constitution est plus complétement développée qu'une autre, et se manifeste par des lésions locales tandis que les autres restent latentes. Il n'est pas rare de trouver un patient avec des cicatrices de scrofule éclose dans la jeunesse, des jointures noueuses ou altérées d'une autre manière, qui ont été plus tard le siége de la goutte, et qui a maintenant un cancer.

Un gentleman âgé de soixante-quinze ans avait eu du psoriasis pendant trente ans, et pendant vingt-cinq ans, durant cette maladie, il avait pris chaque nuit un grain de calomel (dans cinq grains de pilule de Plummer), jouissant tout le temps d'une excellente santé générale. A soixante-quinze ans apparut sur l'un de ses petits doigts un cancer épithélial qui augmenta rapidement. J'amputai le doigt, et pendant la guérison de l'opération il eut sa première attaque de goutte aiguë, maladie de famille, dont son frère, âgé de quatre-vingts ans, souffrait en même temps. Il mourut dans l'année avec un cancer des ganglions de l'aisselle.

Beaucoup d'exemples curieux de ce genre pourraient être rapportés dans la vie de vieux invalides, et on pourrait faire beaucoup de vains essais pour décrire les processus qui doivent être simultanés chez la même personne; le développement graduel d'un mode de vie, l'achèvement et l'explosion d'un autre, le déclin d'un troisième. Mais il y a dans ce

sujet plus que de la curiosité; il y a une importance pratique, surtout dans le diagnostic. Les manifestations locales
d'une affection constitutionnelle que l'on a traversée ne
doivent pas nous porter à la soupçonner exclusivement
dans tout ce qui survient ensuite. Elle peut être présente, il
est vrai, dans une certaine mesure, et, comme font communément la syphilis et la goutte, elle peut donner un certain cachet aux localisations de toute autre diathèse; mais la
manifestation locale d'une constitution qui succède à une
autre peut être assez claire et doit toujours être prévue.

J'ai été frappé de la nécessité de s'attendre à une succession de différentes maladies constitutionnelles par des cas
dans lesquels la goutte a été suivie de la scrofule. Par
exemple, un patient d'âge moyen eut une inflammation de
la région tarsienne du pied avec chaleur et rougeur intenses,
et d'autres signes qui ne permettaient pas d'hésiter à conclure qu'il avait la goutte, qu'on savait être héréditaire chez
lui. Mais il n'y eut pas cessation de l'inflammation au moment voulu, ni simple rémission de la douleur, de la roideur,
et d'une certaine tuméfaction, comme cela aurait eu lieu pour
la goutte; mais au bout de plusieurs mois il restait encore
une tuméfaction molle et pulpeuse au niveau du tarse, avec
douleur sourde, impuissance et dépérissement de la jambe,
et autres signes tout-à-fait caractéristiques de la scrofule.
Le mal exigea pour sa guérison plusieurs mois de traitement
avec des attelles, des soins de la santé générale, et des
moyens qui auraient été très-inappropriés pour la goutte;
et pendant la guérison la sœur du malade eut une affection
scrofuleuse de la hanche.

On peut noter de pareilles successions de constitutions
dans beaucoup d'autres cas. Des malades diront qu'ils ont
été très-faibles dans leur enfance, mais qu'ils sont devenus

robustes; d'autres qu'ils étaient hystériques ou de quelque manière toujours atteints de troubles nerveux jusqu'à l'âge moyen, où ils présentèrent des troubles d'un autre genre. Il n'est pas rare qu'une personne qui a été tuberculeuse dans son enfance devienne cancéreuse à une époque plus avancée. Dans tout cas semblable nous pouvons dire qu'une constitution a été suivie ou dépassée par une autre.

COEXISTENCE DE MALADIES CONSTITUTIONNELLES.

Entre les *coexistences* et les *combinaisons* de constitutions on peut faire une distinction bien légitime. Deux ou plus peuvent *coexister* chez la même personne, et peuvent apparaître en même temps, sous forme de lésions locales, sans influence réciproque, si ce n'est dans des choses qui ne sont pas essentielles à l'une ou l'autre; ou bien, deux ou plus peuvent se *combiner* avec influence réciproque telle que le résultat puisse être appelé affection intermédiaire, hybride, ou complexe. Ainsi la goutte et la tuberculose peuvent coexister, et aucune d'elles ne peut modifier les caractères de l'autre; de même pour la goutte et le cancer; de même encore une forme quelconque de la constitution nerveuse peut coïncider avec la goutte, ou la scrofule, ou, je suppose, toute autre constitution, sans modifier aucun de ses caractères, excepté ceux qui sont dus aux phénomènes nerveux.

Mais, bien que deux maladies puissent ainsi coexister sans combinaison intime, cependant leur influence mutuelle exige toujours considération en pratique. On trouve souvent ensemble le cancer et la goutte, et chacun peut suivre séparément son cours, le cancer d'un côté et la goutte de l'autre. Dans le cas déjà cité du malade qui avait un cancer, la goutte, du psoriasis, et l'habitude du calomel, je ne pus voir que l'une de ces conditions ait eu une influence quelconque sur une autre.

Cependant il y a des cas dans lesquels il faut tenir compte de la coexistence du cancer et de la goutte dans le traitement; car chez les malades qui ont les deux, le cancer (comme je l'ai observé spécialement au sein) est très-sujet à l'inflammation et aux douleurs vives consécutives. Je ne sais si cela est dû à la constitution goutteuse ou à la pléthore qui y est souvent associée; mais je crois pouvoir être sûr du fait, et que c'est une des causes, peut-être la seule, de la réputation de la liqueur de potasse dans le traitement du cancer. Sir Benjamin Brodie avait l'habitude de donner ce médicament dans un grand nombre de cas de cancer et de tumeurs douteuses. Je crois que c'était souvent inutile; mais c'était un homme trop sage pour donner souvent une chose qui n'aurait jamais fait de bien.

J'ai donné la liqueur de potasse, à la dose ordinaire d'une drachme trois fois par jour, largement diluée, et souvent je n'ai obtenu aucun résultat. Dans un cas, il est vrai, en combinaison avec de petites doses d'iodure de potassium, elle sembla causer la résorption d'une grosse masse de cancer médullaire d'un testicule non-descendu, et cela non pas une fois, mais, après des récidives, trois fois. Mais, fréquemment, je ne puis douter qu'elle ait amené du soulagement aux douleurs brûlantes, pulsatiles, lancinantes, qui ont été souvent liées, je pense, aux inflammations du cancer — inflammations que je crois plus fréquentes chez les malades goutteux et pléthoriques.

A cette même combinaison ou à quelque autre semblable d'autres maladies avec le cancer peut être attribué, je pense, le peu de bien que produit quelquefois l'eau de Missisquoi. Son influence sur le cancer lui-même est, je crois, absolument nulle, mais elle donne quelquefois du soulagement *en passant* (by the way).

La coexistence du cancer et de l'état nerveux doit aussi être étudiée.

Peu de maladies sont plus dissemblables au point de vue de la douleur que le cancer. Il n'est pas très-rare de trouver des malades qui ont traversé tout le cours du cancer jusqu'à la mort sans grande souffrance. Je me rappelle une femme qui demanda qu'on lui enlevât le sein, siége d'un cancer ulcéré énorme, uniquement parce qu'elle n'en pouvait endurer la vue et l'odeur; elle ne dit rien de la douleur qui n'était que très-minime. D'autres éprouvent des tortures, et nous pouvons être incapables de découvrir quoi que ce soit dans les conditions locales des divers cas pour expliquer cette grande différence dans leurs degrés de souffrance. La différence doit dépendre, d'après moi, des caractères variables de leurs divers systèmes nerveux, et chez les malades qui souffrent le plus nous pouvons généralement penser, car nous le voyons souvent, qu'une constitution nerveuse morbide coexiste avec le cancer. Chaque fois que cela arrive, il faut, pour le traitement, considérer séparément les deux constitutions; et il faut en user avec la névrose comme si elle était le seul mal du patient.

Il serait difficile d'exagérer l'utilité d'étudier les coexistences de diverses affections constitutionnelles chez une même personne; dans chaque cas chacune des maladies peut nécessiter un traitement à part. Cette étude peut aller avec celle de ce qu'on appelle l'antagonisme des maladies. Certaines paraissent très-rarement faire des progrès en même temps. Le cancer et la syphilis, selon moi, se comportent très-rarement ainsi, même lorsque, comme il arrive communément, le premier siége du cancer est une langue ou une lèvre qui porte des traces de syphilis. Le cancer et la tuberculose, bien qu'on trouve leurs effets sur le même corps, ne marchent pas, je crois, ensemble; lorsque l'un est *in actu*, l'autre se ralentit ou s'arrête; et quelquefois ils paraissent presque alterner dans leurs progrès, comme dans une lutte dont le but serait la mort.

COMBINAISON DES DIFFÉRENTES MALADIES.

Dans les combinaisons des maladies constitutionnelles les caractères de deux ou plusieurs d'entre elles peuvent être mélangés de telle sorte qu'une affection localisée puisse réunir les caractères distinctifs de deux ou de toutes. Ainsi la goutte et la scrofule peuvent être combinées.

Je pense que c'était une combinaison de ce genre que je vis il n'y a pas longtemps chez un malade de soixante-trois ans, qui avait une affection scrofuleuse bien marquée à l'articulation métatarso-phalangienne du gros orteil. Son père, quatre frères et trois sœurs étaient morts jeunes de consomption; et le seul survivant était goutteux. Il semblait que la scrofule héréditaire avait déterminé le caractère général de son affection, et la goutte héréditaire sa localisation.

Très-importantes sont les combinaisons de la syphilis. Parmi toutes les affections constitutionnelles, qu'elles soient héréditaires ou acquises, la syphilis paraît être la plus miscible (si cette expression peut être permise), et les modes et degrés dont elle est modifiée par les diverses constitutions de ceux qui en sont atteints méritent une étude plus approfondie que, autant que je sache, celle qu'on leur a accordée.

Un examen général d'un grand nombre de cas de syphilis justifie une description générale de la maladie, qui peut être généralement vraie. Mais dans ce grand nombre de cas on trouverait que quelques-uns ne sont pas conformes à la description générale. Il serait difficile de trouver deux personnes qui, ayant été inoculées avec le même poison syphilitique, présenteraient exactement les mêmes conséquences depuis le commencement jusqu'à la fin. Pourquoi ne les présenteraient-elles pas? Nous ne pouvons parler de chance ou d'accident; et des différences de circonstances suffiraient rarement à expliquer de telles différences de résultat.

Ces circonstances semblent dues quelquefois à des affections antérieures, quelquefois à une prédisposition héréditaire locale; mais plus souvent que toutes les autres causes ensemble aux différences de constitution de ceux qui contractent la syphilis. Cela se voit, d'après moi, le plus clairement dans la syphilis tertiaire, bien que, à la vérité, ce soit rarement difficile à reconnaître même dans le cours de la syphilis primitive. Dans la syphilis tertiaire je ne puis douter que, dans la grande majorité des cas dans lesquels le processus ulcéreux prédomine, la constitution syphilitique acquise soit combinée avec la scrofule ou la tuberculose, tandis que dans la majorité de ceux dans lesquels les maladies des articulations ou des os prévalent, la syphilis est combinée avec le rhumatisme ou la goutte héréditaire.

Dans un cas donné quelconque, il peut être très-difficile ou impossible d'analyser l'état constitutionnel complexe qui résulte de l'hérédité, de la syphilis, du traitement, d'une foule de circonstances; mais on peut poser en toute sûreté la grande règle de pratique suivante : dans chaque cas de syphilis il est essentiel de découvrir, si possible, la constitution héréditaire du sujet, et, au degré nécessaire, de traiter cette constitution en même temps que l'on traite la syphilis. Ainsi à tout malade qui a une scrofule évidente, ou la tuberculose, ou une tendance à cette affection, le mercure ne doit être donné qu'avec une extrême prudence. Chez ces malades il vaut souvent même mieux abandonner la syphilis primitive à elle-même que de donner le mercure ; et quand on le donne, il doit être associé à l'huile de foie de morue, ou au fer et à une bonne alimentation, et à tous les autres moyens qui peuvent être nécessaires pour détourner le risque de hâter la marche de la scrofule ou de la tuberculose. Les mêmes règles doivent être suivies dans les périodes plus avancées de la syphilis. La tuberculose ou la scrofule, ou toute autre diathèse, doivent être traitées en même temps que la syphilis, non-seulement pour leur propre compte, mais parce qu'elles empêchent l'action régulière des médicaments spécifiques de la syphilis.

Ceci me semble très-marqué dans beaucoup de cas où la goutte et la syphilis tertiaire sont combinées. Les affections des jointures, les douleurs musculaires et névralgiques, qui sont le plus communément les résultats de la combinaison, sont quelquefois traitables par l'iodure de potassium donné à la manière ordinaire ; mais souvent elles exigent, ou du moins sont plus rapidement guéries par la combinaison des remèdes contre la goutte et la syphilis. Dans beaucoup de cas semblables l'iodure de potassium, donné même à larges doses dans une potion ordinaire, a paru presque impuissant ; et alors, sans autre changement de conditions, il a été efficace même à petites doses lorsqu'on l'a donné avec de grandes quantités d'une eau alcaline quelconque, et avec un régime approprié aux formes légères de la goutte.

C'est à l'aide de ce principe, je pense, que nous pouvons expliquer en grande partie, sinon en totalité, les succès obtenus dans le traitement de la syphilis dans certaines villes d'eau du continent. Les constitutions syphilitique et rhumatismale, ou goutteuse, ou toute autre, sont traitées en même temps; et le mercure ou l'iodure de potassium sont donnés tandis que l'on soumet le sujet aux « eaux » et à un régime prudent.

Je pourrais multiplier des idées semblables pour la pratique, mais elles rentreraient toutes dans la même règle : de la nécessité de reconnaître les constitutions multiples qui peuvent non pas simplement coexister, mais être combinées chez la même personne, et de tenir compte de chacune d'elles dans le traitement de chaque maladie localisée, même si les caractères de cette maladie pouvaient suggérer la pensée qu'elle est l'expression d'une seule des constitutions combinées.

Ceci doit être une règle de pratique, bien que l'analyse de constitutions qu'elle demande puisse être quelquefois impossible; impossible, parce que des constitutions peuvent être combinées en nombres et en proportions les plus divers, et quelquefois avec une telle intimité qu'on ne peut assigner à chacune sa part dans le résultat total. Il peut y avoir une hybridité complète, dans laquelle on peut seulement dire que chaque partie du résultat est un peu plus ou un peu moins semblable à l'une ou à l'autre des constitutions premières.

Comme exemple de ces maladies hybrides on peut citer celles qui font partie du groupe confus de ce qu'on appelle rhumatisme goutteux. Dans les combinaisons de la goutte et du rhumatisme se montre une confusion impossible à débrouiller; et malheureusement la difficulté s'étend du diagnostic au traitement. Quelles que soient les formes que nous puissions essayer de définir par les noms de goutte rhuma-

tismale, arthrite rhumatismale chronique, rhumatisme dé-
formant, et autres, on trouve facilement des cas qui rem-
plissent les intervalles entre ces groupes; et quant au
traitement, il ne paraît que trop vrai que, dans les mêmes
degrés dont les cas s'écartent des caractères typiques de la
goutte et du rhumatisme, ils deviennent moins justiciables
du traitement efficace pour l'une ou l'autre diathèse lorsqu'elles sont séparées. En outre, il est curieux que l'affection hybride est comparativement peu sujette aux conséquences fâcheuses des écarts de régime qui aggravent la
goutte, et, à un degré moindre, le rhumatisme. Beaucoup de
ceux qui ont l'arthrite rhumatismale chronique la plus marquée, qui semble être une forme de goutte et de rhumatisme combinés, peuvent manger et boire ce qu'il leur
plaît avec une impunité au moins aussi grande que les personnes les plus saines.

ÉTATS CONSTITUTIONNELS D'IMPORTANCE SECONDAIRE.

Ce que j'ai dit peut faire naître le besoin d'une habitude
d'analyser les constitutions beaucoup plus constante que la
plupart de nous n'a coutume de le faire en pratique. Nous
nous contentons communément de dire et de penser qu'un
homme est goutteux, un autre scrofuleux, un autre nerveux,
et ainsi de suite; juste comme nous pouvons dire qu'un
homme est bon, un autre méchant, ou que l'un est fin,
l'autre niais, etc. Mais ni dans le caractère moral ni dans
le caractère de santé (*health-character*) il n'est commun de
trouver l'unité et la simplicité. Dans tous les caractères il
y a plusieurs éléments constituants; l'un d'eux peut être très-
dominant, mais les autres ne sont souvent pas si insignifiants
qu'on puisse les négliger impunément. Certainement il est

nécessaire à une bonne pratique, soit en chirurgie, soit en médecine, de ne laisser entièrement de côté aucun élément de la constitution d'un sujet. Beaucoup de celles dont nous parlons communément comme si c'étaient des constitutions simples et complètes par elles-mêmes, peuvent être mêlées chez la même personne; et cependant de nombreuses variétés peuvent dériver de leurs combinaisons avec certaines conditions constitutionnelles de moindre importance.

Parmi celles-ci est cet état dont j'ai déjà parlé sous le nom de « à sang-froid » (*cold-blooded*). Il n'y a point de condition qui ne puisse être modifiée par lui, et les particularités qui en ont suggéré le nom devraient toujours être observées : la froideur habituelle des pieds, l'état papillaire grossier et la coloration rose sombre de la peau des jambes et de la face dorsale des bras, l'apparence trop veineuse des parties qui devraient être rouges, l'inactivité générale et la torpeur de toutes les fonctions, la menstruation souvent peu abondante et douloureuse. Car avec elles coïncide communément un faible pouvoir de résistance aux causes ordinaires de maladie ou de blessure; et quels que soient les autres défauts ou maladies constitutionnelles avec lesquels la froideur puisse être combinée, il doit venir à l'esprit qu'elle réclame une bonne nourriture, de la chaleur, un long sommeil, et généralement des toniques.

Il y a des constitutions encore moins bien définies et moins caractérisées que la précédente, et qui cependant seraient observées. Ainsi nous parlons de la faiblesse et de la force en constitution, et les termes ne sont pas insignifiants. Généralement, les hommes sont appelés forts ou faibles d'après leur capacité à supporter le travail ou le plaisir, les efforts intellectuels ou musculaires ; mais ces capacités n'ont pas de relations constantes ou nécessaires avec la force ou la faiblesse de santé, bien qu'on les trouve souvent ensemble. La plus grande force de santé constitutionnelle est constituée par ce très-rare état dans lequel un homme traverse une longue vie sans maladie, et meurt à un âge avancé, toutes ses fonctions devenant graduellement moins actives et cessant toutes en même temps.

Cet état peut se rencontrer alors qu'il n'y a que quelques-uns, s'il y en a, des signes vulgaires de la santé. Un homme de quatre-vingt seize ans me dit qu'il ne s'était jamais cru lui-même un homme sain : et un autre presque aussi vieux, qui n'avait rien éprouvé de plus sérieux qu'une indigestion légère, disait qu'il n'avait jamais joui d'une bonne santé. Aucun des deux n'avait été vigoureux ni d'esprit ni de corps, mais chez les deux il y avait les caractéristiques principales d'une santé robuste, savoir : une telle ténacité de composition dans chaque partie, et une telle pondération de tout l'ensemble, qu'elles ne pouvaient être troublées par les forces ordinaires de la maladie, ou que, étant troublées, elles pouvaient guérir rapidement et parfaitement.

L'opposée de celle-ci est la constitution faible ; condition qui tourne facilement à la maladie, dans laquelle la guérison est lente et imparfaite, mais qui cependant, dans la maladie, ne présente aucun caractère spécifique, aucun mode morbide constant ou bien défini de nutrition ou d'excrétion. Les personnes de cette classe ne peuvent supporter impunément aucune des causes ordinaires de maladie, comme la fatigue, le grand froid ou la grande chaleur : « la moindre des choses les rend malades » ; leurs maladies « viennent d'elles-mêmes », de causes déterminantes trop légères pour être observées.

Mais une constitution simplement faible est aussi rare qu'une simplement ou complétement vigoureuse. L'instabilité qui constitue la faiblesse est généralement associée à quelque espèce déterminée de maladie; à la scrofule, la goutte, ou autre constitution morbide. En outre, la faiblesse simple doit être rangée parmi les éléments importants du caractère personnel au point de vue de la santé et de la maladie, aussi sûrement que parmi ceux du caractère mental, ou de la puissance musculaire. Et, je le répète, la puissance musculaire ou mentale ne doit pas être prise, comme mesure de la santé; au point de vue de la pathologie, un goutteux est faible dans le même sens qu'un scrofuleux ou un syphilitique.

Il y a de notables différences de constitutions sous le rapport des périodes par lesquelles passe le cours de la vie depuis la naissance jusqu'à la mort en état de dégénérescence sénile. Vivre jusqu'à un âge avancé, « cela tient de famille », de même que mourir avant la vieillesse. Le temps pendant lequel les changements qui se terminent par la dégénération sénile sont achevés est, pour un même groupe de personnes, beaucoup plus long que pour un autre. Souvent, il est vrai, on meurt plus tôt ou plus tard à cause de maladies héréditaires dont les unes se développent plus tôt et les autres plus tard. Mais quelquefois c'est évidemment parce que l'on atteint rapidement les dégénérations de la vieillesse; nonseulement, comme cela peut être, dans les cheveux et les dents, mais dans les tissus beaucoup plus importants ou dans toutes les parties. C'est probablement pour cela que dans certaines familles beaucoup de membres meurent presque au même âge, peu de temps après la vie moyenne; et ils ne meurent pas tous de la même maladie, mais de diverses blessures ou maladies accidentelles, comme s'ils avaient tous perdu la puissance de réparation avant le temps ordinaire.

Une autre inexactitude de la vie peut être observée dans les cas de puberté retardée, et de maturité retardée de la virilité et du féminisme. Ceci peut se rencontrer chez ceux qui, dans l'enfance, ont eu quelque maladie grave qui semble avoir retardé leur développement; mais chez d'autres, et assez souvent chez plusieurs membres de la même famille, le retard semble exister seulement parce que les mêmes changements s'exécutent plus lentement chez eux que dans la moyenne de la même race ou classe de personnes. La rapidité de la vie n'est pas la même chez tout le monde.

III

CALAMITÉS DE LA CHIRURGIE

De la mort imprévue à la suite des opérations. — Affections graves consécutives
à des opérations légères. — Importance de l'examen de l'état constitutionnel
et des antécédents pathologiques des opérés. — Évaluation des risques causés
par l'opération. — Des conditions dans lesquelles il faut opérer. — Choix du
milieu. — Choix de la méthode thérapeutique et du procédé opératoire. —
Nécessité de ne rien négliger de ce qui doit servir à l'opération et au pansement.

Il s'est présenté la semaine dernière deux faits, qui me
conduisent à vous parler de ce qu'on peut appeler les *calamités de la chirurgie*, sujet d'un grand intérêt, dont il
vaudrait mieux que l'étude fut faite dans votre jeunesse;
car, faite dans la vieillesse, elle ne conduit qu'à des ré-
flexions inutiles et affligeantes.

Vendredi dernier une patiente mourut sous l'influence
du chloroforme. On l'avait administré avec tout le soin accoutumé, et il n'y a rien dans toutes les circonstances auxquelles nous puissions nous reporter qui impliquerait que
l'on n'a pas fait une quelconque des choses que l'on aurait
dû faire, ni fait une chose que l'on n'aurait pas dû. Le
matin, je pris le parti de chloroformer la patiente pour lui
redresser la main afin de corriger une difformité consécu-

tive à une affection du poignet. L'après-midi, mon interne
(House-Surgeon) et un élève étaient en train de la chloroformer lorsque le pouls manqua tout à coup; la malade
s'affaissa et mourut. Ses amis ne voulurent pas permettre
l'examen *post-mortem*, de sorte que le cas ne nous fournit
aucun renseignement utile.

Mais le fait que je veux graver dans votre esprit, c'est
que, malgré tout le soin possible et toutes les bonnes in-
tentions, la chirurgie a réduit à quelques minutes la vie de
cette femme, qui aurait pu durer encore beaucoup d'années.
Le pis aller aurait été de passer le reste de sa vie avec une
main estropiée; mais elle aurait vécu jusqu'à une bonne
vieillesse. Elle mourut, et sans avoir été avertie du danger
qu'elle courait.

Voilà une des calamités de la chirurgie. C'est un des
nombreux cas qui conduisent à désirer que l'on découvre
ou invente quelque chose qui réunirait la sûreté si grande
de l'éther sulfurique, le premier anesthésique en date, à
la commodité et à la facilité de l'administration du chloroforme. Mais jusqu'à ce qu'on ait découvert cette substance,
nous n'avancerons qu'avec incertitude en chirurgie; ou plutôt avec la certitude que, parfois, nous ne pouvons dire
quand un malade dont nous essayerons de prolonger ou
d'adoucir la vie mourra, et mourra des moyens que nous
emploierons pour lui épargner quelques souffrances (1).

L'autre cas était celui d'un homme que j'opérai pour enlever la tête de l'humérus. Il vint, vous vous le rappelez, avec
le bras droit presque complétement inutile et souvent très-

---

(1) Pendant les deux dernières années, j'ai employé seulement l'éther
sulfurique, ou, pour les opérations courtes, le protoxyde d'azote et les pul-
vérisations d'éther. On remédie aux inconvénients de l'éther par la méthode de M. Clover, qui consiste à rendre les patients insensibles à l'aide
du protoxyde d'azote, et à leur donner ensuite de l'éther.

douloureux par suite d'une luxation non réduite de l'épaule. La luxation était restée dans cet état pendant dix-huit mois, je crois, et l'on ne pouvait espérer de replacer l'os par aucun des moyens ordinaires. Le malade lui-même demandait instamment qu'on rendît son bras, dans une certaine mesure, plus utile et moins douloureux, et en conséquence nous nous décidâmes à faire ce qui paraissait être la seule chose pour le soulager, la résection de la tête de l'humérus, qui par pression sur le plexus brachial semblait causer la douleur. Je fis cette opération; quelques jours après survint la pyohémie, et au bout de quelques semaines cet homme mourut.

Il y a dans ce cas beaucoup de circonstances qui diminuent le blâme qu'on serait tenté de s'infliger à soi-même. Cet homme insistait excessivement pour qu'on l'opérât, et insistait plutôt contre mes propres idées; et ce qui fut pire, après l'opération, par pur entêtement et obstination, il refusa pendant un moment tout soin attentif, et absolument ses aliments, diminuant ainsi beaucoup ses chances de guérison. Quoi qu'il en soit, il reste ce fait que sans l'opération cet homme aurait pu vivre plusieurs années; son bras droit n'aurait été utile qu'en partie, mais il aurait vécu, il aurait pu travailler et faire quelque bien à lui-même et à d'autres, mais de par l'opération, au lieu de vivre plusieurs années, il mourut en trois semaines.

Des cas semblables doivent être très-sérieusement pris en considération par nous tous; car j'ose dire qu'il n'y a pas de chirurgien ayant une grande pratique, pas de chirurgien d'un grand hôpital, qui n'ait, une ou plusieurs fois dans le cours de sa vie, raccourci la vie de ses malades lorsqu'il essayait soit de la prolonger soit de la rendre plus douce. Et cela, comme vous l'observerez, n'est pas seulement le cas avec des opérations capitales.

Lorsqu'un malade est soumis à une grande opération, c'est toujours pour remédier à quelque chose qui rendrait sa vie ou très-misérable ou très-courte; et pour échapper à une si grande détresse, il est tout à fait juste qu'un homme coure de grands risques pour sa vie. Mais ces calamités surviennent, quoique rarement, dans des cas relativement insignifiants : lorsque l'opération n'est pas faite dans un but quelconque de prolonger la vie, mais, ce qui peut être, de rendre la vie un peu plus douce, ou un peu plus utile, comme dans l'amputation d'un doigt, la ponction d'un kyste de l'ovaire, la ponction d'une hydrocèle, la division du col de l'utérus, la ligature d'hémorrhoïdes, la section d'une fistule, l'ablation d'une petite tumeur de la face ou du cuir chevelu.

J'ai observé des morts par suite de toutes ces causes, et si vous pouviez parcourir la liste complète des prétendues petites opérations, vous trouveriez que chaque chirurgien de beaucoup d'expérience a, ou bien a eu dans sa propre pratique, ou vu dans celle des autres, un ou plusieurs cas de chaque espèce qui ont été fatals.

Si quelqu'un enlevait au bistouri, dans 100 cas, des kystes du cuir chevelu, j'oserais dire qu'il aura une ou deux morts. Tout homme qui prendra à la suite un nombre égal de cas de ligature d'hémorrhoïdes, rencontrera probablement une ou deux morts. La ponction d'un kyste de l'ovaire, pratiquée pour la première fois, est fatale dans 3 ou 4 cas pour cent. Il n'est pas nécessaire, cependant, que je réunisse toutes ces opérations pour évaluer, ce qui à la vérité serait au-dessus de mes forces, la mortalité moyenne de chaque; ce qui est le plus important pour vous de savoir, c'est que, sans un très-grand soin, vous perdrez certainement des malades après des opérations minimes, et que vous serez sévèrement blâmés de leur perte.

Mais ces morts, bien qu'elles soient ce qu'il y a de pire, ne sont pas les seuls accidents qui doivent être rangés parmi les calamités de la chirurgie. Nous devons ajouter à la liste tous ces cas dans lesquels des opérations pour des affections relativement légères sont suivies d'un danger très-sérieux, ou d'une infirmité permanente plus grande que l'affection première, comme lorsque l'ablation d'un doigt conduit à un phlegmon de la main et à une raideur permanente d'une certaine de ses parties, ou lorsque la circoncision est suivie de sphacèle, ou qu'il survient un érysipèle dangereux après l'ablation d'un kyste du cuir chevelu.

Toutes ces choses ne pourraient être matières qu'à un regret passager si elles étaient tout à fait inévitables; si nous pouvions dire que toute chose de ce genre est purement accidentelle; une chose qu'aucune prévoyance n'aurait pu éviter, qui fond sur nous par suite de circonstances sur lesquelles nous n'avons aucune prise. Mais la vérité doit être franchement confessée; ce ne sont pas toujours des accidents, et souvent, lorsque la calamité est arrivée et que nous jetons un regard en arrière sur les circonstances qui l'ont précédée, nous pouvons trouver que le désastre a été le résultat de quelque inadvertance, ou de quelque manque de soin, de défaut de jugement ou d'habileté. Il ne me semble pas qu'on en puisse inférer qu'il n'y a aucun cas de cette espèce que nous puissions appeler purement accidentel. Les calamités en chirurgie peuvent venir de choses que l'omniscience seule aurait pu découvrir auparavant.

Une fièvre peut s'emparer d'un homme après une opération; car même les petites opérations mettent les personnes dans des conditions dans lesquelles elles sont plus exposées à l'infection des fièvres qu'elles ne l'étaient auparavant (1). Nous ne pouvons nous garantir contre cela. Le tétanos peut survenir après une opération minime; nous n'avons pas le pouvoir de le prévenir ni même, si peu que ce soit, d'arrêter son invasion. Ces cas et d'autres de cette espèce, et, bien plus, la négligence et l'insouciance des malades diminueraient d'un nombre considérable la liste des calamités pour lesquelles nous pourrions paraître encore blâmables; mais en dehors de ces faits, il en resterait assez pour vous servir d'avertissement que c'est seulement par une vigilance excessive que vous pourrez éviter les calamités qui peuvent survenir par suite d'un manque de soin, ou d'habileté, ou de jugement.

Je vais maintenant vous raconter quelques-uns des cas que j'ai connus. Ils ne viennent pas tous heureusement de ma pratique personnelle, et je n'ai pas besoin de dire ceux qui en étaient ou n'en n'étaient pas.

Un albuminurique avait un petit kyste du cuir chevelu qu'on fut d'avis d'enlever. On l'enleva, et il survint un érysipèle dont l'opéré mourut. On découvrit alors qu'il était albuminurique, condition qui rend si sujet à l'érysipèle, ou à la pyohémie, ou à toute forme d'empoisonnement du sang, que si l'on en avait été informé auparavant aucun chirurgien prudent n'aurait songé à opérer.

Un autre patient était un buveur, en cachette, mais non pas tellement en cachette cependant que cela ne fût bien connu de ses amis les plus intimes. On ne s'enquit pas de ses habitudes, et on lui enleva un doigt qui avait été le siége d'une affection articulaire. Il mourut en huit ou dix jours avec une inflammation cellulaire diffuse qui était loin de ne pas ressembler à ce qui arrive chez un buveur habituel.

---

(1) Voyez: *Essai sur la fièvre scarlatine après les opérations* (chap. XVI.)

Un autre malade était très-sujet à de fortes hémorrhagies après de petites incisions; on ne s'informa pas de cette particularité; on lui fit une petite incision et il mourut de la faiblesse causée par les hémorrhagies.

Un autre avait une petite tumeur de la face, et son état de santé habituel était si faible, qu'avec plus d'attention on serait certainement arrivé à penser qu'il ne supporterait pas un shock même léger, ni une perte de sang. Il succomba après l'opération.

Dans un autre cas, par pure erreur, on passa les sutures à travers l'aponévrose du muscle oblique externe après la ligature de l'artère iliaque externe. Il s'ensuivit une infiltration des premiers produits de l'inflammation consécutive à la plaie; la suppuration s'étendit largement au loin, et le sujet mourut de ses suites en peu de jours.

Un vieillard, dont la vessie était irritable, et qui rendait une grande quantité d'urine d'une pesanteur spécifique faible, vint se plaindre de quelques symptômes de pierre. Il fut sondé sans soin et plutôt brutalement pour chercher la pierre, rentra chez lui, eut un accès de frisson et une inflammation aiguë de la vessie, et mourut en dix jours. Le cathétérisme n'aurait pas été fait si on avait pris soin d'examiner auparavant l'état de l'urine.

Un autre homme dans un état semblable avait une inflammation de l'urèthre. On le sonda, une inflammation aiguë de l'urèthre s'ensuivit, puis une rétention d'urine, une inflammation aiguë de la vessie, et, comme conséquence, la mort. On n'aurait dû le cathétériser qu'après quelques jours de repos.

Et je pourrais encore parler d'opérations dans lesquelles, la chose faite, on découvrit qu'un examen antérieur plus attentif du cas, ou plus d'habileté, ou plus de soins consécutifs, auraient sauvé une vie qui fut perdue, ou auraient détourné quelque maladie dangereuse et douloureuse, ou quelque lésion permanente. Il nous reste à examiner ces faits avec beaucoup de soin. Nous sommes tous les plus obligés d'en tenir bon compte, et, si besoin est, de nous les reprocher nous-mêmes, car ces calamités ne sont pas telles que le public puisse les juger. Ce ne sont pas des exemples de ces négligences et incuries grossières que l'on peut punir légalement et publiquement. Il est vrai qu'il n'est pas du tout à propos ou désirable que le public soit informé de ces faits. Ils ne pourraient pas nous aider, et on formerait de très-mauvais jugements sur eux. A la vérité, dans ces cas le public juge tout aussi souvent mal que bien, et accorde son crédit alors que c'est lè discrédit qui est dû.

Je me rappelle qu'une fois, alors que j'étais chirurgien assistant à l'hôpital, je divisai un prépuce atteint d'inflammation aiguë, opération qui n'aurait pas dû être faite. Le malade rentra chez lui et saigna abondamment par les vaisseaux du prépuce ; il s'ensuivit alors une inflammation aiguë de tout le tégument du pénis et du scrotum, et le sphacèle s'étendit jusqu'à l'aine. Il fut admis à l'hôpital et sa vie courut de grands dangers. Il ne mourut pas, mais peu s'en fallut, et il demeura longtemps malade et dans un état lamentable. Quatre semaines après, un homme vint dans la salle des consultations (*out patient's room*) pour me remercier des soins que je lui avais donnés. Je ne le reconnus pas d'abord, et je lui dis : « Que puis-je faire pour vous?

— Oh, monsieur, dit-il, sans cette incision que vous m'avez faite, je serais mort. »

C'était sa ferme conviction, que si je n'avais pas fait l'incision qui fut la seule source de son danger, il aurait dû mourir de quelque mal terrible que l'incision avait justement prévenu.

Un autre exemple également relatif au jugement erroné du public, fut le suivant, que je ne connais toutefois que par ouï-dire.

Il y a plusieurs années, un chirurgien distingué de l'un des hôpitaux de Londres reçut comme cas d'urgence de la semaine un monsieur atteint de hernie étranglée. Par grande inattention ce chirurgien incisa droit dans l'intestin, au milieu de la hernie. Les fèces s'écoulèrent au dehors, puis survinrent toutes les misères consécutives à l'issue d'une anse intestinale hors de la plaie et laissant échapper son contenu. Le fait excita une attention considérable; il fut toujours observé avec soin, et à la fin le malade guérit.

Son impression sur ce qui était arrivé fut que, par cette incision dans son intestin, il avait échappé à quelque calamité épouvantable; et il fit cadeau au chirurgien qui l'avait faite d'une très-belle tabatière en or. Le chirurgien prouva qu'il était tout à fait digne du présent, car il avait coutume de montrer la tabatière d'or comme preuve de la reconnaissance que les officiers de cet hôpital avaient l'habitude de recevoir des malades auxquels ils avaient conféré les grands bienfaits de la charité et de l'habileté.

Nous devons donc, je le répète, nous blâmer nous-mêmes de ces choses et veiller scrupuleusement sur nous; car plus les victimes de ces erreurs ou de ces fautes qui sont nôtres sont sans secours, plus nous devons avoir à cœur de nous mettre à leur place et de les aider. Je saisirai donc cette occasion pour vous présenter quelques règles que vous ferez bien de suivre; règles à l'aide desquelles vous pourrez être capables d'éloigner de vous les regrets de ces calamités de la chirurgie.

La première de toutes est celle-ci : la considération que vous êtes exposés à ces calamités devrait vous encourager à l'étude la plus sérieuse et la plus continue de votre profession, afin que vous puissiez écarter toute ignorance évitable, et à prendre comme règle constante dans vos soins, de ne rien négliger de ce qui peut contribuer au bien-être d'un malade.

Et vous devriez étudier avec beaucoup de soin tout ce qu'on appelle les petits côtés de votre profession. Ils peuvent être secondaires, vu les circonstances dans lesquelles ils seront mis en pratique ; mais ils deviennent principaux si vous multipliez ces circonstances ensemble. Je veux parler en particulier de la nécessité de cultiver l'habileté à panser les plaies, à pratiquer les opérations, à tenir compte de toutes les choses en apparence minimes qui, après une opération, contribuent non-seulement au confort d'un malade, mais aussi à son bien-être.

Parmi les cas que j'ai à regretter je citerai celui dans lequel un de mes malades mourut parce qu'un morceau de plâtre avait été mis dans une mauvaise position. J'enlevai chez un jeune homme une tumeur des parties profondes de la face postérieure de la cuisse ; et à la fin de l'opération, je ne sais si ce fut par moi-même ou par un autre, une large bande de plâtre fut mise autour de la cuisse, l'enveloppant complétement, et par-dessus, pour plus de sécurité, un bandage. Le lendemain le membre était gonflé, mais pas beaucoup plus en apparence qu'il aurait pu l'être par suite de l'inflammation ordinaire qui survient après une opération. Mais le jour suivant, le membre était beaucoup plus gonflé, et le lendemain il y avait une inflammation aiguë de tout le tissu cellulaire environnant la plaie ; puis vint une hémorrhagie, et ensuite cet homme s'affaissa et mourut. La seule cause de sa mort fut la bande de plâtre qui fut mise autour du membre et ne fut pas enlevée pendant deux jours.

Depuis ce moment jusqu'ici, je crois que personne ne m'a vu mettre une bande de plâtre autour d'un membre, si ce n'est en spirale. Si petite que cette chose puisse paraître dans l'art des pansements, elle coûta la vie à cet homme. Je vous rapporte le cas, que je puis jusqu'à un certain degré réparer en vous empêchant de courir le même risque. Appliquez-vous dès lors avec soin à ce qu'on appelle les petits moyens de la chirurgie, et non pas simplement à l'habileté dans les opérations grandes ou petites; habituez-vous à vous initier complétement et pleinement à tout ce qui peut contribuer à la sûreté et au confort du patient.

Seconde règle : la possibilité de ces calamités doit vous persuader de ne jamais vous décider à pratiquer une opération qu'en considération des seuls intérêts du malade.

La pensée de votre propre intérêt, ou de votre propre réputation, ne doit avoir aucune place dans la considération de ce qu'il y a à faire pour tel ou tel individu. Si une opération n'est pas simplement et entièrement pour le bien du sujet, il n'y a pas de considération qui puisse la faire faire. Quand une opération est décidée, vous pouvez ajouter un souhait pour votre réputation aux motifs qui vous décident à faire le mieux que vous pouvez pour le patient; mais ce qui est un motif très-honnête pour pratiquer avec soin une opération, en est un très-honteux pour décider si une opération doit être faite ou non. Je ne puis imaginer rien qui doive ajouter plus aux remords d'un homme qui est tombé dans une de ces calamités de la chirurgie, que le souvenir d'avoir procédé à l'opération en tenant un certain compte de son propre intérêt et de sa réputation.

Troisième règle : ne décidez jamais une opération, même

insignifiante, sans avoir examiné le sujet au point de vue des chances de mort.

Il faut que vous l'examiniez au moins avec autant de soin que s'il s'agissait d'une assurance sur la vie. Il est certainement au moins aussi important qu'un homme ne meure pas, ou subisse une maladie grave, après une opération, que d'assurer sa vie en toute sûreté pour quelques centaines de francs. Avant d'assurer la vie d'un homme, il subit l'inspection d'au moins un médecin et peut-être de toute une réunion de directeurs. Il faut faire au moins un examen aussi minutieux pour tout homme qui doit être soumis à une opération ; et cela comprend une considération générale et honnête de ce qu'est la santé actuelle de cet homme : comment il regarde, ce qu'est son pouls et sa respiration, ce qu'il est sous le rapport de la tempérance, sous celui de l'exercice ; s'il a jamais eu une maladie sérieuse quelconque, s'il est sujet à des indispositions plus légères ; en un mot, pour ce que cette sorte d'examen doit être, vous pouvez prendre pour guide les certificats que les compagnies d'assurance donnent à tous ceux qui veulent faire assurer leur vie. Elles posent une variété de questions qui vous rendent capables, après tout, de juger très-justement quelles sont les chances d'un homme de ne pas vivre jusqu'au bout de sa carrière, et il faut examiner toutes ces chances avant de faire même une petite opération qui n'est pas urgente.

Et, sous ce rapport, ne suivez pas trop tôt l'exemple de vos anciens, y compris moi, sur la manière dont ils jugent si un sujet est en état de subir une opération ; car, ce que nous pouvons faire dans un examen relativement court, vous ne pouvez pas le faire. L'aptitude à voir rapidement ce que sont la condition et le caractère généraux de la santé d'un sujet est le résultat d'une étude longtemps continuée. Il se-

rait difficile de vous dire quelles sont les périodes successives
d'instruction par lesquelles tout homme d'expérience passe
avant d'arriver à dire, presque d'un coup d'œil, quel est
l'état général de santé d'une personne qui se présente à lui;
mais l'aptitude à le faire est le résultat de plusieurs périodes
de connaissances, dont chacune a été traversée avec soin.
C'est le même genre de savoir que vous voyez exercer par
tout homme qui réussit dans son métier; une de ces habi-
letés spéciales ne peut être acquise que par une étude attentive et continuée longtemps; et jusqu'à ce que, par expérience, vous ayez acquis assez d'habileté pour être capables
de décider rapidement des questions de ce genre en chirurgie, il faut vous astreindre à ne les décider que lentement
et après une étude très-soignée de chaque cas qui se présente à vous.

Si j'étais à compter le nombre de calamités qu'on aurait
pu prévoir en chirurgie, et que j'ai connues, je trouverais que
la majorité avait pour cause l'ignorance de défauts chez les
sujets opérés; défauts dans les habitudes, la constitution ou
les maladies antérieures, dont on aurait dû s'assurer avant
de leur faire courir les risques de l'opération.

Mais, d'autre part, lorsque vous vous êtes décidés pour
une opération, ne donnez jamais d'explication sur elle. Ne
dites jamais au malade d'un air dégagé que c'est ce qu'on
appelle « rien »; une simple coupure, une simple incision,
un simple ceci ou cela. Il n'en est jamais ainsi pour le sentiment personnel du malade; pour lui une opération est
toujours une affaire importante, et il est plutôt ennuyé que
content de ce qu'on lui dit que ce n'est rien. Vous n'avez
pas besoin d'alarmer un patient; vous pouvez dire que le
risque d'une opération n'est pas plus grand que celui qu'il
courrait pour des motifs beaucoup moins importants.

Beaucoup de personnes, par amour du plaisir, courent de plus grands risques que ne leur causerait une petite opération. Elles voyagent par trains express et gravissent les Alpes; elles chassent et tirent des coups de fusil; et pour des motifs moins bons encore elles courent à travers les rues encombrées de Londres; pour un simple plaisir encore elles s'exposent aux dangers de la fatigue, du froid, des indigestions et autres risques de maladie. Aussi vous pouvez loyalement mettre votre responsabilité à couvert, et donner à vos patients une juste dose de crainte, en leur disant que le risque de l'opération proposée n'est pas plus grand que celui de telle ou telle chose qu'ils font pour s'amuser. Mais si vous n'êtes pas disposés à dire que le risque n'est pas plus grand qu'il ne doit être pour le bien que l'on en peut espérer, vous ne devez pas faire l'opération.

Quant au bien qui peut suivre une opération, le chirurgien seul peut l'évaluer dans la plupart des cas. C'est pourquoi vous devez dans beaucoup de cas prendre toute la responsabilité des opérations; car c'est seulement sur notre propre opinion que les patients peuvent se guider pour juger s'ils s'y soumettront ou non, et la plupart d'entre eux, lorsqu'ils sont en présence de notre opinion, sont entièrement incapables de juger clairement et sainement. Mais il y a une classe d'opérations, que j'ai appelée chirurgie décorative (*decorative surgery*) dans laquelle nous pouvons rejeter sur les patients une partie de la responsabilité beaucoup plus grande que lorsqu'il s'agit d'une question de vie ou de mort. Lorsque les gens désirent non pas être guéris d'une difformité absolue qui nuit au bonheur ou au bien-être de leur vie, mais qu'on leur fasse ceci ou cela qui n'a d'importance à être ou à n'être pas fait que pour leur vanité personnelle, faites-leur comprendre que l'opération n'est pas entièrement exempte de danger, et alors laissez-leur prendre toute la responsabilité de l'affaire.

Supposez maintenant l'opération décidée ; il faut, relativement à son exécution, observer certaines règles qui peuvent être utiles à prévenir les calamités.

D'abord, ne soyez pas trop disposés à opérer dans votre propre maison, ou dans votre appartement. C'est une chose que l'on fait trop communément, et qui entraine toujours un risque qui ne devrait pas être couru sans nécessité.

M. Thomas Blizard, qui fut dans son temps un des chirurgiens les plus distingués de Londres, fut une fois, lorsqu'il commença à pratiquer en ville, consulté chez lui par un commerçant d'une grande richesse et influence, et qui avait l'intention de patronner le jeune homme dont il connaissait la famille. Il vint chez M. Blizard un matin, lui montra un kyste dans le dos, et le pria de le lui enlever ; ce qui fut fait séance tenante. Le commerçant s'en alla, prit froid, eut un érysipèle, et mourut en dix jours.

Je ne sais pas quelle somme de malheur ce fait excita sur le moment ; mais je sais que M. Blizard en parlait dans la suite avec le plus grand regret ; et que, en quantité mesurable, sa part dans la calamité fut que son revenu baissa de 50 pour 100 après cette année, et qu'il ne remonta pas vite. Il remonta à un très-haut point avant sa retraite, mais 50 pour 100 pour une année fut la quantité de dommage qu'il subit pour n'avoir pas observé la règle de ne pas opérer dans son appartement sans une nécessité réelle d'agir ainsi. Vous pouvez faire là une opération avec toute la dextérité et tout le soin voulus ; mais vous ne savez pas ce que le patient fera ensuite. En particulier, laissez-moi vous recommander de ne pas sonder un malade pour la première fois, ni de passer un cathéter à un homme de santé générale suspecte, pour la première fois, dans votre appartement.

De plus, n'opérez pas sur des parties enflammées, même de peu d'étendue.

La mention de ce dernier cas de tumeur enkystée me rappelle la fréquence avec laquelle des patients viennent à vous pour de semblables opérations qu'il faut faire parce que les parties leur causent plus de gêne que d'habitude. On supportera une petite tumeur, ou un petit kyste, ou une petite hémorrhoïde, tant qu'elle ne s'enflammera pas; mais lorsqu'elle s'enflamme elle tourmente, et on demande qu'on l'enlève tout de suite. Ne faites pas cela. Les risques d'opération sur une partie enflammée sont nombreux, et beaucoup plus grands que les risques d'opération sur une qui est en repos.

Un homme vint me trouver à la consultation de l'hôpital, lorsque j'étais chirurgien assistant, avec un kyste de la partie antérieure de l'abdomen, atteint d'inflammation aiguë. Je l'enlevai séance tenante. Trois ou quatre jours après il fut admis avec une inflammation du tissu cellulaire et infiltration de matière putride sous la peau; celles-ci furent suivies de phlébite, puis de pyohémie, et enfin de mort. Cet homme était donc mort en trois ou quatre semaines après une très-petite opération pour l'ablation d'un kyste de la partie antérieure de l'abdomen. J'opérai sur une partie enflammée: je fis mal. Si cet homme avait été mis au repos et l'inflammation guérie, le kyste aurait suivant toute probabilité été enlevé sans aucun risque.

Vous pouvez quelquefois voir dans mes salles de mauvais cas pour lesquels je ne suis qu'indirectement responsable; ce sont les *cas de chirurgie*, comme on les appelle communément, dans lesquels les doigts sont enlevés quelques jours après avoir été écrasés, c'est-à-dire pendant qu'ils sont encore enflammés; car alors les patients entrent à l'hôpital

avec la main enflammée, ou avec un phlegmon de la main
et de l'avant-bras. Je dois dire que je n'en ai pas vu récemment; mais j'ai un souvenir exact de plusieurs d'entre eux que
j'ai observés dans mes premières années, et de la longue souffrance, et maladie, et incapacité de la main qui furent causées parce qu'on n'avait pas tenu compte de cette règle de
prudence.

Comme autre règle, faites toujours soigneusement attention à l'état de l'appartement ou de la maison dans laquelle
demeure votre patient; et affranchissez-vous, autant que
vous le pourrez, de tous les risques qui peuvent survenir de
ce côté. Examinez les arrangements sanitaires qui entourent
cet homme.

Un des plus grands ennuis que j'aie jamais eus fut chez
un monsieur dont je divisai le prépuce pour phimosis. Le
cas était grave, et il fallait nécessairement y remédier. Je
sectionnai le prépuce, et rien de plus; je ne fis ni une suture, ni rien qui ait pu troubler la cicatrisation de la plaie.
L'incision fut suivie d'un sphacèle des téguments recouvrant
les deux tiers du pénis et de presque la totalité du scrotum.

Après avoir fait l'opération, je trouvai, en cherchant autour de moi ce qui avait pu causer toute cette misère, que
le malade, bien que vivant dans un très-bon hôtel, avait un
water-closet dans sa chambre à coucher. J'avais regardé
autour de la chambre, et non sans attention, avant d'opérer,
pour voir s'il n'y avait pas quelque chose qui pût être
cause d'accident, et tout m'avait paru bien. Mais ce que
j'avais pris pour une bibliothèque, ou tout autre meuble de
ce genre, était un water-closet, que, avec la malpropreté
avec laquelle certains hôteliers de Londres pourvoient aux
commodités de leurs habitués, on avait mis dans la chambre
à coucher. Et ce n'est pas là une chose très-rare, même

dans la meilleure classe de maisons meublées et d'hôtels de Londres. Parce que chaque individu, en venant dans sa chambre, aime à avoir par propreté son water-closet particulier, ou au moins à en avoir un dans chaque réunion de pièces, l'hôtelier en met un à côté d'une chambre à coucher. Où il devrait y avoir une garde-robe, il place un water-closet, le décore et lui donne autant qu'il peut l'aspect d'un meuble convenable. C'est à cause de ce *schéma* que le pauvre monsieur perdit le tégument de son pénis et de son scrotum. Examinez donc avec un très-grand soin, je vous le répète, toutes les dispositions sanitaires qui peuvent être de votre compétence, même dans les meilleures classes de maisons et d'hôtels.

Vient alors cette règle : Ne faites jamais une opération si vous pouvez guérir le patient par un moyen raisonnable médical ou autre.

Il y a un nombre considérable d'opérations faites pour des cas qu'on n'aurait pas dû opérer du tout; et ceux-là font précisément partie de la classe dans laquelle survient la mort après des opérations minimes. Par exemple, le cas de phimosis dont je viens justement de parler.

Cette difformité réclame fréquemment une opération chez les enfants, spécialement si l'orifice du prépuce est très-étroit; car celui-ci s'oppose matériellement aux fonctions de la vessie, le sujet devant uriner malgré un obstacle continuel et trop grand. Mais, chez les adultes, beaucoup de cas de phimosis peuvent être guéris sans opération. Le prépuce peut être graduellement et lentement tiré en arrière ; et en attirant journellement le prépuce contre le gland, on élargit ainsi son orifice et on peut le distendre complétement sans avoir besoin d'une opération.

De même dans les cas de varicocèle; les patients viennent vers vous, vous priant de les guérir; et presque tous sont des gens simplement nerveux, hypochondriaques, à cerveau malade, et effrayés par le varicocèle, qu'ils supposent être cause d'impuissance, et de destruction du testicule. Pour moi, dans le fond de ma pensée, cette affection n'a jamais causé d'impuissance ni de perte du testicule, et d'autre part l'opération du varicocèle n'est pas tout à fait exempte de danger.

Un des plus habiles opérateurs pour cette maladie rapportait, l'autre jour, un cas qu'il avait opéré lui-même et dans lequel le sujet avait été sur le point de perdre la vie. Une fois aussi, je vis un jeune homme atteint de pyohémie à la suite d'une opération de varicocèle, qui avait été faite très-habilement. La pyohémie avait déterminé une inflammation suppurative aiguë de l'épaule droite, du genou droit et de la hanche gauche ; ces articulations furent toutes abîmées et le patient faillit mourir. Je doute que 99 opérations de varicocèle soient assez heureuses pour compenser une pareille calamité ; car des 99 opérations la majorité auraient été faites tout à fait sans nécessité. Le varicocèle peut, dans la plupart des cas, être pallié parfaitement bien avec un anneau, ou un bandage, ou un suspensoir et de l'eau froide, et on peut toujours se dispenser de l'opération ; c'est ce qui convient le mieux, car le varicocèle n'est pas une affection maligne, et n'a rien à faire avec l'impuissance ou autres inconvénients sexuels que les patients lui attribuent.

Il en est de même pour le rétrécissement de l'urèthre. Le cathétérisme fait partie des opérations que j'ai connues fatales, et cela assez souvent. Ne sondez pas les malades pour des rétrécissements supposés avant d'être assurés qu'ils ne peuvent être guéris médicalement. Sous le nom général de rétrécissement de l'urèthre sont confondus plusieurs états qui sont bien plutôt curables par la médecine et le régime que par toute forme de chirurgie : de simples tuméfactions passagères ou chroniques de la membrane muqueuse de l'urèthre qu'il faut traiter médicalement et par le régime. Dans ces cas le cathétérisme n'est rien autre qu'un danger.

Ensuite, comme autre règle : si une affection peut être traitée par une opération non sanglante aussi bien que par une opération par incision, choisissez la première.

Cela peut être fait en beaucoup plus de cas que vous ne pouvez le croire. Les kystes du cuir chevelu ont, comme je l'ai dit, une mortalité d'environ 2 ou 3 pour 100 au moins, et la mortalité est alors particulièrement malheureuse, puisqu'au début, si ce n'est pour la forme, ces kystes pourraient être laissés. On les enlève communément lorsque, étant petits, ils ne causent que des troubles insignifiants ; et cependant ils ont ce taux de mortalité. On peut les enlever tous avec le caustique. Je ne dis pas que vous ne devrez jamais enlever par incision un kyste de cuir chevelu, mais vous n'aurez jamais besoin d'agir ainsi, et si chez un sujet le risque de l'opération est à un degré quelconque plus grand que la moyenne, il faut enlever le kyste par le caustique (1).

La ligature d'hémorrhoïdes, d'autre part, est une opération quelquefois fatale. Sir Benjamin Brodie me disait qu'il avait perdu de cette manière trois patients dans sa vie. C'est peut-être une très-petite proportion vu le nombre de ses opérés, mais il ne cessa jamais d'en parler avec grand regret. Je n'ai perdu aucun malade par suite de l'opération, mais j'en

____

(1) La meilleure méthode, d'après moi, est de badigeonner la peau qui recouvre le kyste avec l'acide nitrique le plus concentré ; de la peindre entièrement, couche sur couche, comme avec la teinture d'iode. Après cela on peut abandonner les petits kystes à eux-mêmes ; la peau et le kyste se rétracteront et s'enlèveront comme des croûtes. Les plus grands peuvent être enlevés lorsqu'ils commencent à se séparer du tissu sous-cutané ; les cavités qu'ils laissent se cicatrisent avec un pansement à l'eau.

ai eu deux chez lesquels elle fut suivie d'abcès pyémiques et
d'un danger sérieux pour la vie. Sans doute la ligature d'hémorrhoïdes peut être pratiquée dans l'immense majorité des personnes saines avec une innocuité complète ; sans doute aussi
chez beaucoup c'est la meilleure opération pour le traitement de la maladie, et elle doit être pratiquée. Mais dans
beaucoup de cas la cautérisation des hémorrhoïdes avec
l'acide nitrique ou le cautère actuel réussit tout à fait aussi
bien que la ligature ; et c'est pourquoi vous ne devez lier les
hémorrhoïdes chez aucune personne qui courrait même le
moins possible au-dessus du risque ordinaire à la suite d'une
opération, à moins que vous ne soyez sûr que la cautérisation ne les guérira pas.

Une autre classe de cas, dans laquelle je me rappelle
quelques calamités, est celle des petites verrues et ulcères
cancéreux qui surviennent à la face. On peut les enlever
communément sans danger chez les personnes saines, mais
on ne le peut chez celles qui sont maladives, faibles ou dé-
crépites. On peut les enlever aussi bien avec le caustique
qu'avec le bistouri. Le caustique est aussi complet dans son
action et, manié avec le soin et l'expérience convenables,
on peut l'employer aussi facilement et aussi vite que le
bistouri. Prenez donc comme règle générale, pour laquelle
toutefois je ne vous donne pas plus d'exemples particuliers
que ceux-ci, que lorsque le risque d'une opération sanglante
sera appréciable et que vous pourrez employer pour la faire un
caustique ou toute autre chose qui ne coupera pas, faites-le.

Autre règle : ayez les idées bien nettes pour conduire
avec soin les dernières phases de toutes les opérations.

Je soupçonne que tout chirurgien, en opérant, après avoir
traversé cette sorte de tension mentale avec laquelle il
accomplit la partie la plus difficile de sa tâche, et que son

attention a été complétement occupée pour achever quelque
tâche difficile, sent ensuite son esprit détendu, son attention
moins vive, moins prête pour l'action qu'auparavant. Soyez
sûr que ce sont là des moments de danger pour votre patient.
Aussitôt que l'attention cesse d'être aussi vive que possible,
vous courez risque de faire quelque malheur. Cette bande
de plâtre qui fut mise autour de la cuisse de mon opéré
en fut un exemple. J'avais pratiqué une opération d'une
difficulté considérable, et tout l'embarras semblait toucher
à sa fin; j'étais moins sur mes gardes qu'auparavant, et je
négligeai cette bande de plâtre qu'au milieu de l'opération
j'aurais assurément vue et corrigée.

J'ai entendu parler d'un cas dans lequel une éponge fut
laissée dans la cavité abdominale après une ovariotomie,
et d'un autre dans lequel une lame de pince osseuse brisée
fut laissée profondément dans une plaie faite pour enlever
la tête d'un os; mais un résultat pire que ceux-là suivit une
négligence commise dans un fait de ma pratique.

On avait dû tamponner les narines d'un homme après
une opération pour l'ablation d'un polype fibreux du nez,
opération d'une grande difficulté et pendant laquelle on
fut très-incertain sur ce que l'on ferait dans les temps
suivants. J'avais terminé tout ce qui semblait le plus difficile et le plus important; alors survint la période où l'esprit est détendu et relativement inattentif, et un de mes
collègues qui m'assistait mit un tampon dans les narines
postérieures. Par inattention, on fit le tampon sans y fixer
le fil à l'aide duquel on aurait pu le retirer. J'en fis la remarque aussitôt après, mais la chose était faite, et l'on se dit
que ce n'était pas la peine de déranger le malade pour la
changer. Cependant celui-ci mourut de ce tampon, car on
ne put le retirer de ses narines qu'en le repoussant d'avant

en arrière, et en agissant ainsi on provoqua une autre hémorrhagie, celle-ci le délire, et le délire l'épuisement; de sorte que par le manque d'un bout de fil à sa vraie place cet homme mourut. On ne l'avait oublié que parce qu'à la fin de l'opération nos esprits étaient moins attentifs, moins vigilants qu'au début. Tout le danger semblait passé juste au moment où un danger plus grand encore était imminent.

Je ne vous donnerai plus qu'une règle : examinez très-soigneusement votre appareil instrumental.

Je ne doute pas que vous ne regardiez avec beaucoup de soin le tranchant de vos bistouris, vos scies et tout ce qui tient la première place dans l'arsenal de la chirurgie ; mais examinez aussi le plâtre, les ligatures et les sutures, et toutes les choses que l'on appelle communément secondaires. En voyant sir William Fergusson et M. Spencer Wells opérer, je ne savais lequel admirer le plus de la connaissance complète de la chose à faire, l'habileté de main, ou le soin excessif avec lequel tout ce qui doit servir est arrangé et préparé d'avance. Le plâtre le plus parfait, la scie la plus parfaite, rien de ce qui est secondaire n'est laissé au-dessous de la plus complète perfection que l'on puisse atteindre. Je ne doute pas que le succès final de leurs opérations ait été dû justement autant à ces petites choses, qu'aux choses plus grandes dans lesquelles ils sont passés maîtres.

Comme contraste avec leur pratique, j'ai vu des opérations exécutées avec grande habileté, et une pièce de mauvais plâtre, ou de la mauvaise soie, ou quelque chose d'oublié à la maison, ont mis la vie du patient en danger.

Il n'y a pas longtemps, je me le rappelle, un malade eut une hémorrhagie secondaire après une opération, et la raison fut que le plâtre à attelles était mauvais. Une des choses employées pour combattre l'écoulement sanguin fut la compression par le plâtre ; l'attelle plia, et le sujet finit par mourir d'hémorrhagie.

Souvent, une opération a été gâtée par de la mauvaise soie, ou de mauvaises aiguilles, ou un mauvais n'importe quoi qu'on avait cru de trop peu d'importance pour s'en occuper. La chirurgie ne pourrait que fournir beaucoup trop de confirmations du sage proverbe contre ceux qui dédaignent les petites choses.

Tel est le grand nombre de règles que vous avez à observer : et cependant il n'y en a pas une de celles que j'ai posées qui ne soit nécessaire, je ne dirai pas pour réussir ordinairement en chirurgie, mais pour éviter de grandes calamités. Il y en a encore bien d'autres, que vous apprendrez bientôt par vous-mêmes; et maintenant si, après avoir pris tous ces soins, vous éprouvez encore des calamités, vous pourrez dire réellement avec une conscience honnête ce que les gens sont trop portés à dire par pure défaite, que vous avez fait pour le mieux. On entend continuellement dire cela : « J'ai fait de mon mieux, mais ces choses peuvent arriver »; et cependant ce qu'on a appelé « faire de son mieux » n'était pas fait aussi bien qu'on l'avait fait auparavant ni aussi bien qu'on le fera la fois d'après. Permettez-moi de vous prévenir contre un tel langage.

L'immense mécontentement qui suit ces fautes rend très-disposé à adopter toute excuse que l'on peut donner. Des gens disent constamment : « Ces fautes sont arrivées aux hommes les plus habiles ; elles sont arrivées à telle ou telle personne de distinction; aussi ne dois-je pas être surpris de les commettre. » Il n'y a pas de plus misérable ni de plus fausse excuse que celle-là. Car si vous savez qu'une autre personne est tombée dans une faute, le blâme que vous encourrez en tombant dans la même doit être beaucoup plus grand, non moindre. Si un homme s'était précipité dans un abîme par mégarde, et que, l'ayant appris, vous vous précipitiez dans le même abîme, ce ne serait pas vous disculper que de dire qu'un homme meilleur que vous s'y est précipité; assurément on vous blâmerait davantage. Mais il y a certaines gens qui semblent posséder l'art heureux d'oublier toutes leurs fautes, et de ne se rappeler que leurs succès; et, lorsque j'ai observé de telles gens dans la vie professionnelle, les années, au lieu d'en faire de meilleurs chirurgiens, en ont toujours fait de plus mauvais. Ils semblent avoir la faculté d'estimer toutes les fautes comme petites et tous les succès comme grands; ils font leur cerveau comme des cribles, que toutes les petites choses traversent, et qui retiennent toutes les grandes qu'ils supposent être leurs succès; et c'est un mauvais tas d'ordures qu'ils retiennent.

En vous parlant ainsi des risques et dangers que j'ai rencontrés, je crains que vous exagériez leurs probabilités, et que vous soyez effrayés de la responsabilité dont il faudra vous charger. Eh bien, après tout, la responsabilité que l'on encourt est réglée plutôt par le tempérament que par le savoir. Certaines personnes sont prêtes à tout; d'autres, en présence de difficultés, en évitent autant que possible. Mais ce dont je suis entièrement sûr et dont vous verrez la preuve non-seulement en chirurgie, mais dans chaque profession, c'est que les hommes qui sont le plus prêts à se charger de responsabilités, et à les porter légèrement, sont ceux qui peuvent le mieux estimer d'avance quels sont les risques et les difficultés qu'ils encourent; les hommes qui, sachant ce qui doit arriver, peuvent par conséquent l'affronter bravement et avec le plus de succès.

C'est pourquoi étudiez convenablement et complétement,

d'avance, toutes les choses qui peuvent vous arriver pendant et après une opération; rendez-vous, autant que possible, maîtres de chaque cas, et en général maîtres de votre profession tout entière; et alors vous ne serez ni effrayés de votre responsabilité ni honteux de vos fautes.

[Les risques et calamités des opérations ont été réduits même pendant les quelques années écoulées depuis que les leçons précédentes ont été faites, mais ils sont encore trop nombreux et trop grands, et j'ose espérer que ces leçons aideront à les diminuer encore davantage.

Lorsque je repasse dans mon esprit les améliorations dont j'ai été témoin dans la pratique chirurgicale, aucune ne me semble plus satisfaisante que celles qui ont non-seulement diminué la mortalité après les opérations, mais qui ont encore diminué la fièvre et tous les autres accidents qui peuvent les suivre. Personne, je présume, n'oserait assigner à chaque amélioration sa part dans la diminution. La pratique de M. Lister et la promulgation de son traitement antiseptique; l'emploi du chlorure de zinc, par M. de Morgan; les sutures d'argent, l'acupressure, la torsion, les ligatures de catgut phéniqué, le bandage élastique d'Esmarck, la pensée mieux établie que la cicatrisation des plaies est un processus naturel qui n'a besoin que de ne pas être troublé; tels ont été les principaux moyens de sauver la vie; et avec eux on peut compter le soin continuellement croissant pour les dispositions sanitaires dans les hôpitaux et les maisons, et pour la propreté et la simplicité.

Mais je soupçonne qu'une autre chose a été plus puissante que n'importe laquelle des précédentes, c'est-à-dire l'accroissement du soin à examiner les sujets à opérer, et à rejeter ceux qui sont impropres. Il y a eu une admirable concurrence pour le succès; le traitement après les opérations est arrivé à être le sujet d'étude chirurgicale le plus intéressant; et tous ceux qui ont proposé ou adopté une amélioration ont surveillé personnellement et de près les patients soumis à leurs soins. Le résultat est, je pense, que la mortalité totale et les maladies après les opérations de toute espèce ne sont plus que la moitié de ce qu'elles étaient il y a trente ans. Mais l'étude et le soin peuvent les diminuer encore, et il en sera certainement ainsi lorsque aucune partie de l'étude ne semblera plus sans importance.]
(J. Paget, 1875.)

IV

DU BÉGAIEMENT

AVEC D'AUTRES ORGANES QUE CEUX DE LA PAROLE

Du bégaiement avec les organes urinaires, l'œsophage, le rectum.

Les caractères du bégaiement dans la parole sont si bien connus et peuvent être si souvent étudiés, que nous pouvons prendre cette forme de maladie comme type d'une classe renfermant des affections semblables d'autres organes que ceux de la parole, et appliquer à toutes le même nom générique de *bégaiement*.

Le bégaiement, dans quelque organe que ce soit, paraît dû à un manque d'accord entre certains muscles qu'il faut contracter pour l'expulsion de quelque chose, et d'autres qu'il faut en même temps relâcher pour permettre à la chose d'être expulsée. Les bègues ordinaires ne peuvent en même temps régulariser la contraction des muscles de l'expiration pour l'expulsion convenable de l'air, et le relâchement de ceux de la glotte, ou (dans différents cas) de la langue ou des lèvres, pour permettre l'expulsion de l'air alors qu'il sert à la formation et à l'articulation de la voix.

Bien que les variétés et les modes du bégaiement de la .
parole soient nombreux, ce désaccord des muscles existe
chez tous. Sa dépendance du système nerveux et de l'esprit
est en fait assez claire, mais très-difficile en théorie. Peut-
être pourrait-on aider à l'étude du bégaiement de la parole,
si l'on cherchait des désordres analogues dans d'autres parties du corps; mais, pour le moment, je veux seulement
exposer les faits à cause de leur importance dans notre pratique.

Le bégaiement des organes urinaires n'est pas rare; et il
peut être reconnu en observant, quelquefois chez la même
personne, le parallélisme exact entre la difficulté d'expulser
l'urine et celle d'expulser l'air dans le bégaiement ordinaire
de la parole. Le sujet peut souvent uriner sans aucun
trouble, surtout aux moments et aux endroits accoutumés; et, lorsqu'il en est ainsi, le jet est plein et fort, et *il
n'a rien à faire avec son infirmité.* Mais, à d'autres moments, il souffre toute la détresse qu'il pourrait avoir avec
un rétrécissement très-étroit de l'urèthre. Il ne peut
rendre une goutte d'urine; ou, après quelques gouttes, survient un arrêt douloureux, et plus il fait d'efforts moins il
en coule; et il peut s'ensuivre une rétention complète et un
trop plein de la vessie. Avec ce caractère, le fait peut ressembler de près à un des cas ordinaires de ce que l'on appelle rétrécissement congestif, dans lequel une tuméfaction
rapide d'une certaine partie de la membrane muqueuse
rétrécit ou bouche la partie du canal qui est la moins susceptible de distension. Mais les circonstances dans lesquelles
naît la difficulté sont très-différentes dans les deux cas.

Le bégaiement avec la vessie survient justement dans les
mêmes conditions que le bégaiement de la parole. Peu de
bègues le sont assez fortement pour qu'ils ne puissent

parler ou lire couramment lorsqu'ils sont seuls ou avec ceux qui sont le plus familiers avec eux, ou lorsqu'ils ne font aucunement attention à leur manière de parler. Leurs plus mauvais moments sont lorsqu'ils se trouvent avec des étrangers, ou avec des personnes ou dans des endroits qui sont associés dans leur esprit avec le bégaiement. Il en est tout à fait de même pour la vessie et l'urèthre.

Un malade me disait que, quoiqu'il puisse uriner ordinairement bien, il y avait une personne avec laquelle rien ne pouvait le résoudre à se promener parce qu'une fois, alors qu'il était avec elle, il avait voulu uriner, s'était mis à l'écart, et n'avait pu. Son expérience des effets de l'association des idées le rendait sûr que, s'il s'était trouvé de nouveau dans les mêmes circonstances, la même détresse se serait emparée de lui et avec plus d'intensité.

Un autre, ecclésiastique, se passait toujours une sonde avant de monter en chaire. Il avait souvent eu des troubles nerveux du côté de la vessie; et une ou plusieurs fois, ayant éprouvé un horrible besoin d'uriner pendant qu'il prêchait, il se trouva à la fin de son sermon incapable de le faire. Il disait qu'il était sûr que s'il entrait dans sa chaire sans l'assurance que sa sonde (du n° 12, passée facilement) lui donnait d'avoir la vessie vide, il serait pressé de l'envie d'uriner, et qu'il aurait alors une rétention. Comme un bègue de la parole peut être incapable de prononcer un mot, de même il serait incapable de rendre une goutte d'urine.

D'autre part, un autre malade se représentait comme obligé d'avoir recours à toute espèce d'expédients pour accomplir l'association d'idées ou d'actions avec lesquelles il réussit le mieux à vider sa vessie. Il faut qu'il monte à sa chambre, qu'il en descende, qu'il se tienne ou s'assoie dans une certaine position singulière habituelle, qu'il ait bien soin de ne pas diriger son esprit ni trop ni trop peu sur ce qu'il a à faire, puis qu'il laisse écouler l'urine en y pensant le moins possible.

Je pourrais ajouter beaucoup plus de notes sur des caprices analogues de la vessie et de l'urèthre qui bégaient; mais cela peut suffire pour dire que presque tous les phénomènes du bégaiement de la parole trouvent en eux leurs parallèles. Dans les deux cas on observe de même l'influence considérable de l'habitude et de l'association d'idées; les effets de changements passagers dans la vigueur du système nerveux; le besoin d'un exercice de la volonté mesuré avec justesse et presque sans en avoir conscience, volonté qui doit être suffisante ni plus ni moins, et l'influence de la distraction de l'esprit. Également encore, dans les deux classes de sujets, on peut noter une sensibilité générale coïncidente du système nerveux et des membres de leur famille, qui souffrent de diverses autres formes de troubles nerveux.

Une ou deux différences peuvent, cependant, être notées entre les organes urinaires et ceux de la parole, dans leurs bégaiements respectifs. Les premiers causent plus de douleurs. La vessie, incapable d'expulser son contenu, devient pendant un moment le siége d'un sentiment de détresse, de tension et d'un besoin pressant de se vider, que l'on ressent dans la plus simple rétention d'urine de cause mécanique, et elle devient plus sensible et plus irritable, mais probablement plutôt par l'attention constante et empressée de l'esprit que par un changement quelconque dans son état.

Dans les cas de bégaiement urinaire longtemps prolongé, dont quelques-uns commencent dans les premiers temps

de la vie, et dont j'ai connu quelques-uns pendant beaucoup
d'années, je n'ai pas vu de signes indiquant l'apparition
d'une affection organique quelconque. Après des années de
trouble, rien ne paraît défectueux que le mode d'action des
parties. Mais quoique, d'après ce que j'ai vu, le bégaiement ne produise pas de rétrécissement des organes urinaires, cependant dans beaucoup de cas de rétrécissement
les organes urinaires deviennent « *très-nerveux* », c'est-à-
dire très-sensibles et très-déréglés dans leurs actions nerveuses; et, dans cet état, ils imitent certaines des fautes du
bégaiement. Ainsi dans le rétrécissement en particulier, par
suite de congestion de la muqueuse de l'urèthre, les sujets
sentent qu'une grande partie de la difficulté d'émettre l'urine
est due à leur incapacité de régulariser et d'harmoniser les
actes musculaires de la miction.

Ainsi un homme me disait : « Si je pouvais arrêter l'effort, je pourrais uriner; mais toujours, aussitôt que je fais
un effort, le spasme survient. » Par cela il voulait dire qu'il
ne pouvait pas modérer convenablement l'action des muscles
expulseurs; et que, aussitôt que ceux-ci commençaient à
agir trop violemment, ceux qui ferment l'urèthre agissaient
malgré lui. De même le bègue s'embarrasse vite en parlant;
et plus il fait d'efforts, plus vite il s'embarrasse. Et, par une
semblable analogie avec les bègues, nous pouvons voir que
beaucoup de sujets atteints depuis longtemps de rétrécissement ou d'affection de la prostate, ou de toute autre lésion,
ont recours à des habitudes, à des postures, à de purs arti-
fices, par lesquels ils ont l'avantage d'associer leurs idées
pour aider l'emploi utile de leur force musculaire.

Le traitement du bégaiement des organes urinaires présente des difficultés semblables et égales à celles du traitement du bégaiement de la parole. Le patient doit essayer

de s'habituer à une direction calme de son pouvoir musculaire; et à chaque occasion d'insuccès, il doit tirer toute l'assistance possible de moyens intellectuels pareils à ceux que j'ai indiqués. Il doit éviter tous les risques de difficultés et toutes les conditions dans lesquelles il a éprouvé ses plus grands insuccès. Il doit tout faire plutôt que de manquer d'uriner. Il ne doit pas toujours céder à sa première envie, mais il doit essayer de régler les actions de la vessie à certaines heures fixes de la journée. Et surtout il doit apprendre à se servir de la sonde, non-seulement pour pouvoir ainsi se soulager en cas de besoin absolu, mais pour être débarrassé de la crainte énervante d'une rétention sans remède. Il doit maintenir l'économie tout entière, et principalement la sécrétion de l'urine, dans l'état le plus sain possible; car, comme pour tout autre bégaiement, et même à un plus haut degré que tout autre, celui des organes urinaires est influencé par l'état de la santé générale.

Les caractères du bégaiement des organes de la déglutition peuvent généralement être reconnus par leur analogie avec ceux du bégaiement urinaire. Ils ont à être distingués non-seulement de l'obstruction mécanique de la partie supérieure de l'œsophage, du rétrécissement, de la dilatation ou autre obstacle, mais aussi des difficultés d'avaler qui dépendent d'une paralysie soit hystérique (comme on l'appelle), ou sénile, ou liée à l'atrophie musculaire progressive.

Il n'est pas nécessaire que j'essaie d'établir le diagnostic du bégaiement de la déglutition d'avec chacune de ces maladies. La base commune du diagnostic d'entre elles toutes est dans l'influence prédominante de l'association mentale dans le bégaiement, influence si légère, si même elle existe, dans l'une quelconque des autres difficultés. Quelquefois la déglutition est facile et sans obstacle; d'autres fois très-difficile, spécialement en compagnie, ou lorsque le trouble est particulièrement gênant, ou l'esprit trop porté sur lui. Bref, tout ce qui a été dit du bégaiement avec les muscles urinaires pourrait être répété, *mutatis mutandis*, de celui des muscles de la déglutition, et tous deux peuvent être étudiés par leur analogie avec le bégaiement ordinaire de la parole, avec lequel, il est vrai, ils peuvent être associés chez la même personne ou dans la même famille. Un homme de quarante ans, présentant un bégaiement bien marqué de la déglutition, me dit qu'il avait eu un bégaiement de la parole pendant toute son enfance, mais actuellement il parlait comme il faut.

Je n'ai pas vu assez de cas pour pouvoir faire la différence entre le bégaiement de l'œsophage et son rétrécissement spasmodique. Je pense que ce sont des affections distinctes, mais j'ai besoin de plus d'occasions de les étudier. Si quelqu'un voulait approfondir la question, il serait fort aidé par le travail de feu le docteur Brinton, inséré dans la *Lancet* du 6 janvier 1866, et par le cas remarquable d'obstruction spasmodique (ou bégaiement) de l'œsophage, suivi de mort, rapporté par M. Henry Power (1).

Je pense qu'une affection essentiellement semblable au bégaiement peut être décrite parmi les cas de difficulté de la défécation de cause non organique, mais elle exige plus d'étude qu'il ne m'a été possible de lui en accorder (2).

(1) *The Lancet*, 1866, vol. I, p. 252.
(2) J'ai vu dernièrement John S., âgé de trois ans et demi, fils de parents très-nerveux et excitables. Il a été très-lent à apprendre à parler, et bégaie maintenant, quelquefois peu, mais parfois très-fort. Quelquefois il a de copieuses évacuations sans peine ni difficulté; mais souvent, en particulier, me dit son père, lorsque son bégaiement est gênant, l'enfant dépense d'une demi-heure à une heure en vains essais de défécation. Dans ces moments

il devient très-excitable, courant par la chambre et d'une personne à l'autre, paraissant éprouver de grandes souffrances, urinant à de fréquents intervalles, se plaignant de ne pouvoir se soulager, et demandant qu'on lui frictionne l'estomac. Si on le caresse, et qu'on le flatte, il devient tranquille, et à la longue les intestins fonctionnent. Les lavements et les purgatifs à forte dose ont été impuissants contre son mal, et souvent il n'a pas de selles pendant trois ou quatre jours. J'examinai avec soin l'anus et le rectum, et je n'ai pu y découvrir ni rétrécissement, ni obstruction valvulaire, ni rien d'autre qui parut anormal (H. Marsh).

V

AFFECTIONS

QUE LES REBOUTEURS GUÉRISSENT

Moyens employés par les rebouteurs ; leur ignorance ; luxations des tendons, des fibro-cartilages ; raideur musculaire des articulations ; entorses ; affections articulaires de nature hystérique ; mémoire du Dr Hood sur la pratique des rebouteurs ; dangers de l'immobilisation trop prolongée dans les affections articulaires ; lésions des articulations du rachis.

Après des leçons dogmatiques sur les lésions principales des os et des articulations, il peut être utile que j'essaie de confirmer par des exemples particuliers, certains des principes généraux que j'ai établis ; et je m'assurerai peut-être votre attention en prenant comme titre *les cas que les rebouteurs guérissent*. Car peu d'entre nous sont faits pour exercer sans avoir un rebouteur pour rival, et si celui-ci peut guérir un cas contre lequel vous avez échoué, sa fortune peut être faite et la vôtre compromise.

Je pense que, dans la grande majorité des cas, les rebouteurs traitent les lésions des articulations, quelles qu'elles soient, en les tiraillant et en leur faisant exécuter divers mouvements.

Le procédé me fut décrit dernièrement par un gentleman qui avait une fracture bien évidente de l'extrémité

inférieure du radius. Il était allé chez un rebouteur re-
nommé qui, jetant un coup d'œil sur son poignet, lui dit :
« Vous avez démis votre poignet, voilà ce que vous avez
fait »; puis il le tira violemment et fit mouvoir la jointure;
et il ajouta : « Maintenant allez porter cela sous ma
pompe » ; et, après la douche froide, il prit ses honoraires.
La fracture, n'allant pas mieux de ce traitement, fut à une
seconde visite quelques jours plus tard, de nouveau tiraillée,
pompée, et on paya ensuite. Mais, cette fois, il s'ensuivit
beaucoup de douleur et de gonflement; le patient eut alors
la sagesse de se dire qu'il était fou, et d'aller chez son médecin ordinaire, qui me l'envoya.

Les cas de ce genre sont de fréquente occurrence. Pour
le rebouteur, toute jointure blessée est *démise;* et la seule
méthode de traitement consiste dans les tiraillements et les
mouvements forcés, par suite desquels on dit que la jointure est *remise.*

Maintenant, il serait de peu d'utilité pour nous d'estimer,
même si c'était possible, la quantité de mal produite par un
traitement pareil. Il est plus important de savoir et de considérer qu'il fait quelquefois du bien; que, en le mettant en
pratique, les rebouteurs vivent et arrivent à la réputation; et
que cette réputation est, pour la plupart, fondée sur ce qu'ils
ont par hasard guéri un cas que quelque bon chirurgien
n'avait pu guérir. En cela, comme dans les choses semblables, un succès rapporte plus de renommée que cent insuccès ou malheurs n'apportent de disgrâce. Les patients qui
sont guéris ne cessent de vanter leur sagesse à agir contrai-
rement aux opinions autorisées; mais ceux qui sont endom-
magés sont honteux d'eux-mêmes et retiennent leur langue.

Quels sont donc les cas que les rebouteurs guérissent par
leur pratique de tiraillement?

D'abord, naturellement, ils ont un certain nombre de fractures et luxations réelles qu'ils réduisent, et de vieilles ankyloses qu'ils mobilisent. Je n'ai rien à dire à ce sujet; car je pense qu'il n'y a rien dans leur pratique, dans ces cas, qui ne soit aussi bien ou mieux fait d'après les règles chirurgicales classiques.

Ensuite, il y a un accident rare qu'un tiraillement peut guérir et que, si vous n'êtes pas sur vos gardes, vous pouvez ne pas vous expliquer; c'est la luxation d'un tendon.

J'ai vu le tendon d'un muscle péronier (1) glisser en avant de la malléole externe; et dans trois cas j'ai vu le tendon extenseur du médius glisser sur les têtes du métacarpien et de la première phalange; et ici, dans notre musée, se trouve le tendon de la longue portion du biceps sorti de sa gaîne (2). De ces accidents, les deux premiers peuvent être reconnus en sentant le tendon déplacé et un vide au point où il devrait être; le troisième peut être au moins conjecturé par les signes que M. Soden a indiqués dans son observation relatée dans les *Medico-chirurgical Transactions* (3) : la légère saillie en avant de celle de la tête de l'humérus, son déplacement en haut sous l'acromion, et la douleur à l'extrémité inférieure du biceps dans l'extension. Quant à ce déplacement, cependant, je doute qu'il soit toujours aussi sûrement diagnostiqué que facilement réduit (4); pour les autres, au cou-de-pied et au doigt, on y remédierait en relâchant le tendon luxé aussi extrêmement que possible, et en le replaçant par une pression latérale et une extension brusque.

D'autres tendons peuvent se luxer, je pense, comme ceux-

(1) Voir note VI, page 166.
(2) Série V, 9. — Voir note VII, page 167.
(3) Vol. XXIV, p. 212 et seq.
(4) Voir note VIII, page 167.

ci ; très-probablement aussi le tendon du poplité ; et je ne puis douter qu'un rebouteur ait fait, parfois involontairement, une heureuse duperie lorsque, par des tiraillements et des mouvements articulaires, il a remis en place quelque tendon luxé.

Mais il y a un groupe de cas, beaucoup plus communs que ceux-ci, qui peuvent être guéris par les tiraillements et les mouvements forcés ; je veux parler de ce qu'on appelle les dérangements intérieurs des articulations. Le genou (1) est de beaucoup le siége le plus fréquent de cette lésion, quelle qu'elle soit ; mais la même chose arrive à l'articulation de la mâchoire inférieure ; et j'en ai vu des signes très-semblables à la hanche et au coude.

Le signe le plus marqué est que, tandis que la jointure est mise en mouvement dans un de ses actes ordinaires, le plus souvent lorsque le pied reste solidement sur le sol et que la cuisse est tournée en dehors sur la jambe, on sent quelque chose glisser ou s'accrocher brusquement entre les os ; il survient alors une grande douleur et la jointure est fermée (*locked*). On peut la mouvoir dans un sens, mais non dans le sens opposé ; juste comme une charnière dans laquelle il y a une pierre (c'est ainsi qu'un malade me le décrivait). La fermeture (*locking*) de l'articulation, qui est habituellement dans une flexion modérée, est bientôt suivie d'une effusion de liquide dans sa cavité, et d'autres signes d'une inflammation plus ou moins aiguë de la synoviale ; et, si l'on ne fait rien, ces symptômes durent plusieurs jours, ou même plusieurs semaines avant que, par la cessation de l'inflammation, la jointure reprenne graduellement sa mobilité.

Beaucoup de ces symptômes sont analogues à ceux dus à

(1) Voir note IX, page 168.

un fragment de cartilage détaché dans une articulation, — condition beaucoup plus rare. Mais, avec les cartilages détachés, les jointures ne sont pas, je pense, souvent *fermées* pour longtemps ; elles sont arrêtées avec une douleur extrême lorsque le cartilage vient entre les os ; mais il s'échappe aussitôt et ceux-ci fonctionnent de nouveau. Dans certains des cas que j'appelle *jointure fermée*, au genou ou à la mâchoire inférieure, il est probable que l'un des cartilages inter-articulaires glisse et est pincé entre les os. Nous avons, dans le musée, le moule (1) d'un genou dans lequel il est certain que cela est arrivé. Mais, dans certains cas, il semble plus probable qu'un repli de membrane synoviale, ou une portion de capsule, ou de frange synoviale, soit saisie et pincée.

De quelque manière que nous puissions expliquer l'accident, c'est un de ceux qui peuvent être guéris par les rebouteurs. Les mouvements qu'ils exécutent ne sont pas toujours nécessaires, et aucun ne doit être pratiqué témérairement et sans méthode ; mais la force peut être exigée, et, employée d'une manière intelligente, elle replace certainement comme il faut une *jointure fermée*.

Quelquefois un malade apprend lui-même à ouvrir (*unlock*) sa jointure, et peut le faire d'abord en la pliant doucement, si c'est le genou, puis, en l'étendant lentement, avec une légère rotation. Mais il peut avoir besoin de plus de force qu'il n'en peut employer lui-même ; et vous pouvez l'appliquer mieux qu'un rebouteur.

Au genou, la fermeture a lieu d'ordinaire lorsque l'articulation est modérément fléchie et la jambe dans la rotation en dehors. Pour l'*ouvrir*, il faut fléchir la jointure

____

(1) Voir note X, page 168.

à l'extrême, puis porter la jambe dans la rotation en dedans, et enfin l'étendre brusquement et avec force. De même, pour toute autre jointure qui paraît glisser et *se fermer*, vous devez observer la direction dans laquelle le malade peut facilement la mouvoir, et celle dans laquelle le mouvement est impossible ou très-douloureux. Alors il faut la mouvoir, d'abord, autant que possible dans la première direction, et ensuite avec force dans la dernière. La manœuvre est quelquefois très-douloureuse, et la force exigée pour la réussite peut être grandement augmentée par la résistance musculaire. Dans l'un ou l'autre cas, l'emploi de l'éther ou du chloroforme peut secourir à la fois et le patient et vous-mêmes.

Un quatrième groupe de cas, qui peut être traité par les tiraillements ou autres mouvements forcés, renferme ceux dans lesquels les jointures lésées sont maintenues raides par action musculaire involontaire. Vous pouvez rencontrer de ces cas chez des sujets de tout âge; mais ils sont plus fréquents parmi les jeunes gens. Quelquefois après une fracture bien traitée, mais au voisinage d'une articulation; après une entorse; lorsqu'une jointure a été heurtée rudement, il reste de la raideur, qui est due uniquement à l'action musculaire; dans certains cas elle est continuelle et dans d'autres succède à de légers essais de mouvement.

Toute jointure, je pense, peut être dans cet état à toute époque après une blessure. Je l'ai vu au coude, à l'épaule, à la région cervicale du rachis, à la hanche, au genou et au cou-de-pied; dans certains cas quelques heures, dans d'autres, plusieurs semaines après la blessure. Vous pouvez reconnaître cette variété musculaire de raideur articulaire à ce signe, entre autres : que la raideur n'est pas un obstacle inerte, comme dans la rencontre d'os déplacés, et n'a pas non plus

de résistance rigide, mais cède un peu, comme dans la ré-
nitence d'une substance élastique ferme, qui rebondit aussitôt. En outre, vous pouvez généralement sentir les muscles
en action, non pas durs et vibrants comme s'ils employaient
toute leur force, mais fermes, solides et résistants. Si, cependant, vous avez quelque doute sur le diagnostic, le chloroforme le lèvera. Aussitôt que le sujet devient complète-
ment insensible, les muscles se relâchent, et l'articulation
raide auparavant devient librement mobile.

En cela réside d'ailleurs le meilleur mode de traitement.
Lorsque le malade est sous le chloroforme, faites mouvoir
la jointure tranquillement, puis immobilisez-la avec des
attelles dans une position opposée à celle dans laquelle elle
s'était raidie. Au bout d'un jour ou deux, on peut l'exercer
doucement, la doucher et la masser ; mais dans les intervalles
de ce traitement il faudrait immobiliser la jointure avec les
attelles, si elle paraissait devenir raide de nouveau.

Vous pouvez voir quelquefois chez de jeunes enfants une
autre condition, très-analogue à cette rigidité involontaire
des muscles des articulations. Lorsqu'un de ses membres
est blessé, un jeune enfant le garde quelquefois constamment dans une position, et se plaint si on le remue. Ainsi
un enfant dont la cuisse aura été foulée, se tiendra sur l'autre
jambe et maintiendra élevée la cuisse blessée, comme s'il
s'agissait d'une affection grave de la hanche ; ou, pour de
semblables lésions, il gardera, même pendant plusieurs
jours, son bras tout près de son côté, ou son coude solidement fléchi.

Peut-être certains de ces cas sont-ils les mêmes que ceux
dont j'ai parlé dernièrement ; mais dans beaucoup d'entre
eux la fixation musculaire de la partie m'a paru ne pas être
involontaire. Cela ressemble plus à un artifice, ou à un in-

stinct de crainte, de peur que la partie soit de nouveau lésée; car il est certain que les muscles se relâchent à l'instant pendant le sommeil, et assez souvent lorsque l'attention est détournée d'eux.

Je suppose que les rebouteurs traiteraient cet état par leur panacée, les mouvements; mais, heureusement, on ne les laisse pratiquer que peu chez les enfants. Heureusement, dis-je, car les jointures des enfants sont beaucoup plus en danger par la violence que celles de sujets plus âgés; et vous ne pouvez être trop prudents pour conclure, lorsqu'un enfant tient une jointure fixe, qu'il n'y a réellement aucune affection ou lésion grave. Tous les symptômes doivent être négatifs, et une inadvertance peut être désastreuse.

Cependant, vous n'avez besoin d'employer aucune espèce de force dans ce genre de contraction chez un enfant. Si l'on permet seulement à la partie de garder un repos de quelques jours, elle s'en trouvera bien; à moins que, à la vérité, elle ne soit sérieusement blessée, auquel cas vous aurez bien fait d'éviter toute violence.

Dans un autre groupe de cas, il n'y a aucun doute sur le caractère volontaire de la rigidité des muscles d'une articulation. Vous avez vu dernièrement dans la salle Lawrence une jeune fille qui résistait volontairement à tous les mouvements d'une hanche qui avait été seulement légèrement heurtée. Si un rebouteur avait tiraillé sa jointure, cela aurait pu servir à sa raison, et la douleur aurait pu guérir son caractère. Mais elle guérit tout aussi bien lorsqu'elle vit qu'elle ne nous trompait pas et que nous n'avions pas pitié d'elle. Vous pouvez vous attendre à trouver des cas d'articulations maintenues volontairement raides parmi la pire espèce d'écoliers, qui feignent la douleur aussi bien que la raideur. Il est heureux pour eux qu'ils puissent échapper à une punition ou à un affront en restant au lit et en permettant au rebouteur d'être cru, lorsqu'il professe qu'il a *remis* leurs dislocations.

Certes, parmi tous ces cas de difficulté musculaire, il y a une bonne moisson pour les rebouteurs; et sans doute, leur remède, tout grossier qu'il est, est souvent efficace. Le vôtre peut l'être aussi, avec beaucoup moins de violence; et, avec un diagnostic meilleur que celui qu'ils feront jamais, vous pouvez ne causer aucun des dommages qu'ils font souvent.

Mais il y a une classe encore plus grande de cas que les rebouteurs réussissent quelquefois à guérir très-rapidement, je veux dire les entorses ordinaires.

Je ne puis douter que certaines jointures récemment foulées puissent être rapidement guéries, délivrées de la douleur, et rétablies dans leur action utile, à l'aide de frictions et de mouvements croissant progressivement en intensité. Cette méthode de traitement a été maintes fois introduite dans la chirurgie régulière; mais elle n'a jamais été généralement adoptée, ni, je pense, longtemps pratiquée par personne. Je soupçonne que quelquefois elle ne fait pas de bien, et que quelquefois elle fait assez de mal pour dégoûter un chirurgien prudent.

Je pense que la meilleure manière d'appliquer ce mode de traitement est de commencer par manipuler, frotter et presser très-doucement la partie foulée et les tissus voisins. Après avoir ainsi fait pendant quinze ou vingt minutes, on peut augmenter de vigueur le frottement et la pression, et on peut mouvoir plus librement la jointure, surtout dans la direction opposée à celle dans laquelle elle a été forcée par l'accident. Un autre quart d'heure ou plus ainsi employé, on continue à procéder de la même façon mais plus rudement, jusqu'à ce qu'une pression même forte et des mouvements étendus et violents puissent être supportés sans douleur; et alors, au bout d'une heure environ, la cure est jugée complète, ou presque assez complète pour n'exiger qu'un plus léger traitement du même genre le lendemain.

Je ne puis vous dire dans quel genre ou proportion d'entorses récentes vous pouvez employer ce traitement; à la vérité, je ne puis vous conseiller de l'employer du tout, à moins que ce ne soit comme essai chez des personnes en très-bonne santé. Car je ne doute pas qu'il ne fasse quelquefois du mal; et la rapidité plus grande de la guérison ne mérite pas un risque, tandis que nous pouvons toujours employer des moyens sûrs et pas trop lents, comme le repos et le soutien combinés des parties foulées au moyen d'un bandage roulé, amidonné ou plâtré. En résumé, le traitement par le frottement dur et les pressions fortes d'entorses récentes me semble un de ces dangereux remèdes que, bien que je croie à leur utilité par hasard, j'aimerais mieux ne pas employer jusqu'à ce que je puisse distinguer les cas dans lesquels ils feront du bien de ceux dans lesquels ils feront du mal.

Une pareille distinction, si difficile qu'elle puisse être parmi les entorses récentes, ne l'est pas beaucoup parmi les anciennes, c'est-à-dire parmi les cas dans lesquels les effets morbides des entorses demeurent longtemps sans traitement. C'est parmi ces cas que les rebouteurs, et spécialement ceux qui combinent les frottements et le massage avec leur mise en scène, gagnent leur principale réputation, et non sans quelque raison.

Parmi les vieilles entorses, vous trouverez une étrange variété de cas; des jointures chroniquement enflammées,

portant probablement chacune les marques de la diathèse ou du mauvais état constitutionnel de son possesseur, des jointures lâches, des jointures glissantes, craquantes, faibles, irritables, et beaucoup d'autres. A toutes celles-là, un simple *reboutage* fait du mal, ou ne fait pas de bien; et les frictions et le massage ne sont que de peu ou pas d'utilité; en effet, ils sont généralement nuisibles à une jointure réellement enflammée. Mais parmi « les vieilles entorses » il n'y en a pas mal dans lesquelles l'articulation, après un long traitement, reste ou devient habituellement froide. Elle est généralement raide et faible, sensible, douloureuse après les mouvements, ou, au soir ou dans la nuit, quelquefois tuméfiée, gonflée ou œdémateuse, mais non d'un *œdema calidum*. Quelle qu'en soit la raison, elle est froide, ou, tout au plus, pas plus chaude que la jointure saine correspondante.

Parmi ces jointures froides, les rebouteurs et les frotteurs gagnent, comme je l'ai dit, une grande réputation; et d'autant plus que souvent ils entreprennent les cas après que les patients ont été lassés et mécontentés par un traitement chirurgical plutôt trop soigneux. Tout admirable que soit la règle de traiter les jointures malades par le repos, ce repos peut être continué trop longtemps; et dans chaque cas où il a fait très-bien, il faut, dans le temps voulu, l'abandonner. Le repos est-il trop longtemps gardé, une jointure devient ou reste raide et faible, et très-sensible, même lorsqu'il n'y a plus chez elle de processus morbide, et ce dommage est augmenté si la jointure a été trop longtemps maintenue par un bandage, et plus encore si elle a été traitée avec la douche froide.

J'ai à peine besoin de dire qu'il peut être quelquefois difficile de décider le moment auquel le repos, après avoir

été hautement utile, peut devenir nuisible, ou que la décision est toujours une affaire d'une grave importance. D'une
part, vous et le malade pouvez perdre du temps par trop de
précaution; d'autre part, on peut courir le risque, par trop
de précipitation, de rappeler l'inflammation dans une jointure lésée. Je pense qu'il serait plus sûr pour vous de
prendre pour guide la température de la région. Si celle-ci
est toujours plus chaude que la normale, laissez-la dans le
repos; si elle est généralement froide, ou fraîche, elle
demande et supportera l'exercice, et la délivrance de la contrainte des bandages, avec les frictions et les mouvements
passifs, et autres traitements semblables capables de lui
redonner de la vigueur. Et vous pouvez en être le plus sûr
lorsque les téguments froids qui recouvrent l'articulation
sont violacés ou livides, ou deviennent ainsi lorsque le
membre est pendant, lorsqu'il y a un peu de gonflement, et
lorsque la douleur est beaucoup plus grande qu'on ne
l'aurait pensé d'après toute apparence de maladie.

Je ne sais si les rebouteurs font une distinction parmi
ces cas; et je ne vous conseille pas d'adopter leur méthode grossière dans tous les cas ou dans la plupart, car
bien qu'ils puissent, lorsqu'ils réussissent, prouver emphati-
quement l'utilité des mouvements pour les vieilles entorses,
cependant le même bien peut être plus sûrement obtenu
par des moyens plus doux du même genre. L'exercice de la
partie lésée serait augmenté graduellement, et toujours suivi
par un long repos; on ferait les frictions et le massage
graduellement plus durs et plus rudes, et l'on étendrait peu
à peu les mouvements passifs. Si la partie était froide, on
la maintiendrait toujours chaude par tous les moyens
excepté les bandages; et toujours les vices constitutionnels
du patient seraient recherchés, et, si possible, amendés;

car très-communément le principal obstacle à la guérison d'une entorse n'est pas local, mais c'est quelque mal général, goutte, rhumatisme chronique, strume, ou ce qu'on appelle hystérie.

Une *articulation hystérique* est, en effet, quelquefois une rare occasion de victoire pour un rebouteur. Froide, faible, inutile par manque de pouvoir ou de volonté, excessivement sensible, sujette à tous les semblants de caprices d'une moelle épinière désordonnée et d'un cerveau trop actif, une telle jointure peut être guérie par la pure audace avec laquelle on la tire dans tous les sens. S'il n'y a en elle rien de défectueux que dans les nerfs qui la desservent, elle peut quelquefois guérir par l'influence de l'esprit. Et il n'en est seulement ainsi pour les rebouteurs, mais pas ceux qui travaillent avec le mesmérisme, et les tractions, et les huiles, et l'électricité à distance ou superficielle, peuvent quelquefois guérir les jointures hystériques; car les malades aiment à être traités par ce qui en impose; et l'audacieuse confiance de tous ces sorciers est vraiment imposante.

D'après ce qui précède, vous pouvez voir que les cas que les rebouteurs peuvent guérir sont peu nombreux. Je pense qu'il est très-probable que ceux dans lesquels ils sont nuisibles le sont davantage; mais les leçons que vous pouvez tirer de leur pratique sont claires et utiles.

Beaucoup plus de cas de jointures lésées que l'on ne croit communément être curables ainsi peuvent être traités avec succès par les mouvements violents : extension, flexion et rotation. Je me suis efforcé de vous montrer quels sont les cas que l'on peut ainsi guérir. Soyez sur vos gardes à leur sujet. Mais souvenez-vous toujours que ce qui peut être traité par la violence peut être traité plus sûrement et avec autant de succès par une douceur relative; et que, dans certains cas, vous pouvez très-avantageusement employer le chloroforme ou l'éther. Et rappelez-vous aussi qu'aucun degré de violence, ni même des mouvements ou des exercices comme ceux que je vous ai conseillés, ne peuvent être en général sûrs dans le traitement des lésions articulaires, si ce n'est quand ils sont dirigés par un discernement éclairé des cas appropriés.

Apprenez alors à imiter ce qui est bon et à éviter ce qui est mauvais dans la pratique des rebouteurs, et si vous vouliez observer plus encore la devise *Fas est ab hoste doceri*, qui n'est dans aucune profession plus sage que dans la nôtre, apprenez ensuite ce que vous pourrez de la pratique des frotteurs et des mouleurs, car ceux-ci connaissent aussi beaucoup de trucs adroits; et s'ils avaient seulement des cerveaux instruits pour guider leurs mains vigoureuses et souples, ils seraient d'excellents traiteurs de mauvaises jointures et de beaucoup d'autres gênes de la locomotion.

Depuis la publication de cette leçon, un important travail sur les rebouteurs a été publié par le docteur Wharton Hood (1), qui a appris à fond leur art et le pratique avec habileté. Il décrit entièrement les nombreuses méthodes de manipulation, et personne ne peut douter de leur valeur lorsqu'elles sont employées prudemment.

Mon expérience récente, aussi bien que le travail du docteur Hood, me fait croire que mes opinions d'autrefois sur les *cas que les rebouteurs guérissent* n'étaient pas très-inexactes; j'y ai fait depuis certaines corrections, et j'y ai ajouté quelque chose.

(1) *On Bone-Setting*, 1871.

Principalement, je voudrais insister davantage sur ce que j'ai dit du danger de garder les jointures lésées trop longtemps en repos ou trop froides. Un repos trop long est, je pense, de beaucoup la cause la plus fréquente du rètard de la gué- rison après les lésions articulaires chez presque toutes les personnes qui ne sont pas de constitution scrofuleuse. Chez les personnes saines, les rhumatisants chroniques, les gout- teux, il est nuisible au même degré ; et non-seulement aux articulations malades, mais à celles qui sont gardées en re- pos parce que les parties voisines ont été lésées. Le repos simple les raidit et les rend sensibles à l'excès ; les douches froides, les bandages et pressions élastiques ne font que les empirer, et rien n'y remédie que les mouvements forcés ou volontaires.

J'ai vu un cas dans lequel, après l'amputation d'un doigt et une cicatrisation parfaite, la main, ayant été gardée long- temps dans le repos, devint si sensible que le plus léger at- touchement était intolérable, et que même la vibration d'un orgue d'église, lorsque le malade était dans son voisinage, était douloureuse. La main était extrêmement altérée, mais il n'y avait en elle aucune apparence de maladie.

Le travail du docteur Hood doit être lu par rapport à tous ces cas, non-seulement pour le traitement manuel qu'il en- seigne, mais encore pour les signes qu'il indique comme décisifs dans le choix des cas. Il pense que le succès du reboutage est alors dû à la rupture d'adhérences ; et cela peut bien être.

J'ai vu ces adhérences dans des articulations du cou-de- pied de jambes amputées après être restées longtemps dans le repos, bien que les jointures n'aient pas été évidemment enflammées ; et M. Butlin (1) a relaté un cas d'ankylose

(1) *Trans. Pathol. Soc.*, t. XXV, p. 212.

du genou sur une jambe qui était restée longtemps dans l'extension pour le traitement d'une fracture du fémur. Mais même sans adhérences, une articulation longtemps en repos peut être privée de certains mouvements par le raccourcissement de toutes les parties de ses tissus ligamenteux qui ont été constamment relâchées, et il est vraisemblable qu'il est très-douloureux d'exercer des efforts sur ces tissus rétractés pour les rendre à leur longueur naturelle.

Parmi les exemples les plus fréquents de raideurs douloureuses produites par le repos de jointures saines, je citerai celles des doigts après les fractures de l'avant-bras, et spécialement après les fractures de l'extrémité inférieure du radius. Et cela me fournit l'occasion de dire que, parmi les nombreuses inventions faites pour traiter cette fracture, toutes celles qui s'opposent au mouvement facile des phalanges du pouce et des doigts sont mauvaises.

La même chose se produit aussi au tarse, qui, bien que sain lui-même, peut rester raide et douloureux après des maladies et des lésions pour lesquelles la jambe a été conservée longtemps en repos. Cela n'est pas observé, je pense, lorsque le pied a été maintenu à angle droit avec la jambe comme il devrait l'être dans toute lésion. Dans cette position il supportera, sans effort, ni douleur, le poids du corps lorsqu'on reprendra la marche.

D'autres groupes semblables de cas pourraient être cités; mais ils se rangeraient tous dans les descriptions générales de jointures devenant raides et douloureuses, ou incapables de supporter l'effort de mouvements ordinaires, pour être restées trop longtemps en repos. Et si l'on me demandait quand on peut sans crainte remuer une jointure blessée ou lui permettre de supporter un poids, je dirais, généralement, aussitôt qu'elle est fraîche pendant une partie considérable de la journée, insensible partout à la pression, et qu'elle n'est plus douloureuse lorsque ses surfaces articulaires sont pressées l'une contre l'autre. Mais on peut avoir à former des jugements particuliers lorsqu'il s'agit des scrofuleux, des hystériques et des goutteux ; dans le premier cas, le repos est rarement trop long ; dans le second, rarement trop court ; dans le troisième, il faut tenir compte de la santé générale.

Quant aux méthodes de mouvoir les articulations ainsi raidies et douloureuses, il suffit, dans une très-grande proportion des cas, que le sujet en use résolûment ; endurant une certaine douleur et sans craindre qu'elle soit un signe de maladie soit présente, soit imminente. Dans les cas les plus mauvais, il faut user de mouvements violents ; et je crois que les meilleurs sont ceux que décrit le docteur Hood. On peut employer l'éther ou le chloroforme, qui évitera quelquefois la violence en montrant qu'une grande partie de la rigidité n'est que musculaire. Mais je dois ajouter que dans tous les cas, excepté les plus légers, ou les *purement nerveux*, les mouvements forcés ne sont que le commencement du traitement. L'opinion populaire, que le traitement par le reboutage est complet en une fois, est erronée ; un bon départ est obtenu avec *grand éclat ;* mais les exercices volontaires faits avec résolution, ou les mouvements forcés répétés, sont nécessaires pour maintenir ou augmenter l'avantage obtenu du premier coup.

Je n'ai pas mentionné dans la leçon un groupe de cas que l'on prétend être quelquefois guéris par les rebouteurs, et dans lesquels, après l'entorse ou autres lésions du rachis, la raideur et la douleur persistent longtemps, en particulier une souffrance ou une sensibilité en un point où, dit quelquefois le malade, il a senti un craquement ou un glissement au moment de l'accident. J'ai vu plusieurs de ces cas, principalement chez les femmes et les jeunes filles nerveuses et sensibles à l'excès : le reboutage, ai-je entendu dire, en a guéri quelques-uns; dans d'autres plus nombreux, je sais qu'il a échoué, et ceux-ci ont guéri lentement sans influence évidente du traitement.

Pour ceux-là, et, à la vérité, pour tous les cas dont j'ai parlé, je recommande l'étude du mémoire du docteur Hood. Il peut rendre capable tout chirurgien de faire ce que j'ai conseillé : « Imiter ce qui est bon, et éviter ce qui est mauvais dans la pratique des rebouteurs. »

NOTES

Note vi, page 150.

Luxations des tendons.

Demarquay rapporte deux cas dans lesquels cet accident est arrivé, et en mentionne un troisième (*Bull. gén. de thérapeutique,* 1861, p. 21 et seq.). Dans l'un, un homme musclé et vigoureux, âgé de 35 ans, dans une lutte avec son cheval, tomba à terre de tout son poids sur l'un de ses pieds. Il lui fut impossible de marcher, et ressentit une douleur vive dans la partie inférieure de la jambe et dans le pied. On ne put trouver ni fracture ni luxation; mais il y avait une ecchymose considérable sur le trajet des péroniers; et à la surface externe de la malléole, on pouvait sentir un cordon tendu roulant sous le doigt; celui-ci fut facilement replacé, le pied étant dans l'extension, dans la position normale des tendons péroniers. Une compresse longuette et un bandage suffirent pour maintenir les tendons en place et en trois semaines le patient put marcher sur son membre.

Dans le second cas, une jeune femme sauta par une fenêtre et immédiatement après fut incapable de marcher et se plaignit d'une douleur vive dans le pied. Il y avait une ecchymose considérable au tiers inférieur de la jambe, s'étendant de la face postérieure du tibia au dos du pied en avant et dans l'espace situé entre le tibia et le tendon d'Achille. Les tendons péroniers étaient dans leur position normale, mais il était évident qu'ils n'étaient pas contenus dans leur gaîne; et Demarquay pensa qu'ils avaient été déplacés dans la chute, mais qu'ils étaient ensuite retournés à leur place.

M. Curling (*Brit. med. Jour.*, 2 janvier 1869) a rapporté un cas bien marqué de déplacement du long péronier.

Le *Bulletin de l'Académie de médecine*, 6 janvier 1874, contient une très-intéressante note communiquée [par M. Broca, au nom de M. Charles Martins, dans laquelle ce dernier décrit une luxation du tendon du tibial postérieur en avant de la face interne de la malléole et qui lui arriva à lui-même. Il reçut cette blessure en étant violemment jeté à terre pendant l'atterrissement d'un ballon dans 'lequel il avait fait un voyage. Le tendon fut facilement replacé, mais le blessé ne put marcher qu'avec beaucoup de souffrance et de difficulté, et il s'ensuivit une ecchymose, s'étendant jusqu'au genou, et une tuméfaction considérable. Il guérit par le repos et l'emploi attentif de compresses, etc., en trois mois. M. Martins a donné à son mémoire une plus grande valeur en y rappelant tous les exemples de déplacement de muscles qu'il put trouver. Sa liste contient, outre le tibial postérieur, le long tendon du biceps brachial, le triceps brachial, le droit du fémur, le couturier, le plantaire grêle, et les péroniers (H. Marsh) (1).

NOTE VII, p. 150.

Sur cette pièce, comme dans celle de M. Soden, car les deux sont singulièrement ressemblantes, le long tendon du biceps a glissé de sa gouttière d'environ un pouce en dedans, et il y est maintenu par une bande solide de tissu fibreux qui passe par-dessus lui et s'attache au-dessous. La pièce de M. Soden est dans le musée de King's College Hospital (n° 1344) (H. Marsh).

NOTE VIII, p. 150.

Ce qui suit est le résumé d'un cas rapporté par Hamilton (*Fract. and Dislocations*, 3° édit. Philadelphie, 1866, p. 581).

Madame B., âgée de 56 ans, tomba d'une voiture et se luxa l'épaule droite. La luxation fut aussitôt réduite, mais l'articulation resta douloureuse, sensible et impotente, et la malade ne pouvait soulever le bras qu'à très-peu de distance du côté. Les mouvements passifs, toutefois, étaient indolents et libres dans toutes les directions. Sept ans après la jointure demeurait encore partiellement percluse, et en

---

(1) Nous devons signaler encore un travail du docteur Beach, qui à propos d'un cas de luxation du tendon du long péronier, passe en revue, probablement d'après le mémoire de M. Martins, tous les cas de luxations tendineuses (*The Boston med. et surg. Journal*, 2 mars 1876) (H. Petit).

l'examinant à cette époque, on trouva que la tête de l'humérus était restée sur le bord externe de l'apophyse caracoïde ; l'épaule était anormalement proéminente en avant, et aplatie en arrière.

Quelques mois plus tard, dans un effort brusque et inconscient pour lever le bras au-dessus de sa tête, les muscles obéirent inopinément à la volonté et depuis ce temps la malade put se servir parfaitement de son bras, bien que la difformité persistât encore. Elle pensait avoir entendu une rupture lorsque le bras fit ce mouvement, mais elle ne fut suivie d'aucune douleur, cuisson ou gonflement. Hamilton pense qu'on ne peut douter que la difformité et l'impuissance décrites dans ce cas n'étaient dues, en grande partie, au déplacement du long tendon du biceps (H. Marsh).

NOTE IX, p. 151.

M. Hey, dans son travail original sur *les dérangements internes de l'articulation du genou*, dit : « La jambe est facilement fléchie ou étendue par les mains du chirurgien et sans peine pour le patient ; tout au plus, cette flexion et cette extension causent-elles une gêne insignifiante. Mais le malade lui-même ne peut librement fléchir, ni parfaitement étendre la jambe dans la marche : il se plaint de conserver alors un degré de flexion léger et invariable. Bien que le malade soit obligé de maintenir ainsi la jambe raide en marchant, cependant en s'asseyant la jointure affectée peut se mouvoir comme l'autre. » (*Practical observations in Surgery*, 1810) (H. Marsh.)

NOTE X, page 152.

Ce moule, n° 29 de la série des modèles et moules de tissus malades et blessés, est ainsi décrit dans le catalogue du musée, vol. II, p. 278, n° 29.

« Moule d'un genou dans lequel on présumait que le cartilage semi-lunaire interne avait été déplacé par violence extérieure. Au niveau du siège du cartilage il y avait une dépression profonde, en croissant, des téguments (ceci est bien marqué sur le moule). Le patient tomba par terre, la jambe gauche fléchie sous lui, et depuis ce moment il ne put se tenir sur son membre. En examinant celui-ci pendant que le genou était fléchi au maximum, on entendit un craquement brusque, la dépression des téguments du côté interne du genou disparut, et la mobilité de l'articulation fut restituée. » (H. Marsh.)

VI

DE LA HERNIE ÉTRANGLÉE

PREMIÈRE LEÇON.

Signes à l'aide desquels on peut reconnaître qu'il faut ou non opérer une hernie étranglée. Signes *locaux*; tous les caractères de la hernie elle-même; signes *à distance*, arrêt des matières fécales, état de l'abdomen, vomissements; signes *généraux*, pouls, respiration, état **général**.

Je me propose de vous faire quelques leçons sur la *hernie étranglée*, sujet d'un grand intérêt en pratique, et que le mieux pour vous serait d'apprendre pendant que vous êtes ici; car c'est seulement dans un grand hôpital que vous pouvez voir beaucoup de cas de hernie, et par l'étude de beaucoup de cas que vous pouvez vous préparer vous-mêmes à la grande variété à laquelle vous pouvez avoir affaire.

Pendant que j'étais en service actif à l'hôpital, j'opérai (à l'hôpital et dans ma pratique privée ensemble) environ une centaine de cas de hernie étranglée, et j'ai conservé des notes complètes de presque tous ceux-ci et de quelques-uns de ceux opérés par mes collègues. C'est de ces notes, et des souvenirs de plusieurs leçons cliniques, que j'ai retiré les matériaux pour l'exposition que je vais vous faire.

Il peut vous sembler qu'une centaine de cas de hernie étranglée soient suffisants pour en tirer certaines déductions statistiques; mais ils ne suffisent pas encore. Les variétés de hernie, leurs complications et les différentes conditions des personnes chez lesquelles elles surviennent, font une si grande variété de cas, qu'il faudrait un tableau d'au moins mille faits pour obtenir des conclusions d'une valeur réelle. C'est pourquoi je n'emploierai mes notes et mes souvenirs que pour pouvoir vous dire ce qui me paraît vrai sur quelques-unes des parties du sujet les plus importantes en pratique.

Nous pouvons nous occuper d'abord des bases servant à déterminer si une hernie étranglée, ou supposée telle, doit subir une opération. En général on peut dire que lorsque dans un cas de hernie il y a des signes d'étranglement, et que la réduction par les moyens ordinaires ne peut être faite, l'opération pour la réduction doit être exécutée sur le champ. Mais alors, quels sont les signes suffisants d'étranglement? et quels sont les moyens ordinaires, ou mieux, rationnels, pour la réduction sans opération?

Dans les cas moyens bien marqués, c'est-à-dire tels qu'ils ne soient ni légers ni très-graves, ni (comme quelques-uns les divisent) aigus ni chroniques, les signes d'étranglement suivants peuvent être regardés comme justifiant l'opération. La hernie, habituellement réductible, ou formée actuellement pour la première fois, ne peut être réduite par des moyens rationnels. Si elle n'est pas récemment formée, elle est plus volumineuse que d'habitude, tendue, ferme, ou même dure; sans impulsion, sans résonnance; douloureuse et sensible à la pression, spécialement à l'ouverture et au collet. Les intestins n'agissent pas, bien qu'on les sente quelquefois se contracter, et peuvent causer de grandes coliques et des douleurs spasmodiques, surtout à l'ombilic et au creux de l'estomac. Avec cette douleur il y a communément une certaine sensibilité, avec une sensation de raideur dans l'abdomen, spécialement autour du nombril et entre ce point et le siége de la hernie. Le sujet a souvent mal au cœur, vomissant presque tous les aliments et la boisson qu'il avale, et, en outre, une quantité de sécrétion gastrique et biliaire, ou le contenu du petit intestin plus ou moins dilué. Le pouls et la respiration sont ordinairement ralentis et plutôt faibles, le patient se sent et paraît inquiet, abattu et misérable, ou, comme on dit, *anxieux*. Il ne peut dormir ni manger; et les mains et les pieds sont sujets à devenir froids, contractés et violacés.

Toutes les fois que ces symptômes sont observés, et lorsqu'ils persistent après des essais rationnels de réduction sans opération, comme ceux dont je vais vous parler, vous pouvez en conclure qu'il faut faire l'opération sans délai. A plus forte raison, si c'est possible, doit-elle être faite si ces symptômes sont plus mauvais que je ne les ai décrits. Lorsque les téguments qui recouvrent la hernie sont enflammés, épais, rouges ou emphysémateux; lorsque tout l'abdomen est gonflé, tendre et sensible; que le vomissement ressemble tout à fait aux fèces liquides de l'iléon; que le pouls est très-rapide, faible et petit, la peau froide, sombre et moite; que le patient a les sens et l'esprit obtus, ou se trouve dans une angoisse de souffrances avec nausées et hoquet; que tout ou une grande partie des éléments de ce que les anciens écrivains ont appelé *miserere*, sont réunis; alors, sans essayer aucune méthode de réduction, vous devez opérer immédiatement, bien que vous puissiez n'avoir que la plus minime espérance de bien faire et une crainte sérieuse de paraître mal faire.

Jusqu'ici on peut parler très-positivement. Dans les cas que j'ai esquissés, ces signes d'étranglement sont suffisants; et si la hernie ne peut être sûrement réduite sans opération, il faut opérer. Mais vous ne verrez pas beaucoup de cas sans en rencontrer quelques-uns dans lesquels, bien que la hernie puisse être irréductible, les signes d'étranglement sont néanmoins très-légers, obscurs, incomplets, ou de quelqu'autre manière insuffisants pour que l'on soit certain de la nécessité d'opérer. Il est une règle facile à suivre pour tous les cas, c'est que, toutes les fois que vous soupçonnez qu'une hernie est étranglée, vous devez opérer. Mais si vous suivez cette règle facile, vous ferez de la très-mauvaise chirurgie; vous tuerez quelques sujets dont la vie aurait dû être sauvée; et vous rendrez très-malades pour deux semaines, ou plus, ceux qui auraient pu aller bien en autant de jours ou d'heures. Il faut que vous évitiez cette règle facile et que vous en appreniez une autre très-difficile, celle de distinguer les cas qui exigent l'opération. Il faut que vous appreniez à distinguer ceux dans lesquels il faut faire l'opération sur-le-champ, sans aucun essai préalable de réduction, de ceux dans lesquels avant l'opération on doit faire un ou plusieurs essais de réduction avec l'aide de l'éther, du chloroforme, ou d'autres moyens.

Pour faire cette distinction, ayez soin, dans chaque cas de hernie étranglée, de ne prendre aucune mesure pour la réduire, avant d'avoir convenablement pesé les signes d'étranglement dont j'ai parlé. Pour la commodité du jugement, vous pouvez les diviser en symptômes locaux, renfermant tous les caractères de la hernie elle-même, et symptômes à distance ou généraux, en particulier l'inaction des intestins, l'état de l'abdomen, le vomissement, le pouls et la respiration, et l'état général. J'essaierai de dire comment on peut estimer chacun d'eux dans ses nombreux degrés.

1° D'abord, pour les symptômes locaux, l'irréductibilité de la hernie, son volume inaccoutumé, sa tension ou sa dureté et les autres que j'ai énumérés, quelques règles peuvent

renfermer tout ce que j'en puis dire. Il conviendra de parler
de l'irréductibilité en dernier; car, bien qu'elle puisse sembler être la condition décisive pour l'opération, c'est réellement un signe fallacieux d'étranglement; et, dans certains
cas, on ne peut faire d'essai pour s'assurer de son existence.

Quant aux autres symptômes locaux, leur présence, même
à un degré marqué, n'est pas caractéristique de l'étranglement, et n'est pas suffisante pour indiquer la nécessité d'o-
pérer lorsque les signes à distance n'existent pas. Car on peut
trouver les symptômes locaux lorsqu'une hernie ou son sac
est en état d'inflammation aiguë, sans qu'il y ait étranglement. Dans cet état, qui peut suivre une blessure, ou même
naître spontanément, une hernie peut devenir rapidement
plus volumineuse que jamais, ferme et très-tendue, sans impulsion, très-douloureuse et sensible, chaude et rouge, et
n'être plus réductible d'emblée par aucun moyen rationnel.
Le sac peut suppurer et le tégument se sphacéler, et cependant il peut n'y avoir ni étranglement, ni nécessité d'opérer.
Je n'ai, il est vrai, vu qu'une fois ce sphacèle des téguments
recouvrant une hernie; mais le cas n'est probablement pas
sans analogue, et c'était un exemple frappant de la manière
dont peuvent tromper les signes locaux d'étranglement.

Une dame très-forte, d'un certain âge, avait une grosse
hernie ombilicale qui devint douloureuse, sensible et irréductible; les intestins n'agirent plus et elle eut des nausées,
mais sans vomir. Il ne paraissait guère y avoir besoin urgent
d'opérer, et c'était une femme chez laquelle on ne pouvait
entreprendre une opération à la légère. Mais après une observation de trois jours, pendant lesquels les symptômes
locaux, mais non ceux à distance, s'étaient quelque peu accrus en gravité, je trouvai qu'une large portion de la peau
recouvrant la hernie s'était rapidement sphacélée. J'opérai

sur-le-champ, quoique avec peu d'espoir de bien faire, car je supposais que le contenu du sac devait être aussi mortifié, au moins en partie. Mais il n'était même pas étranglé étroitement; l'orifice du sac était trop petit pour laisser rentrer ce qu'il contenait, mais ne le serrait pas de près, et l'intestin n'était que congestionné modérément. Le sphacèle des téguments semblait dû à l'inflammation, chez une personne affaiblie, d'une partie mal nourrie; et cette même faiblesse fut cause que la malade mourut le lendemain de l'opération.

Vous pouvez trouver dès lors, et cela n'est pas rare, que les caractères locaux, habituellement présents dans une hernie étranglée, peuvent être simulés dans une hernie enflammée qui n'est pas étranglée. Et, quoique très-rarement, beaucoup de signes éloignés, — la constipation et les vomissements, la rapidité du pouls et de la respiration, etc., — peuvent exister lorsqu'une hernie est enflammée, mais non étranglée. Comment, alors, pouvez-vous en juger? Généralement ainsi : dans la hernie enflammée, sans étranglement, les signes locaux précèdent et généralement prédominent sur les signes à distance et généraux; tandis que, dans une hernie qui s'est enflammée après l'étranglement, des signes généraux et à distance prédomineront sur les symptômes locaux, et l'interrogation dira qu'ils ont précédé ceux-ci.

Ces moyens de diagnostic ne suffiront cependant pas toujours. Vous rencontrerez des cas dans lesquels vous serez incertains si la hernie est seulement enflammée et irréductible, ou étranglée et enflammée; mais dans ces cas il faut ne pas hésiter sur le parti à prendre. Si vous ne pouvez réduire facilement la hernie, il faut que vous opériez. Le risque d'opérer une hernie qui est enflammée et non réductible facilement, est très-petit, en comparaison du risque d'en laisser là une qui est enflammée et étranglée; et même si vous pouvez trouver des raisons pour attendre, il faut que ce soit avec la surveillance la plus constante, car une hernie enflammée et irréductible peut à chaque instant s'étrangler, et il en sera certainement ainsi si on ne lui vient pas en aide par le repos, ou un autre traitement approprié.

2° Comme seconde règle : s'il y a des signes d'étranglement à distance, les signes locaux exigent l'opération prompte au même degré que leur gravité, ou même à un degré supérieur; car un étranglement grave est souvent associé à des symptômes locaux légers.

Mais, pour juger comme il faut d'après les symptômes locaux, il faut peser soigneusement chacun d'eux considéré comme indication de la nécessité d'opérer, ou d'adopter d'autres méthodes de réduction.

Relativement aux chances de réduire une hernie sans opération, c'est un mauvais présage lorsqu'elle est devenue rapidement beaucoup plus volumineuse qu'elle n'était auparavant. Une grande majorité de malades donnent ce signe comme le début de leurs troubles. Quelquefois ils disent que, en faisant un grand effort, ils ont senti la descente devenir plus grosse que jamais; qu'ils ont senti une certaine douleur ou un accroissement plus grand que d'habitude dans la hernie, et qu'ils n'ont pu la réduire comme ils le faisaient ordinairement. Plus souvent l'augmentation du volume est survenue sans cause apparente; elle s'est faite tandis que le patient était assis, ou dans son lit, ou se promenait tranquillement; mais, plus fréquemment peut-être elle a semblé en rapport avec de la diarrhée, ou des coliques, ou des douleurs spasmodiques, ou avec une sorte de mouvement tumultueux des intestins, pendant quelques heures ou un jour ou deux avant la descente. Dans quelques cas aussi le volume inaccoutumé de la hernie se produit tout d'un coup; dans d'autres, par accroissement progressif. Dans certains cas elle devient très-rapidement douloureuse, et ceux-ci sont plutôt moins propres à la réduction que ceux dans lesquels la douleur survient plus lentement.

Je ne puis vous donner aucune explication suffisante de ces descentes inaccoutumées de hernies ni de l'apparition de l'étranglement; mais elles doivent vous apprendre à ne pas être trompés par cette notion qu'il faut un événement inaccoutumé et alarmant pour causer l'étranglement d'une vieille hernie. Je pense que l'on peut retenir comme règle certaine en pratique que plus une hernie récente dépasse son volume ordinaire, moins il y a de probabilités pour la réduire sans opération; et je crois que plus le volume de la hernie continue lentement à s'accroître, plus cette probabilité diminue, car beaucoup de celles qui sont devenues brusquement très-volumineuses et qui n'ont pas ensuite augmenté, peuvent êtres réduites sans opération, si l'on met le patient sous l'influence de l'éther ou du chloroforme aussitôt après la descente.

De même, lorsqu'il existe des signes généraux d'étranglement, plus une hernie est dure et tendue, moins il y a de chances de réduction sans opération. La dureté peut être due à de nombreuses conditions; mais qu'elle soit due à l'une ou l'autre, c'est un signe fâcheux. Il en est surtout ainsi s'il s'agit d'une petite hernie. Dans les grosses hernies, la dureté peut être principalement sentie au col et à l'ouverture du sac, ou près d'eux, surtout dans les hernies inguinales, et il faut avoir soin de ne pas vous laisser tromper par un sac qui est mou et flasque dans tous ses points excepté à son ouverture; car il peut y avoir une anse étranglée en ce point bien que le reste ne contienne que de l'épiploon mou ou du liquide en quantité insuffisante pour le distendre. Et qui plus est, une mollesse complète de la hernie ou la laxité de l'anneau externe ne doivent pas l'emporter sur des signes généraux bien marqués d'étranglement; car l'anse d'intestin à l'orifice du sac peut être trop petite pour donner une sensation de dureté, ou bien encore toute la hernie peut être épiploïque.

D'autre part, s'il existe des signes généraux d'étranglement, plus une hernie est douloureuse et sensible, moins, d'une manière générale, il y a de chances de réduction sans opération. Mais il faut remarquer ici que cette règle concerne moins les hernies récentes que les anciennes. Une hernie récente peut être horriblement douloureuse, apparemment à cause de la tension du tissu fibreux distendu autour de l'orifice du sac, et cependant elle peut être communément réduite avec l'aide du chloroforme ; mais une vieille hernie très-douloureuse, ou qui l'est devenue lentement, peut exiger une opération prompte. Et il est encore plus nécessaire d'opérer lorsque, en même temps que certains des signes à distance, il y a d'autres signes locaux, comme une inflammation des parties qui recouvrent le sac, de la suppuration, de l'emphysème, etc. Ils commandent l'opération, sans aucun essai préalable de réduction.

Troisième règle : Si les signes éloignés d'étranglement sont bien marqués, et si la hernie ne peut être autrement réduite, vous devez opérer, bien qu'il puisse n'y avoir aucun signe local évident. Ou, même hors de cela, si les signes généraux de la hernie étranglée existent — vomissements, constipation, etc. — et s'il y a en quelque endroit une tumeur qui pourrait être une hernie, bien qu'il ne semble pas probable que ce soit une hernie étranglée, il faut pratiquer l'opération au siége de cette tumeur.

On peut trouver assez de raisons en faveur de cette loi dans les cas nombreux dans lesquels les signes locaux d'une hernie étranglée sont si peu marqués que le patient, ayant toute son attention prise par la misère de ses vomissements, la douleur épigastrique et autres symptômes éloignés de la hernie, ne dit rien de la hernie elle-même. Dans un nombre assez grand de mes cas, celle-ci avait été méconnue pendant un jour ou deux, et le malade avait été traité pour des spasmes, des coliques, de la dyspepsie, ou toute autre affection analogue, tandis que la hernie restée ignorée s'étranglait sans espoir.

Cette dernière règle, d'opérer bien qu'il n'y ait pas de signes locaux d'étranglement, pourrait vous mettre dans l'embarras; elle pourrait être une cause d'ennui et de discrédit parce que vous pourriez paraître pratiquer une opération inutile et faire beaucoup plus de mal que de bien. Mais c'est un danger qu'il faut affronter; c'est justement dans des cas comme celui-là que le chirurgien doit courir le risque de paraître faire mal plutôt que de perdre une occasion de faire bien.

J'ai opéré ainsi sans utilité dans trois cas. L'un était une hernie ombilicale irréductible dans laquelle il n'y avait pas d'étranglement, mais des vomissements et autres signes d'étranglement causés, je pense, par des calculs biliaires. Un autre était une simple hernie crurale, avec un étranglement interne d'une anse d'intestin située très-loin d'elle. Le troisième était une hernie inguinale avec la même complication. Tous les sujets moururent et mes opérations semblèrent des insuccès plus fâcheux qu'inutiles. Mais il faut que vous affrontiez le risque de paraître avoir tort.

Vous pouvez avoir à aller encore plus loin que dans ces cas; et si, par exemple, un patient avait deux hernies irréductibles et des signes d'étranglement, il faudrait que vous opériez les deux. J'ai vu M. Stanley faire ainsi, et personne ne pourrait le blâmer quoique, lorsque la mort arriva, on trouva qu'elle était due à un étranglement interne, indépendant des deux hernies.

Telles sont les principales règles, autant que j'ai pu l'apprendre, d'après lesquelles vous pouvez utiliser les symptômes locaux d'une hernie supposée étranglée, considérés comme des manifestations nécessaires pour vous décider pour ou contre l'opération. On peut ajouter brièvement à ces règles que les symptômes locaux sont généralement moins graves chez les vieillards que chez les personnes jeunes ; dans les vieilles hernies que dans les récentes ; dans les hernies épiploïques que dans les intestinales.

J'en arrive maintenant aux indications que l'on peut tirer des symptômes à distance ; et d'abord de l'inaction intestinale. Cette inaction, ou plutôt cet arrêt d'expulsion est un signe presque constant dans la hernie étranglée, mais existe dans tant d'autres cas, que sa présence seule est de peu de poids dans les motifs qui décident en faveur de l'opération. Son absence est plutôt ce qui a besoin d'étude.

Une ou plusieurs selles après l'apparition d'autres signes d'étranglement, ne sont d'aucun poids contre la nécessité d'opérer. Elles surviennent communément parce que d'habitude, après l'étranglement, la partie de l'intestin située au-dessous de l'obstacle se vide d'elle-même. Ces évacuations ne doivent compter ni d'un côté ni de l'autre dans la question touchant la réductibilité ou l'opération ; et même il n'est pas absolument impossible qu'elles soient fréquentes et régulières, car l'étranglement peut ne comprendre que l'épiploon, ou qu'une partie de la circonférence d'une portion d'intestin. Dans ces conditions les fèces peuvent passer le long du canal et être évacuées.

J'eus à voir une dame pour ce que l'on considérait comme un abcès de l'aine. La tumeur était juste au-dessus de l'anneau crural et contenait du liquide et des gaz. Je la ponctionnai : il sortit du pus, de l'air et des fèces liquides, et je trouvai un débris de sac herniaire sphacélé et contenu dans l'abcès. Cela et l'histoire de l'affection me prouvèrent que la hernie avait, environ une semaine auparavant, descendu dans un moment où la malade avait senti une douleur brusque en faisant un effort. La hernie était si petite qu'on l'avait méconnue ; la douleur et les tranchées qu'elle causa furent attribuées à des coliques et traitées comme telles. Les intestins agirent suffisamment, et peu à peu le petit sac herniaire et la portion de paroi intestinale qu'il contenait moururent et se séparèrent. Alors survinrent les signes d'abcès au niveau de l'anneau crural, et son issue; cela fut suivi d'une cicatrisation complète et de nombreuses années de santé.

Toutefois des cas semblables sont très-rares, et vous pouvez retenir comme règle générale de ne jamais opérer lorsque les évacuations sont fréquentes et régulières, à moins que tous les autres signes d'étranglement, locaux et à distance, ne soient bien marqués.

L'état de l'abdomen est aussi plus ou moins décisif dans les cas où vous pouvez être dans l'incertitude. Habituellement, s'il était sensible et douloureux à la pression, soit partout, soit dans les parties voisines de la hernie, plus encore s'il était distendu et les muscles durs, ce serait une raison de plus pour opérer, et, je puis ajouter, de craindre qu'il soit trop tard. Il est plus nécessaire encore de se rappeler que, lorsque l'abdomen n'est ni tendu ni sensible, alors même qu'il semble naturel, il faut néanmoins opérer s'il y a d'autres signes d'étranglement, et si l'on ne peut faire rentrer la hernie, car les changements de l'abdomen ne sont pas communs près du début de l'étranglement, et les attendre serait souvent attendre trop longtemps.

Si l'on me demandait auquel des signes d'étranglement je me fierais le plus pour décider l'opération, je répondrais certainement que c'est le vomissement. Mainte et mainte fois, lorsque les autres signes étaient peu marqués, si même ils l'étaient, le vomissement a été un guide suffisant pour opérer à temps. Souvent, lorsque tout le reste était si calme qu'il semblait téméraire d'opérer, le vomissement a démontré qu'il aurait été beaucoup plus téméraire d'attendre ; et je ne puis trouver dans mes notes un seul cas dans lequel la négligence de la valeur du vomissement ne se soit montrée peu sage. Il vaut mieux que vous reteniez comme règle absolue que, lorsqu'un sujet a une hernie devenue récemment irréductible, et avec elle des vomissements qui ne peuvent être nettement assignés à une affection indépendante de la hernie, il faut que vous opériez.

Je suis obligé de dire : *devenue récemment, irréductible,* parce qu'un patient qui a une hernie ancienne irréductible peut vomir, comme ferait tout autre, sans qu'il y ait aucune raison de soupçonner un étranglement; quoique même dans ces hernies anciennes il faut que vous soyez très-attentifs, car le vomissement pourrait bien être un des premiers signes de l'étranglement. Mais une règle sûre, c'est qu'une irréductibilité récente et des vomissements suffisent pour justifier l'opération même en l'absence d'autres signes d'étranglement. A plus forte raison doit-on penser que l'opération est nécessaire lorsque d'autres signes d'étranglement, même légers, coïncident avec ceux-là.

Et en jugeant ainsi le vomissement, ne soyez pas trop scrupuleux touchant sa manière d'être ou ses produits. Il y a en effet quelques modes particuliers de vomissement lorsque l'intestin est étranglé. Le patient vomit tout ce qu'il boit, et aussitôt après l'avoir pris; et en outre il vomit les liquides de ses propres sécrétions; et ce vomissement se fait communément (au moins dans les dernières périodes) par jets de grandes quantités de liquide, sans beaucoup d'efforts ni de violence, comme si l'estomac se remplissait lentement de ses propres sécrétions et de celles de la partie supérieure de l'intestin, et alors, sans aucune nausée, se vidait brusquement.

Lorsque vous voyez ce genre de vomissement avec une hernie devenue irréductible depuis peu, ou même avec toute tumeur qui pourrait être une hernie, vous pouvez être sûr qu'il faut opérer. Mais n'attendez pas après un mode de vomissement supposé caractéristique; ne vous laissez pas tromper par l'absence d'un liquide particulier, et qui plus est, ne vous laissez pas égarer par l'absence de tout vomissement, car j'ai noté cette absence dans un cas de hernie très-volumineuse, qui était certainement étranglée, et que j'opérai avec succès. Ne vous laissez pas non plus tromper par une diminution apparente dans la gravité ou dans la fréquence des vomissements, ou par ce fait que les vomissements ont commencé aussitôt après la descente de la hernie, car cela arrive souvent.

Toute espèce de vomissement, s'il est répété, suffit pour justifier l'opération d'une hernie devenue récemment irréductible. Permettez-moi de vous citer un cas à l'appui, et qui m'instruisit on ne peut plus parce qu'il survient chez un homme dont la vie était d'une grande valeur.

Il était assez âgé et faible, mais laborieux en littérature.

Pendant trois jours après la descente d'une hernie, qui n'avait pu être réduite comme d'habitude, il n'y eut pas un seul signe d'étranglement, excepté cette irréductibilité, de la constipation et des vomissements de temps en temps. Il n'y eut de douleur ni dans la hernie ni au voisinage; aucune sensation ni apparence de malaise; aucune dureté ni tension du sac, et les vomissements n'eurent lieu que de temps en temps et souvent à plusieurs heures d'intervalle. Mais, au bout de trois jours, il survint brusquement des douleurs dans l'abdomen avec refroidissement, syncopes et un état misérable. J'opérai dans les deux heures; mais il était trop tard; la péritonite avait déjà commencé, et l'opération fut sans utilité, ou plutôt mauvaise qu'inutile. Il mourut vingt heures après.

Les cas analogues à celui-ci sont fréquents : alors que tout semble aller très-bien, survient une invasion de symptômes indomptables. La hernie n'est pas atteinte d'inflammation aiguë; le patient n'est pas très-inquiet; il se flatte lui-même qu'il va mieux, et l'opinion semblable de ses amis est encore plus forte; tous sont opposés à l'opération, et vous-même pouvez à peine vous déterminer à vous y résoudre. Mais il ne faut pas hésiter. J'ai perdu la chance de sauver la vie de cet homme, parce que j'ai estimé au-dessous de sa valeur l'importance, comme indication opératoire, de vomissements survenant par intervalles. Si vous perdez des chances comme celle-là, vous serez encore plus blâmables, car vous aurez eu beaucoup plus d'avertissements que je n'en ai jamais reçu.

Je dois vous prévenir enfin de ne pas vous laisser tromper par la cessation des vomissements dans la période extrême d'une hernie étranglée. Cela arrive quelquefois; mais c'est un signe de mal plutôt que de bien, si l'amélioration générale ne coïncide pas avec la cessation des vomissements. Ainsi, par exemple, on peut arrêter les nausées par les narcotiques; mais ce n'est pas là, je le répète, un signe d'amélioration générale capable de justifier l'expectation.

Dans les premières périodes de l'étranglement, s'il n'est pas très-aigu, la respiration et le pouls sont peu affectés. Le pouls est ordinairement accéléré, et peut être d'abord plein et ferme. Je l'ai observé entre 80 et 90 dans une grande majorité des cas ordinaires que j'ai recueillis; et les respirations sont généralement, je pense, en rapport exact avec le pouls. Lorsque les autres signes d'étranglement deviennent plus marqués, ceux-là, d'après moi, coïncident toujours avec eux. Le pouls devient habituellement plus rapide, plus faible, plus petit, si ce n'est à la vérité après le bain chaud, lorsque sa force et son volume ont grandement augmenté; la respiration, je pense, règle son pas sur celui du pouls.

Ainsi ces signes s'ajoutent aux autres pour plaider en faveur de l'opération. Je n'ai dans mes notes ni dans mes souvenirs de cas dans lesquels le pouls et la respiration aient été assez en désaccord avec les autres signes d'étranglement pour justifier ou pour repousser l'opération. Mais vous pouvez tenir pour sûre la règle suivante : que si, lorsque vous observez un cas dans lequel il est douteux qu'il y ait étranglement, le pouls et la respiration augmentent de fréquence, vous pouvez penser qu'il y a un accroissement proportionné dans les raisons pour opérer.

Enfin, au point de vue de l'aspect et de l'état général du patient, on ne peut dire que peu de chose de bien défini. Vous lisez qu'une expression est anxieuse et qu'elle est dite caractéristique, comme sont beaucoup d'autres choses fallacieuses. Je l'appellerais plutôt expression de détresse ou de souffrance; mais quel que soit le nom que vous lui donniez, ayez soin de ne pas croire qu'il faut que vous la voyiez avant de décider qu'on a raison d'opérer une hernie étranglée. Plus un patient parait mal, plus il paraît ridé, usé et vieux, plus ses sensations sont mauvaises, moins il est probable que sa hernie étranglée sera réduite sans opération. Mais la réciproque n'est pas vraie. J'ai opéré très-justement, comme le résultat l'a démontré, des patients qui n'avaient paru ni ne s'étaient sentis mal ou anxieux, dans toute l'acception du mot. J'ai vu encore un patient, bien et tranquille en apparence, chez lequel une hernie crurale, après sept jours d'étranglement, contenait une anse intestinale complétement gangrénée.

DEUXIÈME LEÇON

Indications et contre-indications des tentatives de réduction avant d'opérer une hernie étranglée. — Moyens adjuvants de la réduction : bains chauds, repos au lit, anesthésie, etc. — Mode de réduction. — De la réduction incomplète.

Dans la dernière leçon, j'ai essayé de montrer comment les signes d'une hernie supposée étranglée peuvent servir de guide pour déterminer si sa réduction doit être achevée par une opération, ou si l'on peut employer dans ce but des moyens plus simples. Dans cette leçon, je parlerai des tentatives de réduction que l'on peut faire, ou que l'on peut ne pas faire, avant d'opérer.

En règle générale, votre premier examen d'un malade atteint de hernie supposée étranglée ne doit pas être fait avec l'intention de la réduire sur-le-champ, mais avec celle de déterminer ce qu'il y a à faire, quelles sont les chances de réduction sans opération, et quels moyens on emploierait pour l'obtenir, si elle paraissait possible. En effet, vous pouvez réduire la hernie si sa réduction semble alors aisée; mais vous ne devez pas l'essayer si elle paraît difficile. Si le cas est mauvais, il faut que vous décidiez d'abord si la réduction sans opération doit être même essayée; et, s'il faut faire une tentative, que faut-il faire, et comment? Pour cette décision il y a certaines règles générales qui sont confirmées par les cas que j'ai observés.

Dans les cas très-mauvais, comme, par exemple, lorsque le patient vomit des matières fécales et a de la péritonite (1) ou est en collapsus, le pouls petit et rapide, qu'il y a du ho-quet ou d'autres symptômes graves de ce genre, — il ne faut pas essayer de réduire sans opération. Le risque de l'opération est insignifiant en comparaison de celui de faire rentrer dans la cavité abdominale un intestin sphacélé ou ulcéré.

Lorsque les parties qui recouvrent la hernie sont tellement enflammées qu'il est probable qu'il y a sous elles du spha-cèle ou de la suppuration, il ne faut pas tenter de réduire sans opération, et, même lorsqu'elles sont moins enflammées, il ne faut faire que des efforts courts et très-doux, car le succès est peu probable et l'échec peut être funeste.

Plus les signes d'étranglement ont duré longtemps, plus les efforts de réduction doivent être courts; et plus les symptômes sont ou ont été aigus, plus ces efforts doivent être faits avec douceur. Seulement, ici, ne comptez pas parmi les symptômes aigus l'intensité de la douleur dans les hernies récentes ou très-augmentées de volume; car beaucoup des hernies les plus extrêmement douloureuses sont réductibles avec l'aide de l'anesthésie, bien qu'elles puissent exiger au-tant de force que dans tout autre cas.

Plus longs, plus nombreux et violents les efforts de réduc-tion, dans un cas quelconque, ont été faits avant que vous donniez vos soins, plus vos propres efforts doivent être courts et doux; si, à la vérité, vous ne décidez pas de prime abord qu'on a assez fait et qu'il ne reste plus aucune chance valable de réduction sans opérer.

S'il se trouve que vous avez affaire à une hernie qui était habituellement irréductible et dans laquelle vous avez

(1) Voir note XI, page 226.

raison de croire que, sans que rien s'y soit ajouté, le contenu du sac s'est étranglé, il vaut mieux opérer d'emblée. Il n'est pas probable que vous réduisiez une hernie qui, même avant l'étranglement, était irréductible.

Je suppose maintenant que, en observant ces règles, un premier examen d'une hernie étranglée vous ait conduit à décider que sa réduction sans opération est à essayer; je ne puis donner une règle unique de pratique qui, cette décision prise, suffirait toujours pour le temps d'après; mais, d'une manière générale, et dans une grande majorité des cas qui sont traités, c'est une règle sage en pratique de faire, après un bain très-chaud et quelques heures de repos au lit, c'est-à-dire de 3 à 12 heures, suivant le cas, de faire, disons-nous, une seule tentative de réduction, d'une force et d'une durée raisonnables; — si ce moyen échoue, d'administrer le chloroforme ou l'éther; — alors, dans certains cas, mais non dans tous, de faire une seconde tentative; — si celle-ci échoue, ou si on ne la fait pas, de pratiquer l'opération pendant que le malade est encore insensible.

Il faut employer le bain chaud dans tous les cas qui ne sont pas très-mauvais, excepté chez les personnes âgées et faibles, parce qu'il pourrait les déprimer trop. Chez ces personnes, on peut le remplacer par des fomentations très-chaudes, ou par des cataplasmes chauds sur la hernie et les parties voisines; et il faut employer ces moyens comme les meilleurs lorsqu'on ne peut donner un bain. Aidés par le repos, tous ces moyens sont certainement très-utiles, soit en diminuant la tendance à l'action des muscles irrités, soit en apaisant la congestion, soit de toute autre manière. Ils sont spécialement utiles chez les malades de l'hôpital, qui y sont communément apportés dans un état pitoyable, glacés, privés de repos ; la hernie est tendue, remplie et très-douloureuse, et leurs muscles abdominaux se contractent pour résister à la pression la moins pénible. La chaleur du bain, le lit et le repos dans la position horizontale, peuvent remédier à tout cela et la hernie peut devenir facilement réductible, ou peut même se réduire d'elle-même.

On conseille communément de donner le bain si chaud et d'y maintenir si longtemps le malade, qu'il puisse survenir une syncope, pendant laquelle il faut essayer la réduction, le malade étant encore dans le bain. Je fais plus que de douter de la prudence de ce conseil. Il me semble préférable de laisser simplement le malade se calmer et se relâcher dans le bain, puis de le mettre au lit enveloppé dans des couvertures chaudes, couché sur le côté ou sur le dos avec les genoux relevés, ou le bassin un peu élevé, et alors, après une heure de repos complet, de tenter la réduction.

L'avantage de cette conduite ressort de beaucoup de cas dans lesquels le chirurgien a l'honneur de réduire une hernie que l'interne n'a pu réduire. L'interne essaie dans le bain, et échoue; le chirurgien, une heure ou deux après, réussit, non pas, ou au moins pas toujours, par plus d'habileté, mais parce que le malade se trouve dans un état plus favorable après un moment de repos et de chaleur et que sa position est meilleure — couché à plat au lieu d'être à moitié assis comme dans le bain.

Cet emploi du repos et du bain peut être aidé par l'opium toutes les fois que la hernie est très-douloureuse et le patient trop agité pour avoir chance de dormir naturellement. Un grain d'opium peut procurer le repos nécessaire pour la quiétude des parties, mais son utilité est moins probable dans la hernie crurale que dans la hernie ombilicale, et moins avec celle-ci qu'avec la hernie inguinale.

Chez les vieillards et chez d'autres personnes qui peuvent avoir eu de l'inertie intestinale longtemps avant l'étranglement, et chez lesquels il peut y avoir de l'accumulation des matières ou beaucoup de gaz dans le gros intestin, il faudrait administrer un lavement même d'une grande quantité de liquide; car l'évacuation du gros intestin peut faciliter considérablement la rentrée de la hernie. Quant aux purgatifs, il vaut mieux n'y pas penser, s'il y a des signes manifestes d'étranglement. Il n'y a pas d'indications bien nettes pour déterminer les cas dans lesquels ils peuvent être utiles; et, s'ils ne font pas de bien, ils peuvent être très-funestes. Je ne doute pas qu'on ait obtenu de bons effets des purgatifs; mais dans mes notes et dans ma mémoire je trouve plusieurs cas de malheur, et aucun dans lequel on ait paru avoir raison de penser que les malades auraient été plus mal de ne prendre aucune espèce de purgatif après la confirmation de l'étranglement.

Après le bain chaud et le repos, et je ne parle encore que de la majorité des cas, car dans quelques-uns on n'a pas le temps de faire tout cela, vous pouvez donner le chloroforme ou tout autre anesthésique, et essayer de réduire la hernie. Comment il faut que vous fassiez, je ne puis vous le dire maintenant, pas plus que le temps et la force raisonnables que vous devez employer; vous devez imiter ce que vous voyez faire par des hommes de haute réputation, et vous servir du meilleur sens commun possible. Mais je puis vous dire certaines choses qu'il faut que vous ne fassiez pas.

Vous devez ne pas agir comme si vous étiez décidés à réduire la hernie *per fas aut nefas;* vous ne devez pas dépenser une heure ni même une demi-heure à cela, ni employer toute votre force, ni enlever votre habit et relever vos manches de chemise, ni vous agenouiller sur le lit pour pouvoir presser avec plus de force; vous ne devez pas laisser une demi-douzaine de personnes essayer leurs mains chacune à son tour. Il ne faut faire ni ces choses ni d'autres semblables, qui toutes, à ma connaissance, ont été des sources de terribles calamités. Il faut agir avec douceur et vous retenir vous-mêmes, avoir à l'esprit la délicatesse de certains des tissus que vous maniez, et la possibilité de leur faire beaucoup plus de mal que l'opération que vous tâchez d'éviter.

Ces précautions sont d'autant plus nécessaires que, lorsque le patient est insensible, vous n'avez rien que votre propre jugement et vos sens pour vous dire jusqu'où vous pouvez aller sans mal faire. La grande valeur du chloroforme et de l'éther est que, en abolissant la sensibilité, ils mettent fin à la résistance musculaire que le malade, volontairement ou non, oppose à la réduction lorsque l'on presse sur sa hernie. Aussi sont-ils le plus utiles dans les hernies dont la difficulté de réduction est principalement due à la résistance musculaire; dans les récentes, ou récemment augmentées de beaucoup, dans les inguinales plus que dans les fémorales, et dans celles-ci plus que dans les ombilicales, dans les douloureuses plus que dans les indolentes.

Le chloroforme et l'éther sont à un tel degré les aides les plus puissants pour la réduction des hernies, qu'il pourrait paraître juste d'employer l'un ou l'autre sans attendre l'effet d'un bain chaud, ou du repos dans la position horizontale, ou d'autres moyens semblables. Quelquefois il est bon d'agir ainsi, spécialement dans les hernies récentes et qui sont extrêmement douloureuses.

Mais plus communément, s'il y avait danger à attendre 3 ou 4 heures, c'est parce que l'étranglement serait tellement avancé qu'il faudrait faire l'opération d'emblée, sans

essai préalable de réduction. Si cette urgence extrême de
réduire immédiatement n'existait pas, il n'y aurait qu'avantage dans l'emploi du bain et du repos au lit pendant 3 ou
4 heures; car ils peuvent rendre la hernie réductible, ou,
même s'ils échouent en cela, ils peuvent amener dans la
hernie des changements qui sont profitables à la fois à l'exécution de l'opération et, celle-ci faite, aux chances de guérison après elle.

J'ai parlé dernièrement de la marche à suivre dans la
plupart des cas moyens; et, auparavant, des cas dans lesquels il ne fallait faire aucune tentative de réduction sans
opération. Vous pouvez demander quels sont les cas dans
lesquels on est autorisé à attendre plus longtemps lorsque
le bain chaud, le repos, le chloroforme et une tentative de
réduction ont été essayés et ont échoué.

Je n'ose pas dire qu'on ne peut rencontrer un cas dans
lequel l'expectation soit permise; mais je suis sûr qu'on
peut donner comme règle, avec à peine une exception, que
lorsque vous êtes convaincus que la hernie est étranglée,
et que vous n'avez pu la réduire avec les moyens adjuvants
que j'ai indiqués, il faut que vous opériez. Tandis que le
malade est encore insensible, il faut faire l'opération; et vous
devez vous y préparer avant de pratiquer l'anesthésie.

Naturellement, si vous êtes convaincus que la hernie,
quoique irréductible, n'est pas étranglée, vous pouvez attendre; mais dans ce cas il faut la surveiller presque impa-
tiemment, car un intestin ou un épiploon qui ne peut être
réduit est très-exposé à s'étrangler, de même que lorsqu'il
est enflammé ou incarcéré dans un sac herniaire. D'autre
part, s'il ne survient pas de signes d'étranglement, en particulier de vomissements, vous pouvez attendre de jour en
jour; mais si les signes arrivent, spécialement s'il apparaît

des vomissements, ou des douleurs plus vives, ou une augmentation de la rapidité du pouls et de la respiration, alors il faut opérer d'emblée, et il vaut mieux ne pas essayer de nouveau la réduction. Cet essai est capable de faire beaucoup plus de mal que de bien; il vaut mieux opérer d'emblée. Rien ne fait plus de mal à une hernie étranglée ou presque étranglée que la violence ou une tentative infructueuse de réduction.

Pendant que vous attendez vous pouvez employer, suivant les cas, la glace (1), les applications chaudes, les lavements, les laxatifs, ou les opiacés. Je ne puis vous donner d'indications pour chacun d'eux, n'ayant pas une expérience suffisante de l'expectation pour avoir pesé leur valeur respective. Mais il y a au moins une ou deux conditions favorables pour tous les cas dans lesquels vous désirez attendre, savoir : le repos au lit et l'abstention d'aliments. Il ne faut rien permettre qui puisse troubler le repos du malade, ni laisser toucher à sa hernie. Une partie de la valeur de la glace et des cataplasmes, et des autres applications analogues, est que tous ils tiennent les mains à l'écart (2).

Je ne parlerai pas d'autres moyens supposés adjuvants, — tabac, postures singulières, secousses avec les jambes en haut et la tête en bas, ventouses, et autres choses pareilles et non pareilles. Ce sont d'ingénieux malfaiteurs, plus dangereux que l'opération qu'ils ont pour but d'éviter.

---

(1) Il y a de fortes autorités en faveur de l'emploi de la glace ou autres applications froides sur les grosses hernies. Lawrence, *Treatise on Hernia* 5ᵉ édition, p. 167; Teale, *Abdominal Hernia*, 1846, p. 104; Erichsen, *Science and Art of Surgery*, 5ᵉ édition, vol. II, p. 449; Haward, *Saint-Geor. Hosp. Reports*, vol. I, p. 125; Birkett, *Holmes's Syst. Surg.*, 2ᵉ édit., vol. IV, p. 699.

(2) Voir note XII, page 227.

En parlant des hernies réductibles, je n'avais à l'esprit que celles qui peuvent être complétement et certainement réduites. Mais il n'est pas peu fréquent de rencontrer des cas de hernie étranglée dans lesquels la réduction est douteuse ou partielle. En parcourant mes observations, j'en ai trouvé beaucoup dans lesquelles on retarda l'envoi des malades à l'hôpital, parce que les chirurgiens pensaient qu'une partie de la hernie était rentrée, et espéraient que le reste en ferait bientôt autant, et quelques-uns dans lesquels, même à l'hôpital, le même retard funeste suivit le même espoir trompeur.

Il n'est pas facile de dire ce qui se passe dans ces réductions partielles ou douteuses. Certains malades vous diront que tout ne rentrait jamais, et que ce qui semblait avoir été réduit actuellement pourrait bien n'être qu'une partie ajoutée à l'ancienne. Quelquefois, je pense, on chasse du gaz hors de l'intestin, ou du liquide hors du sac; quelquefois on fait rentrer de l'épiploon; quelquefois peut-être une partie de l'intestin; quelquefois rien — toute notion de réduction pouvant tromper.

Les chances d'erreur sont plus grandes que vous ne vous l'imaginez. Vous pouvez sentir un *thrill* produit par le liquide qui rentre, ou le gargouillement dés gaz, que vous pouvez supposer être ce que certains auteurs décrivent comme le gargouillement caractéristique (comme si quelque chose de ce genre était infailliblement caractéristique), ou quelque chose glissant en arrière; mais tout cela peut tromper. Il y a une règle pratique pour tous ces cas. Si les symptômes d'étranglement ne sont pas apaisés par la réduction supposée; si les vomissements continuent, ou la douleur, ou le sentiment de détresse du malade, ou tout autre des symptômes distinctifs, — alors, sans délai, il faut que vous opériez. La réduction partielle d'une hernie étranglée, si elle n'est pas suivie d'un soulagement complet des symptômes, ne vaut pas mieux qu'une non-réduction.

Je puis ajouter que la plupart des réductions douteuses ne sont pas des réductions; et parmi les réductions partielles, aucune n'est exempte de danger, sinon certaines de celles dans lesquelles l'intestin est rentré et où l'épiploon seulement reste dans le sac.

Soyez préparés aussi pour les cas dans lesquels la réduction est ou semble complète, sans que cependant les signes d'étranglement soient apaisés. Dans ces cas, une hernie peut être rentrée *en masse*, ou poussée dans un autre sac, ou entre le péritoine et le fascia; il peut encore y avoir une hernie compliquée d'étranglement interne, ou bien un ou plusieurs autres états si difficiles à distinguer et à traiter, que je ne puis vous donner qu'une règle générale pour la conduite à tenir dans ces cas, savoir : Si vous pouvez sentir une masse au niveau ou près de l'anneau herniaire, et s'il y a quelque chose qui puisse être une hernie étranglée, il faut opérer.

Pour finir ce que j'aurais à dire touchant l'opportunité d'opérer, je devrais peut-être parler de l'état du malade, au point de vue du risque de l'opération, par raison d'âge, de santé générale, et de complications diverses. Dans mes cas, je n'en trouve pas seulement beaucoup parmi les personnes les plus grasses et les plus faibles, mais des exemples de complications par la phthisie, la bronchite aiguë et chronique, la constriction aortique, la phlébite, l'ulcère de l'estomac, une affection vésicale, des troubles intestinaux de divers genres, et l'étranglement interne. On ne voudrait pas blesser des malades de cette espèce pour un avantage insignifiant; mais, avec une hernie étranglée, le danger de faire l'opération peut à peine être aussi grand que celui de ne pas la faire.

La vieillesse et la faiblesse, l'obésité, l'intempérance, ou un mauvais état quelconque, peuvent ajouter aux risques de cette opération, comme de toute autre; mais il faut accepter tous ces risques. On ne doit pas laisser mourir un malade de hernie étranglée si par tous les moyens possibles on peut lever l'étranglement; et vous ne devez pas vous laisser détourner de l'opération par la considération du nombre de morts qui la suivent. Les morts après l'opération peuvent être de 50 pour 100; mais les morts dues à l'opération ne sont pas plus de 5 pour 100, et même, probablement, ces morts auraient été causées par la hernie si l'on n'avait pas pratiqué l'opération. La grande proportion des morts est augmentée de celles dans lesquelles l'étranglement a fait un mal que l'opération n'a pu soulager. Il n'est pas injuste de soutenir que, d'une manière générale, les morts après les opérations pour hernie ne doivent être comptées que comme impossibilités de sauver la vie, tandis que les guérisons doivent être comptées comme vies sauvées d'une mort certainement menaçante.

TROISIÈME LEÇON

Opération de la hernie étranglée. — Indications générales : Quand faut-il opérer ; siège de l'étranglement par rapport au point où il convient d'inciser ; manuel opératoire. — Indications et contre-indications de la réduction : État du liquide, de l'épiploon et de l'intestin contenus dans le sac.

Le but de l'opération dans la hernie est de diviser les tissus qui cernent étroitement les parties sorties, afin qu'elles puissent rentrer. Ces tissus, formant ce qu'on appelle l'étranglement, sont dans certains cas en dehors du sac herniaire ; dans d'autres, dans sa substance elle-même ; aussi, d'après cette différence et d'autres encore, peut-on dans certains cas faire complétement l'opération sans ouverture du sac, et dans d'autres être obligé de pratiquer cette ouverture. Les avantages des deux méthodes ont été souvent discutés, et je puis commencer par vous en parler.

On ne peut douter, je pense, que si tout le reste de l'opération était le même dans tous les cas, l'avantage de réduire la hernie sans ouvrir le sac serait toujours à rechercher (1). Réduire ainsi une hernie est ce qu'il y a de mieux après la réduction sans opération d'aucune sorte. Il est insignifiant de diviser les tissus en dehors du sac, et l'on pourrait difficilement trouver une opération qui mettrait moins que celle-ci la vie ou la santé en danger. Le péritoine n'est pas blessé ; l'intestin et l'épiploon ne sont ni touchés ni exposés à l'air ; la plaie peut être petite ; toute hémorrhagie peut être

(1) Voir note XIII, page 228.

facilement arrêtée et se faire entièrement à l'extérieur. De même la plaie se trouve dans des conditions favorables pour se cicatriser rapidement, et l'érysipèle ou autre complication n'a pas de tendance à gagner le péritoine.

Ces raisons sont suffisantes pour faire toujours désirer et s'efforcer en général d'opérer sans ouvrir le sac, surtout lorsqu'il s'agit de personnes âgées et faibles, et de hernies volumineuses. Mais il ne faut pas vous laisser entraîner trop loin dans cette direction ; il pourrait vous en arriver de grands malheurs. Car, d'abord, il y a beaucoup de cas dans lesquels le contenu du sac ne doit pas être remis dans l'abdomen, par exemple lorsqu'il y a gangrène, ou ulcération profonde, ou étranglement par le sac. Le risque causé par cette rentrée est tellement beaucoup plus grand que celui de l'ouverture du sac, qu'il n'y a pas à hésiter lorsque vous pouvez avoir quelque raison, même légère, de soupçonner un de ces états des parties herniées. Et il faut toujours les soupçonner dans les cas suivants : 1° Lorsque l'étranglement existe depuis longtemps, c'est-à-dire quatre jours ou plus, qu'il y ait des symptômes légers ou graves; 2° lorsque les signes d'étranglement sont très-aigus, quelle que soit leur durée ; 3° lorsqu'il y a des signes très-marqués d'une inflammation avancée ou subaiguë dans le sac ou les parties voisines ; 4° lorsque le contenu du sac ne rentre pas facilement et dans les deux ou trois minutes après la levée suffisante de l'étranglement. Et il faut être très-scrupuleux dans l'appréciation de cette facilité à rentrer; car j'ai fait certainement du mal, et j'en ai vu faire plus encore, en essayant trop longtemps de réduire la hernie sans ouvrir le sac; en effet, on touche les parties avec le doigt pour les reconnaître, on les presse à plusieurs reprises; on blesse ainsi l'intestin et l'on provoque une inflammation suppurative de tout ce qui entoure le sac; de sorte que, lorsque enfin l'opération est achevée, on a fait beaucoup plus de mal que si l'on avait tout d'abord ouvert le sac.

Je pense donc que vous pouvez prendre en toute certitude comme règle de conduite, dans les cas ordinaires, d'essayer d'achever l'opération sans ouvrir le sac, mais d'appliquer toute votre attention à rechercher s'il y a des raisons de soupçonner des complications, ou un état morbide grave des parties contenues dans le sac, ou d'autres difficultés analogues qui vous obligeraient à faire des efforts de réduction vigoureux et de longue durée. Naturellement, plus vous pratiquerez cette opération, moins souvent ces difficultés vous arrêteront; mais retenez bien la règle précédente et croyez qu'il est plus habile d'éviter des difficultés que de tout faire pour les surmonter. Et finalement, lorsque vous êtes dans le doute, ouvrez le sac; car bien que les avantages soient, au total, en faveur de l'abstention, cette raison n'est cependant pas suffisante pour justifier un risque considérable. Les statistiques brutes d'opérations ne peuvent pas servir pour évaluer cet avantage. Dans tous les cas les plus mauvais il faut ouvrir le sac, et les opérés mourront en grande proportion quel que soit le procédé opératoire employé.

Au point de vue de la manière d'opérer, il y a beaucoup de règles anatomiques, et de bonnes, dont je ne dirai rien. Elles sont admirablement décrites dans : Lawrence, *On hernia*. Je vous donnerai seulement certaines règles générales qui peuvent être utiles dans presque tous les cas.

Dans tous, il faut d'abord que vous sachiez autant que possible où siége l'étranglement, afin que votre première incision soit faite juste au-dessus de lui, et vous donne de la place pour le débrider sans qu'on ait besoin de la prolonger.

Dans la hernie crurale, vous pouvez être sûr que l'étranglement siége à l'anneau fémoral ou dans l'espace d'un demi-pouce de là; cela est suffisant pour guider votre première incision. Dans la hernie ombilicale, l'orifice du sac est toujours le siége de l'étranglement, et le milieu de votre première incision doit être au-dessus de lui. Dans la hernie inguinale l'étranglement est, dans l'immense majorité des cas, à l'anneau inguinal interne ou en dedans; et l'incision doit s'étendre de l'anneau interne au delà de l'anneau externe, et, d'après les caractères de la hernie, à une distance plus ou moins grande vers ou sur le scrotum.

Mais, dans la hernie inguinale, l'étranglement peut être à l'anneau externe, ou, s'il est formé par l'orifice épaissi du sac, siéger plus haut vers la cavité abdominale, ou en bas le long du canal, ou au delà de l'anneau externe, à quelque distance dans le scrotum. De plus, dans certains cas rares de hernie congénitale, il peut y avoir deux étranglements, un à chaque extrémité du canal vaginal resté ouvert. Dans ces cas il est utile d'appliquer une règle énoncée, je crois, par M. Luke, pour s'assurer du siége de l'étranglement; c'est d'observer à quel point du trajet de la hernie cesse l'impulsion de la toux. Car, lorsqu'une hernie est étranglée, l'impulsion peut être sentie jusqu'à l'étranglement; aude là, on ne la sent plus : c'est pourquoi, où l'impulsion cesse, là se trouve probablement l'obstacle. Cette partie doit être exactement comprise dans l'étendue de votre incision.

Dans la hernie crurale, votre première incision peut être verticale, suivant une ligne droite tirée de l'épine du pubis, saillie que l'on peut facilement sentir. Elle a besoin rarement d'avoir plus de un pouce et demi de long, et peut avoir moins quelquefois. Dans la hernie ombilicale, une incision verticale de un pouce et demi ou deux pouces suffira, sur la ligne médiane, pour atteindre le bord supérieur ou inférieur de l'orifice du sac. Mais je suis disposé à croire, bien que je ne l'aie pas essayé, que dans les grosses hernies ombilicales, deux incisions, allant à la rencontre des bords de l'anneau, vaudraient mieux qu'une seule. Dans la hernie inguinale, l'incision doit prendre la direction du collet et de la partie supérieure de la hernie, et sa longueur varier avec le volume des parties qu'il faut faire rentrer.

Dans ces incisions il faut avancer petit à petit, à travers les diverses couches que vos dissections anatomiques des parties saines vous permettront quelquefois de reconnaître, jusqu'à ce que vous arriviez au sac. L'épaisseur de ces couches est plus variable que vous ne pourriez le supposer. Particulièrement dans les petites hernies crurales, vous trouverez souvent autour du sac une quantité incroyable de graisse ; et dans la hernie ombilicale, beaucoup plus de graisse autour de l'orifice du sac que la minceur du tégument qui la recouvrait ne l'aurait fait supposer tout d'abord.

Quelle que soit l'épaisseur, vous devez continuer à inciser dans la même direction ; et lorsque vous êtes à la surface du sac rester sur la même ligne. Ne disséquez pas la partie antérieure de cette surface, ne la séparez pas des tissus voisins, aucun bien ne peut en résulter, mais plutôt beaucoup de mal. Vous n'avez besoin que d'une incision linéaire du sac. Tout ce que l'on fait de chaque côté de cette ligne est inutile ou dangereux.

Après avoir ainsi atteint le sac, et découvert son col et son orifice, ou la partie la plus étroite, il faut procéder différemment selon que vous vous proposez d'achever l'opération avec ou sans ouverture du sac. Dans le premier cas, on l'ouvre près de son orifice, puis dans la direction et dans

toute l'étendue de l'incision externe, et on divise enfin
l'étranglement de dedans en dehors. Vous pouvez faire ce
temps sur l'ongle ou sur un conducteur, et en prenant soin
de ne blesser ni l'intestin, ni les autres organes dont il est
question dans tous les manuels. Dans le dernier cas, lorsque
vous avez l'intention de ne pas ouvrir le sac, il faut chercher où se trouve l'étranglement et le diviser en dehors du
sac.

Dans les hernies fémorales, il y a, relativement au siége
de l'étranglement, des différences que je ne puis vous expliquer, mais que mes observations m'ont rendu très-claires.
Dans certains cas, en cherchant le collet du sac, on le trouve
étroitement serré par la bandelette fibreuse appelée ligament de Hey, que l'on peut considérer comme une bordure
falciforme du fascia lata, au point où cette aponévrose limi-
tant la partie supérieure de l'ouverture de la saphène, se
réunit à l'arcade crurale, et se continue ensuite jusqu'au
ligament de Gimbernat.

Quelquefois la section de cette bandelette, allant jusqu'à l'arcade crurale, suffit pour rendre la hernie réductible; et dans ce cas l'opération finit avec la réduction. Mais,
dans des cas plus nombreux, cela ne suffit pas; l'étranglement peut être formé par des bandes de fibres qui entourent
le collet du sac et qu'il faut diviser, bande par bande et
couche par couche, jusqu'à ce qu'on n'en sente plus aucune.
Ces fibres font partie de l'arcade crurale profonde, sous laquelle la hernie s'est formée.

Dans des cas très-rares, cependant, la section de ces ban-
delettes n'est pas suffisante, car l'étranglement est formé
par l'épaississement de l'orifice du sac lui-même. Cette condition, qui est une cause commune d'étranglement dans la
hernie inguinale, est très-rare dans la fémorale; mais on

l'observe certainement, et dans les cas qui conviennent bien à l'opération sans ouverture du sac, on peut essayer d'amincir son orifice sans l'ouvrir, et de le rendre ainsi assez extensible pour permettre la rentrée de son contenu. On peut l'essayer, mais il y a peu de chances de succès. On est en effet très-exposé à inciser le sac dans un point déjà mince ; et cela une fois fait, il vaut mieux agrandir l'ouverture et sectionner l'étranglement de dedans en dehors.

Cette incertitude relativement au siége exact de la hernie étranglée fait qu'il est prudent de s'imposer une résolution ferme de ne pas employer trop de temps ni de force à essayer de réduire sans ouvrir le sac. Il vous arrivera de croire, lorsque vous aurez sectionné quelque chose, que vous allez pouvoir réduire ; et alors vous essaierez de faire rentrer l'intestin. Mais vous échouerez ; alors vous sectionnerez autre chose et vous essaierez de nouveau : de nouveau aussi, vous échouerez. Et vous continuerez ainsi jusqu'à ce que vous ayez fait plus de mal que si vous aviez d'abord ouvert suffisamment le sac, incisé tranquillement l'étranglement et réduit la hernie. Retenez bien ceci : une réduction facile, le sac étant ouvert, vaut mieux qu'une réduction difficile sans l'ouvrir.

Pour la hernie ombilicale la chose est plus simple. L'étranglement est toujours dans le tissu fibreux résistant de la gaîne du muscle droit. Lorsque vous l'avez atteint, et il se trouve en général beaucoup plus profondément que vous ne vous y attendiez, à cause de la graisse, et non-seulement plus profondément, mais de plus sous le sac, vous pouvez, sans ouvrir celui-ci, diviser l'étranglement ; mais cela est difficile, car le sac est toujours très-mince, et il peut n'y avoir que peu de tissu entre lui et l'anneau fibreux. Il est encore bon d'essayer, mais pas trop longtemps. Vous êtes

plus exposés à ouvrir le sac au siége de l'étranglement ou
près de là ; et, si vous le faites, vous pouvez aussi bien épargner votre temps et votre force en l'ouvrant plus largement.

Dans la hernie inguinale l'étranglement est, dans beaucoup de cas, et était dans la majorité de ceux que j'ai opérés,
formé par l'orifice du sac, épaissi et induré par ce qui paraît
être un processus inflammatoire, produisant un tissu comme
inodulaire et rétractile. Ce tissu forme une bandelette d'environ un quart ou un tiers de pouce de large, et d'environ une
ligne d'épaisseur, et qui a quelquefois un bord interne mince
et tranchant.

A ce propos, permettez-moi de vous dire que la formation de cette bandelette n'est pas due aux bandages que l'on
porte. J'en ai vu de très-marquées chez des malades qui
n'avaient jamais porté de bandage ; et j'ai vu le sac mince
et mou dans tous ses points chez d'autres qui en avaient
porté pendant longtemps.

Mais, quel qu'en soit le mode de formation, cet épaississement et cette rétraction annulaires de l'orifice d'un sac
herniaire inguinal constituent une cause commune d'étranglement. D'après cela, il faut d'abord que vous mettiez à découvert l'orifice du sac ; à moins, il est vrai, que vous n'ayez
trouvé ses couches externes si serrées que vous puissiez penser
que leur division sera suffisante pour permettre la réduction de la hernie. Après avoir dénudé la face externe de l'orifice épaissi du sac, vous pouvez encore achever la réduction
sans opération en amincissant graduellement l'orifice, c'est-
à-dire en coupant couche par couche une partie quelconque.
Quelquefois l'orifice cèdera suffisamment au point ainsi
aminci pour s'élargir et permettre la réduction ; mais plus
souvent, je crois, vous échouerez, et il faudra que vous ou-

vriez le sac et que vous divisiez l'étranglement de dedans en dehors.

Ici, comme dans la hernie fémorale, ayez bien soin de ne pas employer plus de force et de temps qu'il ne faut dans le but de réduire sans ouvrir le sac. C'est une bonne chose de réussir; mais c'en est une très-mauvaise d'échouer. Il faut que vous supputiez combien de risques d'accident il est permis d'encourir dans l'espérance d'un succès.

Si la réduction s'accomplit sans ouverture du sac, vous avez atteint le but immédiat le plus heureux de l'opération; mais souvenez-vous que des erreurs de réduction sont possibles aussi bien dans ces cas que dans ceux où aucune opération n'a été faite; elles sont cependant moins dangereuses, car, si l'étranglement est complétement divisé, rien de ce qui reste dans le sac n'est étranglé. En particulier vous pouvez ne rien craindre si, comme il arrive communément, il reste dans le sac un peu d'épiploon. Cela n'est pas mauvais; mais s'il est resté plus que de l'épiploon, et si les signes d'étranglement ne sont ni apaisés, ni diminués, il faut opérer de nouveau et ouvrir le sac, ces cas rentrant dans la même catégorie que ceux de réduction partielle ou douteuse, dont j'ai parlé dans la dernière leçon.

Mais supposez le sac ouvert, comme il devrait l'être dans tous les cas mauvais, ou dans beaucoup d'autres qui, bien qu'ils ne le soient pas, peuvent être cependant appelés difficiles; il peut alors se présenter la question la plus embarrassante de toutes : que faut-il faire du contenu du sac ? Naturellement, dans la plupart des cas, il faut le faire rentrer; mais dans beaucoup d'autres il ne le faut pas; quels sont alors ces cas ?

Regardez d'abord les caractères du liquide que, dans la plupart des cas, vous trouverez en dehors du sac. Dans la plupart, dis-je, non dans tous; car dans certaines petites hernies crurales, surtout chez les personnes très-maigres, dans beaucoup de hernies ombilicales, et dans toutes celles qui renferment beaucoup d'épiploon, il peut n'y avoir pas de liquide, ou trop peu pour qu'on l'aperçoive distinctement. Mais s'il y en a assez pour qu'on puisse en tirer un indice quelconque; celui-ci sera favorable si le liquide est clair, ou citrin comme la sérosité, ou mieux comme le sérum du sang, car il se coagulera spontanément.

Ce liquide indique seulement une exsudation analogue à celle qui peut provenir d'une anse intestinale simplement congestionnée, ou atteinte d'inflammation bénigne; et ils sont bien rares, si même il y en a, les cas dans lesquels on ne peut faire rentrer l'intestin trouvé derrière ce liquide. On peut dire la même chose lorsqu'il y a en même temps des amas ou des bandes d'exsudation de lymphe ou de fibrine; car ils ne dénotent qu'une inflammation dont on peut parfaitement guérir lorsque l'intestin est rentré. Je suis disposé à en dire autant des cas dans lesquels le liquide est limpide, mais plus ou moins fortement teinté de sang; car cette exsudation des globules ou de la couleur du sang n'est pas caractéristique de changements morbides sérieux soit du sac soit de son contenu.

Mais lorsque le liquide est trouble, brunâtre, grisâtre, il indique des changements plus avancés dans l'intestin ou dans l'épiploon; et plus ces caractères sont prononcés, plus il faut regarder attentivement les parties herniées pour savoir si elles sont en état d'être réduites. Vous aurez probablement à décider qu'elles ne le sont pas lorsque le liquide aura une odeur fécale ou putride bien évidente; et naturellement elles ne le seront pas s'il y a des matières fécales mélangées avec lui.

Je n'ose pas dire qu'il faut prendre absolument comme guide de votre pratique les caractères du contenu liquide du sac d'une hernie étranglée; mais ce sont de bons signes dont il faut tenir compte en général, car ils représentent exactement l'état de congestion ou d'inflammation simples, ou une altération, une décomposition plus ou moins avancées, ou une solution de continuité de l'intestin et de l'épiploon étranglés.

Il n'est pas rare, après avoir divisé l'étranglement et fait rentrer le contenu du sac, de voir du liquide sortir de la cavité péritonéale. Je ne connais pas d'autre règle de pratique que de le laisser couler aussi longtemps qu'il voudra, et s'il paraît de mauvaise nature, de ne fermer la plaie, si on la ferme, que lorsqu'il aura cessé de couler.

Quant à l'épiploon que le sac peut contenir, la conduite à suivre à son égard est la suivante. S'il est en petite quantité, c'est-à-dire deux ou trois pouces carrés, s'il n'est pas adhérent, et s'il ne présente que de la congestion ou une inflammation légère, il ne peut y avoir aucun danger à le réduire après l'intestin; et même si la partie herniée était considérable, mais sans plus d'altération, il vaudrait mieux la faire rentrer si on le pouvait sans employer beaucoup de force ou de temps. Mais il arrive quelquefois, lorsque l'abdomen est tendu et l'intestin rempli outre mesure, qu'on ne peut réduire une portion considérable d'épiploon sans de grandes difficultés. Que faire alors? Faut-il le réséquer ou le laisser dans le sac? Je suis d'avis de prendre ce dernier parti. Je pense que la section, avec les ligatures ou autres moyens de fermer les vaisseaux, ajoute aux dangers pour la vie; tandis que l'abandon de l'épiploon n'est suivi que quelquefois d'un peu plus de difficulté à adapter un bandage, difficulté qui n'est pas assez grande pour justifier un risque quelconque pour la vie.

Cette règle de laisser l'épiploon dans le sac doit encore être observée davantage lorsqu'une portion assez grande est indurée et épaissie par une affection ancienne. Lorsque la portion ainsi altérée est petite, on peut, je crois, la faire rentrer.

Lorsque l'épiploon est adhérent au sac, mais sous les autres rapports propre à être réduit, il faut rompre les adhérences et réduire, après avoir arrêté l'écoulement sanguin. S'il ne peut être réduit, laissez les adhérences; en tout cas, ne les rompez jamais assez près de l'orifice du sac pour que leurs vaisseaux soient susceptibles de saigner dans la cavité abdominale.

Lorsque l'épiploon est gangréné, ou presque, laissez-le, afin que la partie sphacélée puisse être éliminée.

Mais les questions principales dans ces opérations sont relatives à l'état de l'intestin étranglé et à la manière d'en user avec lui. Vous en jugerez d'après la couleur et la résistance. Servez-vous de vos yeux et de vos doigts; quelquefois de votre nez; très-rarement de vos oreilles, car ce que vous pouvez avoir entendu dire relativement à la durée de l'étranglement, aux sensations, etc., est aussi capable de vous tromper que de vous guider convenablement.

Au point de vue de la couleur, toute teinte, depuis le gris naturel, en passant par les diverses nuances de rose et de rouge, jusqu'au cramoisi le plus foncé, même tirant sur le noir, peut permettre de réduire l'intestin s'il n'y a pas de lésion. Toutes ces teintes peuvent être dues à la congestion et à la stagnation du sang, ou à une infiltration sanguine dans les parois intestinales; toutes choses qui peuvent exister sans une inflammation capable d'altérer la texture de l'intestin, et n'avoir pas duré assez longtemps pour en amener la mortification. Je suis disposé à dire qu'on peut réduire l'intestin quelle que soit sa couleur, la noire exceptée, si sa texture est restée bonne; si au toucher il paraît tendu, élastique, bien rempli, et rénitent, ni affaissé ni visqueux; et plus la surface de l'intestin est luisante, brillante, plus vous pouvez avoir confiance en cette règle.

Lorsqu'une anse intestinale est complétement noire, je pense qu'il vaut mieux ne pas la faire rentrer, à moins que vous ne soyez sûr que cette couleur est due entièrement à une infiltration sanguine. Elle peut cependant n'être pas encore mortifiée, mais elle n'est pas capable de guérir; si même elle ne mourait pas après la réduction, il y aurait grand risque qu'elle demeure incapable de propulser son contenu, et qu'elle aide à causer la mort par ce qui paraît très-fréquent, la distension et la paralysie du canal au-dessus d'elle. Mais, à la vérité, la noirceur absolue d'un intestin étranglé dénote communément une gangrène confirmée; et vous pouvez en être sûr si les tissus noirs sont ternes, mous, flasques, ou visqueux, gluants au doigt ou d'un aspect villeux. Il ne faut pas réduire un intestin qui est dans cet état.

Les couleurs qui ne peuvent laisser que peu de doute, comme signe de gangrène, sont le blanc, le gris et le vert, tous très-foncés, ternes, par plaques, ou couvrant toute la surface de l'intestin hernié. Je ne puis dire pourquoi il y a tant de couleurs dans des cas différents, ou quelquefois dans le même cas; mais toutes sont également des signes certains de gangrène, et elles sont toujours réunies avec la perte de la tonicité et de la texture normales de la paroi. Une anse intestinale qui présente ces caractères, quoique peu marqués, ne doit pas être réduite.

La texture de l'intestin hernié, pour qu'on puisse le réduire sans danger, doit être la suivante : il faut que ses parois soient minces, fermes, tendues et élastiques, conservant

leur forme cylindrique, qu'il soit lisse, glissant et luisant.
Plus l'intestin s'écarte de ces caractères, plus il perd son
brillant et paraît villeux, plus il est visqueux, s'affaisse et
perd sa forme cylindrique, plus il est mou, et cède sous le
doigt, plus il est pulpeux, semblable à du cuir mouillé ou du
papier détrempé, moins il est apte à être réduit. Et lorsque
ces caractères sont joints aux couleurs que j'ai décrites
comme de mauvais augure, on peut admettre que l'intestin
est mortifié, et il vaut mieux le laisser ouvert, afin que son
contenu puisse s'écouler à l'extérieur et ne pas faire de mal.

Mais, en dehors de la gangrène, il peut y avoir ulcération
des parois intestinales, ordinairement au point où l'intestin
est serré par l'orifice du sac, et le plus souvent dans les
hernies crurales étranglées depuis longtemps. Dans celles-
ci, c'est spécialement le bord dur et tranchant du ligament
de Gimbernat qui semble diviser l'intestin dont il amincit et
perfore enfin la paroi. La possibilité de cette complication
suffit pour justifier la règle d'après laquelle, lorsque l'étranglement a été aigu et de longue durée, il faut tirer doucement à soi l'intestin après avoir sectionné l'étranglement,
pour voir s'il n'y a pas de lésion grave de ses parois au point
où a porté la pression principale de l'agent constricteur.

Je dois parler aussi maintenant, parce qu'elles sont également dangereuses pour la vie, de la lacération de l'intestin
dans des tentatives trop violentes de réduction, et de sa
blessure pendant l'opération ; mais je n'ai pas d'expérience
personnelle sur ces cas, et je ne puis rien ajouter à ce que
vous pouvez lire dans les meilleurs traités sur la hernie,
comme celui de Sir William Lawrence, ou dans les chapitres
consacrés à la hernie par M. Erichsen dans son livre *Science
and art of Surgery*, ou par M. Birkett dans *Holmes's system
of Surgery*. Vous y trouverez non-seulement l'expérience

de ces auteurs, mais ce qu'ils ont rassemblé et rédigé d'après les écrits des autres. Me bornant à ce que j'ai vu dans ma pratique personnelle, je dois omettre beaucoup d'autres choses que la rupture et la blessure de l'intestin; comme les complications diverses de hernie étranglée avec hydrocèle, testicule en ectopie, varicocèle, accidents de l'opération, par exemple une hémorrhagie des artères épigastrique ou obturatrice. Il y en a certaines que je n'ai jamais vues; d'autres que je n'ai vues qu'une fois ou deux, et je ne sais à leur sujet que ce que vous pouvez apprendre en lisant les ouvrages que je vous ai indiqués.

Quant au traitement de la gangrène et de l'ulcération de l'intestin dont je viens de parler, je vous dirai qu'il m'a toujours paru plus prudent de courir le risque d'avoir un écoulement permanent des matières fécales en laissant l'intestin dans la plaie, que d'ajouter aux chances de mort en réduisant une anse qui pourrait paraître susceptible de guérison par la suture ou tout autre moyen analogue. Naturellement il ne faudrait pas songer à ces moyens si la gangrène ou l'ulcération n'avait pas une très-petite étendue; mais même dans les cas où elle est la plus petite, si ce n'est très-rarement, je ne voudrais pas ajouter au risque que court inévitablement la vie en réduisant l'intestin lésé. Dans les cas de hernie, sauver la vie est tellement plus important que tout autre chose, que nous ne devons l'exposer que si nous avons les plus grandes probabilités d'éviter à un malade une infirmité incurable.

QUATRIÈME LEÇON

Du traitement après l'opération de la hernie étranglée; le traitement ancien comparé au traitement moderne; valeur de l'expectation. — Nécessité de tenir compte de toutes les conditions dans lesquelles se trouve l'opéré. — Accidents consécutifs à l'opération; vomissement; péritonite. — Opérations qui ne soulagent pas.

Les premières leçons ont été consacrées au diagnostic de l'étranglement herniaire, et à l'opération qu'il nécessite. Dans cette dernière je parlerai du traitement après l'opération.

En examinant mes notes sur la hernie au point de vue du traitement consécutif, je fus frappé de la grande différence qui existe entre la pratique des dernières années et celle d'il y a trente ans et plus. Relativement à tous les sujets étudiés dans les leçons précédentes, la distinction des cas qui nécessitent l'opération, les modes d'opérer, et, d'une manière générale, la pathologie de la hernie étranglée, les connaissances ont, nous pouvons le dire, augmenté, quoique sans aucun changement matériel d'opinion; mais, lorsque nous arrivons aux questions relatives au traitement des malades après l'opération, il nous semble que nous savons, et certainement nous pensons, des choses très-différentes de celles que l'on admettait généralement quand j'étais étudiant.

La règle générale actuelle en pratique, après les opérations, dans les cas qui paraissent devoir aller bien, est de faire ce qu'on appelle rien ; d'attendre que quelque motif d'intervention se manifeste, et, pendant l'expectation, d'avoir soin que le malade ait un lit, un air et une nourriture convenables, de la tranquillité et de bons soins. Toutes ces conditions premières de santé sont appelées « rien ». Le « quelque chose », comme pendant, serait de saigner, de purger activement, ou autre intervention sans trêve dans le cours naturel de la guérison, comme ce qui était en vogue dans les premières années de mes études, et qui n'avait pas encore entièrement disparu il y a vingt-cinq ans, lorsque je devins chirurgien-assistant à l'hôpital.

Dans ce contraste, il ne faut voir qu'un exemple du grand changement d'idées touchant le traitement que l'on peut observer dans une grande partie de la pratique médicale, comme dans les cas de fièvre, de rhumatisme aigu, de pneumonie et de toutes les inflammations aiguës; changement démontré non par la substitution d'un médicament à un autre, mais par ce fait qu'on laisse beaucoup de maladies et les conséquences de beaucoup de blessures suivre leur cours naturel, dans l'assurance qu'ells arriveront à bonne fin, et que nous ne possédons pas de médicaments capables de les améliorer ni de les guérir.

Laissez-moi ajouter que, bien que les méthodes générales de traitement actuelles soient meilleures que les anciennes, je ne pense cependant pas que celles-ci aient été aussi funestes qu'on l'a dit quelquefois. Je ne me souviens pas qu'il soit survenu de sérieux accidents après la saignée dans les cas nombreux de maladie, grave ou légère, où je l'ai pratiquée pendant le cours de mes études. Je pense que dans peu de cas elle fut dangereuse, mais elle fut innocente dans la grande majorité. Dans beaucoup, elle produisit un tel soulagement de la douleur ou d'autres symptômes fâcheux qu'elle fortifie naturellement l'opinion qu'elle était réellement utile ; et je ne doute pas qu'elle l'ait été quelquefois. Mais dans les cas de hernie étranglée, avant ou après l'opération, je pense que vous n'aurez jamais besoin de saigner un malade. Je ne crois pas que la saignée ait jamais sauvé la vie d'un sujet atteint de hernie, et que vous auriez perdu sans elle.

Pour les purgatifs, bien que je pense qu'ils aient été souvent nuisibles et plus souvent encore inutiles, je ne doute cependant pas qu'ils n'aient eu et qu'ils n'aient encore quelque utilité ; et je voudrais pouvoir vous dire plus exactement que je ne le puis le genre de cas dans lesquels on peut les employer. Pour le moment, je n'en connais qu'un, celui dans lequel il est évident que l'étranglement est survenu tandis que les intestins étaient remplis outre mesure, d'une manière aiguë, et qu'il a été rapidement levé.

J'arrive aux règles générales de traitement après les opérations pour hernie étranglée. Rappelez-vous les cas compliqués que vous pouvez avoir rencontrés. Dans chaque cas il y a, ou il peut y avoir, les éléments suivants : l'intestin lésé par son déplacement ou par la réduction forcée ; la plaie de l'opération, les effets d'un anesthésique, les désordres intestinaux qui, au moins dans beaucoup de cas, précèdent l'étranglement et peuvent continuer après l'opération ; les effets des laxatifs et d'autres médicaments donnés contre ces désordres prémonitoires ou contre l'étranglement ; l'inflammation ou quelque chose de pire que l'inflammation du sac et de son contenu, qui ne cède pas immédiatement même après une opération heureuse.

Lorsqu'on a opéré à temps, tous ces éléments peuvent ne laisser rien de pire que s'il s'était agi d'une guérison spontanée ; et une hernie qui va bien n'exige que ce « rien » dans le mode de traitement dont je viens de parler. Mais lorsque quelque chose va mal, il faut que vous vous rappeliez toutes les conditions que j'ai énumérées, en vous efforçant d'interpréter les signes du mal et de l'améliorer. Très-peu de cas sont plus difficiles à soigner que ceux qui ne vont pas bien après la kélotomie; et il y en a excessivement peu qui, étant sortis de la route droite de guérison, peuvent y être ramenés.

Quels sont donc les signes auxquels on reconnaît que tout va bien? Principalement le sentiment d'un soulagement complet; c'est-à-dire d'un soulagement non-seulement de la détresse locale, mais des symptômes généraux. Trompeuses comme sont souvent les sensations, cela a lieu rarement; et si un malade ne se sent pas soulagé, il faut vous tenir sur vos gardes, et soupçonner que quelque chose va mal.

Il faut ensuite qu'il n'y ait ni douleur ni fièvre aiguë. Il peut y avoir une fièvre traumatique légère, mais il ne doit pas y en avoir davantage; ni nausée ni malaise, mais une quiétude générale ou un repos profond, un retour graduel de l'appétit et des forces, et au bout d'un moment, une évacuation intestinale. Je dis, au bout d'un moment, ne voulant pas préciser davantage. Quelquefois l'intestin agit aussitôt après l'opération, et cela peut ne pas être mauvais; je ne crois pas que ce soit bon, car cela indique soit l'effet d'un purgatif donné à tort avant l'opération, soit une irritation des intestins pour lesquels le repos vaudrait mieux (1). Les cas les meilleurs sont ceux dans lesquels l'intestin délivré de l'étranglement reste quelques jours inactif. Je ne connais pas de limite nécessaire au repos dans lequel on peut laisser l'intestin. Dans un de mes cas il resta dans l'inaction pendant neuf jours après l'opération; et j'ai entendu parler d'autres faits où il y resta plus longtemps encore sans aucun

(1) Voir note IV, page 62.

désavantage ni accident. Mais je pense qu'il est bon, en règle générale, de laisser le tube intestinal en repos pendant quatre jours après l'opération; puis, si tout va bien (mais à cette condition seule), d'ordonner un lavement simple; et si cela n'est pas suffisant, quelque laxatif. Je ne sache pas qu'il y ait avantage à laisser les intestins inactifs plus de quatre jours; et j'ai eu un cas dans lequel un grand malaise, pour ne pas dire plus, fut occasionné par une accumulation très-considérable.

Après l'évacuation des intestins, si tout va bien, il n'y a pas besoin de viser à autre chose que le bien-être du malade; le traitement local et le régime peuvent être des plus simples. L'excès est plus capable d'être nuisible que le défaut.

Parmi les cas qui ne vont pas bien il y a une grande variété; mais je ne parlerai que de ceux dans lesquels le mal est en quelque chose spécial à la hernie. Naturellement la plaie de l'opération peut déterminer l'un quelconque des accidents qui peuvent suivre d'autres plaies, comme l'érysipèle, la pyohémie, etc.; mais je n'en parlerai guère.

Parmi mes cas, j'en trouve quelques-uns dans lesquels les symptômes considérés comme graves, la diarrhée ou les coliques, par exemple, ont suivi l'opération, mais n'ont indiqué aucun accident sérieux, n'étant que la continuation des troubles intestinaux qui avaient précédé l'étranglement. J'ai déjà parlé de ce point, mais il est bon de répéter qu'il est commun que la descente et l'étranglement de la hernie soient précédés de certains troubles intestinaux dont les signes peuvent être suspendus pendant l'étranglement, et peuvent reparaître après l'opération. Quels que soient ces troubles, on peut les traiter ou les abandonner à eux-mêmes, comme si l'on n'avait pas opéré; mais il ne faut pas les oublier lorsqu'on a à estimer la signification de chaque symptôme dans le cas où les choses vont mal.

De ces symptômes le principal est le vomissement. Si un malade vomit une ou deux fois aussitôt après une kélotomie, ce peut être seulement parce que l'estomac était rempli de sécrétions avant l'opération, et qu'il se vide ensuite de lui-même. En cela il n'y a pas de mal, peut-être même y a-t-il du bien. Mais si les vomissements continuent, ce peut être un signe de la plus haute gravité. Ils peuvent être, à la vérité, causés par le chloroforme ou l'éther. J'en ai vu plusieurs exemples; dans l'un d'eux le malaise chloroformique dura pendant trois jours après l'opération et mit la vie du patient en danger.

Généralement on peut distinguer les vomissements dus au chloroforme de ceux causés par une péritonite ou un étranglement persistant, en ce qu'ils s'accompagnent de nausées terribles, comme dans le mal de mer; qu'ils ne donnent ni liquide fécal ni sécrétion gastrique abondante, car il y a plus d'efforts pour vomir que de vomissements; et enfin par la sensation de soulagement qu'éprouve le malade du côté de sa hernie, bien qu'il soit tourmenté par ses nausées. Si la douleur et la détresse de la hernie sont soulagées par l'opération, et que, à l'exception des vomissements, tout semble bien, vous pouvez être presque sûrs que les vomissements sont dûs au chloroforme, et en général vous pouvez attendre qu'ils cessent d'eux-mêmes. Je crois que vous ne pouvez pas les guérir, et la nourriture introduite dans l'estomac ne fait que les aggraver. Le malade se trouvera mieux de ne pas manger, si les forces sont bonnes; mais, s'il est très-faible, il vaut mieux le soutenir avec des lavements de lait, d'œufs, de thé de bœuf et de vin.

Si les vomissements durent pendant six heures ou plus, ou

pendant des jours, après l'opération, et s'ils ne sont pas dus
au chloroforme, c'est un signe très-mauvais, je pourrais
presque dire mortel; car, en général, il signifie que l'opération a manqué son but. Ou bien l'étranglement n'est pas
levé, ou bien l'intestin est paralysé au-dessus du point
étranglé, ou bien encore il y a de la péritonite ou de la gangrène, ou une perforation de l'intestin, ou quelque lésion
analogue. Très-rarement les conditions fâcheuses indiquées
par les vomissements continus sont apaisées spontanément
ou par des doses répétées d'opium.

La persistance de la détresse abdominale, avec tension,
douleur et coliques, après l'opération, n'est pas aussi grave.
Si d'autres symptômes sont apaisés, ceux-là le seront probablement; et on peut les traiter généralement par de grands
lavements ou des laxatifs, comme le sulfate et le carbonate
de magnésie. Mais il n'est pas nécessaire de se hâter d'agir
ainsi. Les troubles abdominaux qu'il s'agit d'apaiser ne sont
pas dus à une maladie sérieuse, mais probablement à une
accumulation intestinale, qui a commencé avant l'étranglement, serait très-lente à compromettre la vie, et que l'on
peut laisser persister jusqu'à ce qu'on puisse la traiter sans
risque. Dans un cas semblable — ce qui n'est pas très-rare
— lorsque tout semble bien, excepté les douleurs et la tension de l'abdomen, soyez sur vos gardes. S'il n'y a pas de
changement, ne faites rien. Avec le temps, les intestins se
videront d'eux-mêmes. S'il y a accroissement de la douleur,
sans accélération du pouls et de la respiration, ni autres indices de fièvre ou d'inflammation, donnez des lavements ou
des laxatifs. Je suis sûr que vous pouvez en user avec des
cas de ce genre mieux et plus délibérément que je n'ai fait
dans quelques-uns de ceux que j'ai rapportés. Je vois maintenant que je ne me suis que trop occupé d'eux, et je

n'ai été très-heureux qu'en ne leur faisant pas de mal.

On peut faire un groupe considérable avec les cas plus mauvais que les précédents, chez lesquels l'opération ne donne que peu ou pas de soulagement; tout va après comme avant, ou plus mal encore. Peu de cas peuvent être plus graves que ceux-là. Vous pouvez vous estimer heureux si, sur vingt de ce genre, vous en pouvez sauver un.

Le défaut d'amélioration par le fait de l'opération peut être dû à l'épuisement absolu du malade. J'ai eu à opérer des malades déjà mourants. Je ne pouvais refuser de les opérer, car je ne pouvais être certain que ce serait inutile; mais j'eus la preuve que c'était inutile, et même l'opération parut nuisible.

L'intestin fut réduit et tout mis en place; mais le malade était trop épuisé, comme on peut dire, pour avoir conscience du soulagement, et il vint à mourir, quoique alimenté et soigné comme il faut.

L'absence de soulagement peut avoir pour cause la persistance de l'étranglement par la constriction d'une bandelette fibreuse, une position vicieuse de l'intestin, ou toute autre chose analogue qui a été méconnue. Dans un cas pareil, surtout si vous n'avez pas ouvert le sac, il faut que vous ouvriez la plaie et le sac; que vous élargissiez l'ouverture de l'étranglement; que vous trouviez, si vous pouvez, l'intestin étranglé ou ce qu'il peut y avoir de mauvais, et, s'il se peut, que vous y mettiez ordre. Vous pouvez être assez heureux pour réussir, plus heureux que je n'ai été. Mais alors, dans deux de mes cas, un étranglement interne et éloigné coïncidait avec celui de la hernie. C'était sans remède, puisqu'on n'y pouvait atteindre; aussi la seconde opération fut-elle aussi inutile que la première.

Mais les cas de beaucoup les plus fréquents, dans lesquels

l'opération ne soulage pas, ou n'apporte qu'un soulagement léger et de courte durée aux symptômes d'étranglement, sont ceux dans lesquels l'intestin lui-même ne guérit pas. Il reste pincé, paralysé, congestionné ou enflammé, malade et incapable de contraction, tandis que la partie supérieure du canal se distend, puis au bout d'un moment se paralyse, l'abdomen devenant de plus en plus tendu, bien qu'il puisse y avoir moins d'agitation des intestins. Cet état est le plus fréquent chez les vieillards et après un étranglement de longue durée; il s'accompagne communément de péritonite; et sans aucun doute l'inflammation du tissu musculaire de l'intestin, au niveau et au-dessus de la partie étranglée, est souvent la cause de la perte du pouvoir musculaire, ou un obstacle sérieux à la guérison (1). Mais la péritonite ne fait pas nécessairement partie de la calamité.

Je ne pense pas avoir rencontré de cas dans lesquels il existait de la péritonite au niveau de la partie étranglée. Dans des cas semblables vous pouvez avoir le meilleur espoir, bien que le meilleur soit rarement bon, dans l'opium, l'alimentation et le vin, qu'il faut tous donner par le rectum si l'estomac ne peut pas les garder. Votre but doit être simplement de conserver votre malade en vie jusqu'à ce que, avec le temps, le repos donné au canal intestinal lui permette de recouvrer sa force. Pour cela de très-petites quantités de nourriture peuvent suffire, quelques cuillerées, par la bouche, tous les jours ou tous les deux jours; et deux ou

---

(1) Probablement la lésion infligée par un étranglement aigu, ou de longue durée, au système vaso-moteur des nerfs distribués aux vaisseaux sanguins et à la couche musculaire de l'intestin, peut expliquer à la fois l'œdème de ses tuniques et l'épanchement qui se fait dans le sac, et aussi la paralysie de la portion étranglée, qui peut subsister après que la réduction a été faite (H. Marsh).

trois fois par jour, des injections dans le rectum, de lait, thé de bœuf, œufs, vin, laudanum, mêlés tous ensemble.

Des cas très-semblables sont ceux dans lesquels la péritonite a débuté avant l'opération et n'a pas été amendée par celle-ci. Il n'y a pas, à vrai dire, de raison pour que la levée de l'étranglement remédie à la péritonite qu'il a causée; et quelquefois elle semble continuer comme si de rien n'était. A la vérité, il vaut mieux s'attendre à ce qu'il en soit ainsi, et suivre une très-bonne règle générale, qui est de donner de l'opium immédiatement après l'opération dans tous les cas mauvais de hernie étranglée, à moins de motif évident pour n'en pas donner. Je n'ai pas vu de mauvais résultat provenir de ce traitement, et je pense qu'il a réellement bien fait quelquefois. Dans quelques-uns des cas mauvais dont je vous ai déjà parlé ou dans tous, vous pouvez donner un grain d'opium, ou une quantité équivalente de morphine en injection sous-cutanée, immédiatement après l'opération; puis observer le malade et déterminer s'il faut en donner plus, ou faire autre chose (1). En particulier vous pouvez vous attendre à avoir à donner du vin aussitôt après l'opération, car les patients sont généralement faibles.

Ainsi donc vous pouvez retenir qu'il y a quatre groupes de cas dans lesquels la kélotomie, quoique bien faite selon toute apparence, ne produit aucun bien, ou trop peu pour qu'on en tienne compte. Il peut en être ainsi chez les malades complétement épuisés; dans les cas d'étranglement

(1) Dans un excellent mémoire sur le traitement chirurgical de la péritonite (*Saint-Bartholomew's Hospital Reports*, vol. IX), M. Thomas Smith, parlant des bons résultats obtenus par le lavage de la cavité péritonéale dans la péritonite consécutive à l'ovariotomie, demande si le même traitement ne pourrait pas rendre également service dans certains cas dans lesquels la péritonite survient comme complication de la hernie étranglée (H. Marsh).

persistant, soit sur la hernie, soit sur un autre point; de paralysie intestinale, ou de péritonite de voisinage. J'ai vu des exemples de toutes ces variétés. Il peut en exister d'autres que je n'ai pas vues ou que j'ai méconnues. De toutes celles-là vous pouvez distinguer en théorie, et généralement en fait et en pratique, ces genres de cas dans lesquels des accidents naissent après un intervalle bien net de soulagement après l'opération. Tous peuvent aller bien, ou du moins pas mal, pendant un certain temps; le malade peut éprouver une sensation bien nette de soulagement; le mal de cœur et autres symptômes fâcheux peuvent cesser pendant des heures ou même quelques jours; puis surviennent des accidents et le désappointement.

Les cas qui peuvent être ainsi groupés sont nombreux et variés. Je trouve dans mes notes des exemples d'inflammation aiguë du sac herniaire et de ses téguments; de péritonite aiguë simple, pareille à celle que l'on pourrait appeler traumatique; de péritonite asthénique, probablement de nature érysipélateuse; de péritonite aiguë, avec collapsus rapide, par suite de perforation ou rupture intestinale; d'inaction simple ou paralysie de l'intestin. Et à ces accidents qui furent particuliers aux opérations pour hernie, on peut ajouter d'autres calamités analogues à celles qui pourraient survenir après toute opération, comme le phlegmon diffus, l'érysipèle, la phlébite, etc.

Il n'est pas possible, et il ne serait guère opportun de parler maintenant de toutes ces complications; car, bien que celles de la première liste soient associées à la hernie, elles ne lui sont pas spéciales, et leur pathologie et leur traitement doivent être étudiés sur un champ plus vaste. Il faut en user avec la péritonite d'après les mêmes règles que si elle n'avait rien de commun avec la hernie, et déterminer avec grand soin à laquelle des formes que j'ai énumérées on a affaire.

L'étranglement peut causer lui-même la péritonite; et celle-ci, commençant avant l'opération, peut continuer après elle. La blessure et l'exposition du péritoine à l'air peuvent en provoquer l'inflammation, ou augmenter beaucoup celle qui existait avant l'opération. Dans les deux ordres de cas, on peut observer les signes de péritonite immédiatement après l'opération, ou, au plus, dans les douze heures qui la suivent; et alors l'inflammation sera généralement aiguë ou, autant que le permettra la constitution du patient, sthénique. Mais vous pouvez en général distinguer de ceux-ci les cas dans lesquels la péritonite éclate après un intervalle plus long, et revêt plutôt le type asthénique; que ce soit à la suite d'une solution de continuité de l'intestin, ou de conditions analogues à celles qui produiraient l'érysipèle après les lésions externes.

Je ne prétends pas que, dans chaque cas de péritonite après une hernie, vous pourrez déterminer aisément auquel de ces différents types d'inflammation elle appartient. Vous le pourrez souvent, vous devrez l'essayer toujours; car c'est d'après le type de l'inflammation qu'il faut établir votre traitement.

Dans les inflammations sthéniques, vous pouvez amener un grand bien-être et aider la guérison par une saignée locale copieuse au moyen de sangsues, par de grands cataplasmes sur l'abdomen, par des boissons légèrement salées et alcalines, par le régime le plus simple et le moins stimulant.

Dans les inflammations asthéniques, l'opium est le seul médicament qui soit généralement utile. On emploie aussi le calomel et l'opium; mais je crois que le calomel est plus souvent mauvais que bon. En même temps que l'opium il faut prescrire le repos et la chaleur, des aliments liquides et du vin coupé. Je ne puis pas vous donner plus de règles générales; car le reste du traitement doit être déterminé séparément pour chaque cas.

Outre ces accidents très-graves qui peuvent suivre la kélotomie, il peut survenir certains troubles locaux dont quelques-uns méritent que je vous en parle.

Le plus commun peut-être est l'inflammation aiguë du sac herniaire, soit seul, soit avec la partie immédiatement voisine du péritoine. Elle est, je pense, plus susceptible d'arriver après les opérations pour grosses hernies chez les personnes âgées, lorsque la réduction a exigé beaucoup de temps et de force. Ce qui vous l'indiquera le mieux, c'est la souffrance et la sensibilité localisées avec fièvre, sans les signes d'absence de soulagement ou de péritonite générale dont j'ai parlé dernièrement. Il n'y a pas d'affection grave, mais un état général en rapport avec une inflammation traumatique locale d'une certaine intensité; et vous pouvez la traiter, ainsi envisagée, par le repos complet, des applications chaudes et humides sur la partie, et très-peu d'aliments; et, dans les cas aigus chez les personnes robustes, par des sangsues en abondance.

Dans le cas le plus aigu que j'aie vu, j'ai appliqué 98 sangsues dans les trois jours qui ont suivi l'opération avec grand soulagement, et, je pense, grand avantage pour le malade. Il y a vingt ans de cela, mais on aurait raison d'agir encore ainsi.

Un autre trouble local est l'inflammation aiguë du tissu cellulaire situé en dehors du sac. On la rencontre principalement après les opérations pour hernie scrotale et pour hernie fémorale profondément située. Communément, les choses paraissent aller bien pendant quelques jours, puis il survient de l'inflammation dans la peau et au-dessous, conduisant quelquefois à un abcès, quelquefois à une suppuration diffuse. Il n'y a dans ces cas rien de spécial à la hernie. Les mêmes complications peuvent, comme vous le savez, suivre toute autre opération, et elles nécessitent toujours les mêmes moyens généraux de traitement. Je n'ai jamais vu d'accident sérieux suivre aucun cas de ce genre.

Je pourrais parler d'autres obstacles à la guérison causés par la kélotomie; mais je me borne à l'inflammation du testicule, à la gangrène du scrotum et d'autres que j'ai pu étudier en pratique; je passe sur les autres, comme j'ai fait pour beaucoup d'autres choses, spécialement les complications de hernies par diverses affections locales, comme l'hydrocèle, le varicocèle, le testicule retenu, etc. Je n'ai vu qu'un ou deux cas de chaque, et je ne puis vous en dire rien que vous ne sachiez déjà. Enfin, comme conclusion, je dois ajouter que, bien que certains d'entre vous pourraient trouver excessif de faire quatre leçons sur la hernie étranglée, je n'ai traité le sujet que très-superficiellement, très-incomplétement. La vie d'un homme n'est pas à beaucoup près suffisante pour en faire une étude personnelle complète, même dans un champ aussi large que celui que nous trouvons dans cet hôpital.

NOTES

———

NOTE XI, page 187.

M. Hutchinson (*Lond. Hosp. Rep.*, vol. II, p. 109) exprime cette
idée que la péritonite survient très-rarement avant que l'opération
soit pratiquée, à moins d'être provoquée par perforation et épanchement de matières fécales. Les signes que l'on prend pour ceux d'une
péritonite, nausées, constipation, expression anxieuse, langue un peu
sèche, ne sont réellement que ceux d'une obstruction intestinale;
tandis qu'un examen attentif montrera que, bien qu'il y ait une sensation douloureuse de tiraillement à la pression près du collet du sac,
il n'y a rien de cette intolérance générale de la pression qui dénote une
péritonite. Il démontre que lorsque, comme il arrive parfois, des
malades meurent de hernie étranglée sans opération, on ne trouve
pas les plus légers signes de péritonite après la mort; il cite un cas,
fatal au sixième jour par étranglement persistant, où il en était ainsi.

Dans son article sur l'*Intussusception* (*Med. chir. Trans*, vol. LXVII),
son langage est encore plus positif: « Dans l'intussusception, comme
dans la hernie étranglée et autres formes d'obstruction intestinale,
on peut, je pense, admettre comme un fait établi que, à moins qu'il
n'y ait une perforation, il n'y aura pas de péritonite. »

Dans l'explication de ce fait observé journellement qu'on trouve de
la péritonite dans les cas de mort suivant très-rapidement les opérations
pour hernie, il remarque : « qu'il est presque impossible d'exagérer
notre conception de la rapidité incendiaire avec laquelle l'inflammation d'une membrane séreuse peut débuter et s'étendre lorsqu'il
y a une cause suffisante. »

Les principales causes de péritonite après les opérations pour hernie sont, d'après lui, la rentrée de l'intestin en état d'inflammation avancée, avec des amas de lymphe y adhérant, et des plaques presque gangréneuses sur sa surface; et, secondement, la blessure produite par les doigts, les sondes, etc., introduits dans le sac.

Dans tout cela M. Hutchinson trouve une occasion favorable d'insister sur la nécessité de l'intervention primitive dans les cas d'étranglement; sur la prudence exigée pour déterminer si une anse d'intestin enflammée peut être rentrée ou laissée dans le sac, et sur la douceur et les soins qu'il faut observer dans tout ce qui touche à l'opération (H. Marsh).

<h3 style="text-align:center">Note XII, page 193.</h3>

Depuis que les leçons sur les hernies ont été faites, le Dr Dieulafoy a publié son *Traité de l'aspiration des liquides morbides*, qui contient un chapitre important et d'un grand intérêt chirurgical sur l'emploi de l'aspiration dans la réduction de la hernie étranglée. L'opération consiste à ponctionner la hernie en un ou plusieurs points avec une fine aiguille tubulée en communication avec un appareil à faire le vide, et à enlever le gaz ou le liquide qu'il peut y avoir soit dans le sac, soit dans la cavité de l'intestin.

Le Dr Dieulafoy rapporte de nombreux cas dans lesquels l'aspiration a été ainsi employée, soit par lui-même, soit par d'autres chirurgiens bien connus du continent. Dans certains d'entre eux l'étranglement avait duré quatre ou cinq jours et le taxis n'avait pu accomplir la réduction; cependant après l'aspiration la hernie était rentrée facilement. En face de ces succès il mentionne quelques cas rares dans lesquels l'aspiration ne put faciliter la réduction, mais aucun dans lequel il soit arrivé d'accident. Et il conclut que « la ponction aspiratrice d'une anse intestinale herniée, pratiquée au moyen de l'aiguille n° 1 ou n° 2, est d'une complète innocuité. »

Les cas qui conviennent le mieux pour l'aspiration sont ceux dans lesquels la hernie est formée d'intestin sans épiploon, où l'étranglement est récent, et où il n'y a pas d'adhérences. Mais il pense qu'elle serait à essayer dans tous les cas d'étranglement, à l'exception seulement de ceux dans lesquels il y a une raison de craindre que l'intestin soit déjà gangréné ou ulcéré. Et il l'emploierait avant d'avoir recours au taxis.

Plusieurs chirurgiens ont pratiqué cette méthode en Angleterre, et ont obtenu beaucoup de résultats satisfaisants. Mais les prévisions du Dr Dieulafoy ne se sont pas complétement réalisées. L'aspiration a échoué dans un nombre considérable de cas, et elle n'est assurément pas aussi exempte de danger que le pensait le Dr Dieulafoy lorsque son travail fut publié.

Il y a beaucoup de circonstances qui rendent impossible ou mauvais de faire rentrer une hernie sans ouvrir le sac, et dans lesquelles l'aspiration serait inutile ou funeste. Il faut bien retenir que la méthode n'en est encore qu'à l'essai. Elle prouvera sans aucun doute qu'elle est utile lorsque l'étranglement est récent, et que la réduction est empêchée par une collection de gaz ou de liquide, soit dans le sac, soit dans la cavité de l'intestin; mais il faut l'employer avec grand soin, et seulement après avoir examiné de près toutes les conditions du cas (H. Marsh).

Note XIII, page 197.

A l'hôpital Saint-Georges, c'est une coutume presque invariable d'ouvrir le sac dans chaque cas d'opération pour hernie étranglée. Ainsi dans un travail inséré dans *the Medical Times and Gazette*, vol. I, p. 861, on voit que M. Cooper et M. Holmes disent que dans 121 cas il y en eut seulement 4 dans lesquels le sac ne fut pas ouvert. Et M. Haward, écrivant dans *the Saint-George's Hospital Reports*, vol., I, 1866, élève ces nombres à 181 et 6 respectivement.

Dans la série des 121 cas la mortalité fut de 30,5 pour 100; et l'auteur compare cette proportion de mort avec celle qui eut lieu au London Hospital, où sur 100 cas on n'ouvrit pas le sac dans plus de la moitié, et dans laquelle la mortalité fut de 33 pour 100.

La conclusion tirée par M. Cooper et M. Holmes de ces chiffres et de l'examen des cas de l'hôpital Saint-Georges, est que l'ouverture du sac n'a d'effet ni sur le taux de la mortalité ni sur le temps exigé pour la cicatrisation de la plaie; et M. Haward exprime l'opinion que la balance penche certainement en faveur de l'opération dans laquelle le sac est ouvert.

Bien que la pratique de l'hôpital Saint-Georges porte le cachet d'une très-haute autorité, on peut douter qu'elle soit juste au point de suivre une règle de pratique toujours uniforme. Les cas de hernie présentent une variété infinie, et c'est pourquoi chaque exemple demande à être considéré en particulier. Il semble inconcevable que, dans les 181 cas mentionnés par M. Haward, il n'y en ait que 6 dans lesquels il y eut avantage pour les malades à ne pas ouvrir le sac, et on n'a pas besoin de dire que, dans tout cas donné, le salut de l'individu est le seul guide que l'on doive suivre. En d'autres termes, nous devons descendre du général au particulier.

La mortalité dans les 121 cas de l'hôpital Saint-Georges fut un peu moindre que dans les 100 cas du London Hospital ; mais, si l'on retire des deux tableaux les cas de hernie ombilicale, — et ils n'ont aucun poids dans la question présente, car le sac fut ouvert dans tous, — la proportion de mortalité pour les genres inguinal et crural est de 30 pour 100 dans les deux séries. Et il s'ensuit que si l'on gagna quelque avantage dans certains cas par l'ouverture du sac, il fut contre-balancé dans d'autres, car le résultat final fut le même. Chaque patient, semblerait-il, sera assuré d'avoir les meilleures chances de guérison si l'on examine soigneusement son cas, au point de vue de ses particularités personnelles, en prenant pour guides les lois qui sont énoncées dans le texte. On peut cependant concéder, sans trop s'avancer, que dans chaque cas douteux il faut certainement ouvrir le sac (H. Marsh).

VII

PYOHÉMIE CHRONIQUE

Sommaire. — Analogies de la pyohémie chronique avec la pyohémie aiguë. — Leurs différences. — Observations de pyohémie chronique. — Marche lente ; diagnostic facile ; pronostic favorable ; la guérison est la règle. — Indications thérapeutiques.

On parle rarement de la pyohémie chronique, et dans beaucoup des meilleurs traités de médecine et de chirurgie il n'y a rien qui s'y rapporte.

Cependant les cas auxquels ce titre est applicable ne sont pas très-rares. Ils ressemblent à la pyohémie décrite comme type par la formation de collections diffuses, disséminées, renfermant du pus ou d'autres matières inflammatoires mélangées, par la probabilité que ces formations sont dues à une infection du sang par la pénétration de produits inflammatoires morbides, et souvent aussi par l'existence de frissons, de sueurs profuses, de phlébites et d'inflammations articulaires ; mais ils diffèrent de la forme aiguë en ce qu'ils se prolongent d'une manière continue avec des rémissions pendant des semaines, des mois et même des années, et que, du moins dans leurs phases ultimes, ils sont exempts de tout trouble général sérieux de la santé et presque même de tout danger pour la vie.

Le récit de quelques-uns de ces faits donnerait une connaissance plus complète de la maladie et en faciliterait l'étude ; étude bien nécessaire pour éviter les erreurs rendues possibles dans ces cas comme tant d'autres, quand on considère trop exclusivement ce qu'on regarde peut-être à tort comme des types de maladies.

La relation intime entre la pyohémie aiguë et la pyohémie chronique peut être constatée parfois, dans les cas qui après avoir pendant quelque temps présenté tous les caractères de la forme aiguë n'amènent cependant que très-lentement l'issue fatale, cas dont je n'ai pas besoin de fournir des exemples détaillés. On en peut dire en général que la maladie, après avoir offert les symptômes ordinaires de la pyohémie aiguë, continue de semaine en semaine à ruiner sûrement la santé. Ses progrès sont indiqués de la manière suivante : épuisement lent, sécheresse et ratatinement de tous les tissus, pâleur croissante, diminution de la puissance musculaire et intellectuelle, affaiblissement de la voix, esprit lent et lourd, et souvent égaré la nuit; faiblesse et rapidité du pouls et de la respiration; sueurs fréquentes et répétées, surtout quand il y a beaucoup de suppuration ; frissonnements ou frissons plus rares ; soif augmentée, dégoût ordinaire pour les aliments, sécheresse et retrait des bourgeons charnus.

Je ne prétends pas que les signes généraux de la pyohémie puissent dans tous les cas de ce genre être distingués de ceux de la fièvre hectique ou du simple marasme ; cependant d'ordinaire ils sont assez distincts et le deviennent presque certainement lorsque, ce qui arrive souvent, on observe des points de rougeur à la peau, des abcès à parois flasques, un œdème du pied ou de la main, ou des signes de pneumonie.

Ce n'est point toutefois de ces faits dont je veux parler; je les cite seulement pour rendre plus évidents les rapports entre la pyohémie et ces cas qui en diffèrent par leur marche lente mais aussi par leurs symptômes relativement bénins. C'est à ces derniers que convient particulièrement le nom de pyohémie chronique.

I. Ligature de l'artère sous-clavière. — Pyœmie le 18ᵉ jour. — Arthrite pyohémique. — Pneumonie lobulaire et éruption pustuleuse. — Hémorrhagies secondaires. — Mort le 65ᵉ jour.

En juin 1860 je liai l'artère sous-clavière droite d'un homme de 53 ans, atteint d'un volumineux anévrysme axillaire. Il avait une bonne santé générale, mais paraissait plus vieux que son âge. **Tout** alla bien, si ce n'est que le pouls pendant quelques jours augmenta graduellement de fréquence jusqu'au 18ᵉ jour de l'opération, où le matin survint un très-grand frisson suivi de chaleur et de sueurs profuses. Le lendemain, l'opéré se sentait mal à l'aise et faible, et se plaignit d'une douleur comme rhumatismale dans l'épaule gauche; mais le pouls était plus lent, et à l'exception de quelques sueurs il n'y avait aucun des signes généraux de la pyohémie ni d'autre affection sérieuse.

Le 20ᵉ jour la ligature tomba. Le lendemain, le malade se sentait et paraissait aussi bien qu'avant le frisson et aurait pu passer pour convalescent. Il avait pris de fortes doses de quinine, une bonne nourriture et du vin. Le 22ᵉ jour il survint des sueurs profuses et le pouls s'éleva; le 24ᵉ jour une douleur très-vive apparut dans le coude droit, dura deux heures, et fut suivie par une faiblesse et une transpiration considérables, et par un accroissement du chiffre des pulsations et des respirations. Ce jour-là il y eut aussi un plus grand écoulement de pus par la plaie, probablement par suite de la suppuration du sac anévrysmal ou des parties voisines.

Pendant les dix jours suivants, jusqu'au 34ᵉ, le patient parut maigrir assez rapidement. Il souffrit souvent d'une douleur très-vive dans l'épaule gauche et dans le coude droit; presque tout le membre supérieur droit devint très-volumineux, avec de l'œdème et des signes de suppuration localisés au coude; il dormit peu, eut des sueurs profuses, des frissons fréquents, et perdit l'appétit; le pouls devint plus faible et resta rarement au-dessous de 100; la respiration était moins profonde et généralement de 30 à la minute. Le pus s'écoulait librement et sortait par une petite ouverture, dernier reste de la plaie qui ne se cicatrisait pas. Des stimulants en quantité et toute la nourriture qu'il pouvait prendre semblèrent ne produire aucun effet.

Mais la semaine suivante (du 35e au 41e jour) il y eut une amélioration marquée dans les symptômes généraux. Le patient disait chaque jour qu'il allait « mieux » ou « tout à fait bien »; il dormait bien et transpirait rarement ; le pouls varia de 96 à 108, et fut toujours mou et modérément plein; la respiration devint de jour en jour plus lente; la langue fut toujours nette, l'appétit très-bon, les selles régulières, et le malade put s'asseoir dans son lit quelques instants chaque jour. L'œdème du bras et la suppuration des alentours du sac paraissaient stationnaires, mais il n'y eut ni douleur, ni frisson.

Le 41e jour, le pouls, sans cause évidente, monta à 120 ou plus, et le 42e une hémorrhagie secondaire, d'environ une pinte, survint par l'ouverture restée à la plaie. Dans les trois semaines suivantes, jusqu'au 61e jour, un écoulement sanguin de quelques onces revint à deux reprises différentes. La suppuration du membre supérieur était profuse, s'écoulait par le coude, et au bout d'un certain temps par une ouverture qui se fit spontanément à l'aisselle. (Après la formation de cette dernière la plaie de l'opération se cicatrisa en deux jours.) Le patient continua à maigrir et à s'affaiblir ; cependant il disait souvent que, n'était son mal local, il se sentirait tout à fait bien ; et à la vérité il n'avait aucun signe d'affection générale autre que ceux qui accompagnent les pertes de sang et une suppuration profuse. Deux fois cependant, pendant ces trois semaines, il avait eu une éruption pyohèmique, des pustules disséminées en petit nombre sur le tronc et les membres, et quelques jours avant la fin il survint une accélération de la respiration et de la toux liée très-probablement à une pneumonie pyohémique.

Le 63e jour une hémorrhagie grave se manifesta de nouveau, puis un frisson intense suivi de chaleur et de sueurs. Tous ces symptômes apparurent de nouveau à deux reprises le 65e jour, et le malade mourut alors.

A l'autopsie (outre les lésions fournies par l'anévrysme et qu'il n'est pas nécessaire de décrire ici) on trouva quelques dépôts purulents dans des parties indurées circonscrites dans le lobe supérieur du poumon droit; l'articulation scapulo-humérale gauche était pleine de pus et le cartilage de l'humérus aminci, mou et détaché en partie ; dans l'articulation du coude droit tous les cartilages articulaires étaient enlevés et les os rugueux et ulcérés superficiellement. Le quart inférieur de l'humérus droit était dénudé et entouré de pus.

II. Lithotomie. — Frissons le jour suivant. — Suppurations répétées dans la région sterno-claviculaire. — Frissons et convulsions épileptiformes. — Suppuration dans la prostate. — Phlébite. — Guérison.

En juillet 1859 je pratiquai la lithotomie latérale sur un gentleman âgé de 34 ans, client de M. Hewer. Il était d'une santé naturellement robuste, mais actuellement usée par la souffrance et un séjour en Chine. La pierre était grosse et molle. L'opération ne présenta rien qui mérite d'être noté; mais dans le courant de la journée suivante le patient eut trois violents frissons, chaque fois après avoir rendu de l'urine par l'urèthre. Le jour suivant il commença à se plaindre d'une douleur comme rhumatismale dans l'épaule et la clavicule gauches. Elle continua en augmentant et s'accompagna bientôt d'une tuméfaction croissante, et, à la fin de la première semaine après l'opération, fut suivie de la formation d'un vaste abcès profond au niveau de la région cervicale et sous-clavière gauche; on ouvrit cet abcès. Pendant cette même semaine le pouls fut rarement au-dessous de 120; il survint des sueurs fréquentes et profuses, mais à part cela rien ne différa matériellement de la marche favorable ordinaire après la lithotomie.

Le mieux continua dans la seconde semaine, à la fin de laquelle le malade put quitter chaque jour son lit et marcher jusqu'à son canapé; l'urine passait librement par l'urèthre; « il n'avait pas un symptôme fâcheux. » Mais il était tourmenté par une « chaleur piquante », comme il lui arrivait souvent en Chine, et par la suppuration continuelle de la clavicule, pour laquelle il fallut faire deux nouvelles incisions, et à laquelle se joignit un peu de sphacèle du tissu sous-cutané.

Seize jours après l'opération, après une nuit plutôt sans sommeil, mais sans autre prodrome, il eut un frisson de la plus grande intensité, puis un long stade de chaleur, et enfin des sueurs profuses qui durèrent toute la journée. Ces symptômes furent semblables à ceux d'une fièvre intermittente très-maligne, affection dont il avait été atteint dix ans auparavant. On prescrivit de fortes doses de quinine.

Aussitôt après le frisson, la partie de la tuméfaction voisine de la face antérieure du cou, qui avait été très-marquée et cédait sous le doigt comme si la peau eut recouvert des parties sphacélées, s'affaissa presque complétement; et cependant il n'y eut pas à l'extérieur d'augmentation de l'écoulement du pus. Pendant la nuit, il y eut des sueurs profuses; mais le lendemain et les jours suivants, jusqu'au

25°, l'état du patient revint ce qu'il était avant le frisson, excepté que la transpiration fut plus abondante et le pouls plus lent. La seule conséquence apparente du frisson fut la formation d'un abcès au niveau de la pièce supérieure du sternum et des cartilages costaux adjacents, et qui fut ouvert le 23° jour. A cette exception près le malade paraissait convalescent.

Mais le 25° jour au matin, après avoir éprouvé un grand malaise dans la vessie et le rectum pendant une grande partie de la nuit, le malade eut une attaque épileptiforme qui dura une heure et qui fut suivie d'une grande accélération du pouls et de sueurs profuses. Avant cet accès les parties voisines de l'abcès sternal parurent comme gonflées et tuméfiées ; après l'accès elles s'affaissèrent tout à fait, bien qu'il n'y eut pas d'écoulement appréciable de pus. En même temps que cet accès, qui sous tous les rapports parut être l'équivalent d'un frisson, il se forma un gros abcès dans le lobe gauche de la prostate. Mais la santé générale du patient ne souffrit pas d'autres troubles que ceux qu'aurait produits un abcès ordinaire dans la même région ; et lorsque le pus fut écoulé par une ponction dans la cicatrice de la plaie de lithotomie, il fut à la fois soulagé de tout malaise général et local.

Trente-six jours après l'opération, alors que la santé du patient était assez bien rétablie pour qu'il pût journellement se promener ou monter à cheval, il fut brusquement atteint d'une violente douleur, comme une crampe, dans les jambes ; ce fut, parut-il, le premier symptôme d'une phlébite de la saphène postérieure, qui peu à peu devint dure et sensible, au niveau de sa réunion avec la poplitée et au-dessous. Pendant beaucoup de jours il y eut de la claudication et de l'œdème, mais lorsqu'on y eut remédié la guérison sembla complète, si ce n'est que l'abcès de la prostate amena la formation d'une petite communication fistuleuse entre la vessie et le rectum, et qui ne se ferma que lentement. Depuis, aussi longtemps que je le connus, il eut une bonne santé.

Dans ces deux cas, résumés d'après des notes détaillées, les caractères généraux de la pyohémie sont nettement marqués ; cependant ils diffèrent beaucoup du type aigu relativement à la durée et à l'intensité.

Un état « typhoïde » est communément signalé comme le signe le plus caractéristique de l'état général d'un patient

atteint de pyohémie (1). Certainement on n'eut à observer rien
de typhoïde chez l'un ou l'autre de ces malades. Tous les
deux, pendant beaucoup de jours, semblèrent aux autres et
à eux-mêmes comme s'ils étaient convalescents, même tandis que, comme nous pouvons le croire, l'affection pyohémique
était *in actu* chez eux.

On peut remarquer, en outre, que dans les deux cas la
pyohémie respecta la cicatrisation des plaies opératoires. On
peut noter communément le même fait dans la pyohémie
chronique; et même il n'est pas rare de voir se cicatriser
un abcès pyohémique tandis qu'un autre se forme, et tandis
que le malade s'épuise graduellement; mais dans ces cas la
cicatrisation de la plaie se fait plutôt par rétraction et des-
siccation que par organisation de tissu nouveau.

Les cas de pyohémie chronique de plus longue durée que
j'ai vus survinrent à la suite d'une nécrose aiguë (comme
on dit), c'est-à-dire la nécrose due en apparence à une suppuration aiguë et diffuse située entre un os et son périoste.
La fréquence de la mort par pyohémie aiguë dans cette affection est bien connue; mais je pense qu'il n'y a pas de cas de
pyohémie dans lesquels on échappe plus souvent à la mort.
Il n'y en a pas non plus dans lesquels on puisse trouver
d'une manière plus évidente que la présence du pus comme
point de départ n'est pas nécessaire pour ce que nous
croyons être une affection pyohémique du sang.

(1) Je ne devrais pas parler ainsi de ce symptôme. Même parmi les plus
mauvais cas de pyohémie que j'ai observés dans ma pratique hospitalière et
privée, beaucoup, et je pense la majorité des malades, ou n'ont jamais été
« typhoïdes » ou ne l'ont été que peu de temps et sont alors arrivés à cet
épuisement fatal, à cette forme de la maladie décrite page 231.

III. Nécrose aiguë du calcanéum gauche. — Phlébite. — Abcès. — Inflammation aiguë du genou droit. — Nécrose du fémur gauche. — Inflammation du coude et de la hanche. — Symptômes durant pendant trois années. — Guérison.

En septembre 1859, je vis un garçon âgé de onze ans, d'une bonne constitution et vivant dans de bonnes conditions.

C'était un malade de M. Sainsbury, auquel est dû tout l'honneur que l'on peut accorder à la médecine dans la guérison de la pyohémie. En juillet 1858 il avait eu une fièvre gastrique ou typhoïde d'une grande intensité, accompagnée de tympanite et d'un état très-douloureux de plusieurs jointures. Mais il en avait complétement guéri. En mai et juin 1859 il eut de nombreux furoncles, et le 6 juillet il fut presque soudainement atteint d'une vive douleur dans le talon et le cou-de-pied gauches. Cela fut attribué à juste titre à dès fatigues excessives au cricket et à la gymnastique, où il s'accrocha à une corde par les talons pendant longtemps.

Le 7 juillet, la douleur était moindre; mais, dans la nuit, elle devint plus violente et il mit son pied dans de l'eau froide pour la soulager. Pendant cette nuit, il fut pris de délire; il resta ainsi le jour suivant avec de la tuméfaction et une grande douleur apparente dans les cous-de-pieds, surtout à gauche.

Le 7 juillet, M. Sainsbury lui trouva une fièvre aiguë, du délire, l'abdomen distendu et des symptômes « typhoïdes ». Le lendemain les téguments du talon et du cou-de-pied commencèrent à se sphacéler, et en quelques jours le sphacèle s'étendit rapidement, ouvrit l'articulation tibio-tarsienne, ou celle du calcanéum et de l'astragale, ou les deux à la fois, et amena la nécrose d'une grande partie du calcanéum. Pendant plusieurs jours le malade sembla mourant, typhoïde, dans le marasme, avec épuisement rapide; mais il guérit progressivement. La partie nécrosée du calcanéum, avec l'insertion du tendon d'Achille, resta largement dénudée, et une grande partie du tégument se détacha.

Pendant cette période de la maladie, qui en fut la plus aiguë, et qui dura près de deux mois, le patient eut une inflammation des lymphatiques ou des veines, ou des deux, du membre inférieur gauche; aux bras des tumeurs semblant menacées de suppurer, mais qui disparurent; enfin un abcès à la face antérieure de la partie supérieure de la jambe droite qui fut ouvert et se cicatrisa.

Dans le troisième mois le genou droit fut pris d'inflammation aiguë avec douleurs vives, tremblements et mouvements spontanés dans le membre, indices d'ulcération des cartilages et des surfaces articulaires des os. Cela se termina par rétraction et ankylose solide. Dans les mois suivants, tandis que la santé générale du patient s'était améliorée au point qu'il ne semblait plus souffrir que de la faiblesse d'une convalescence très-lente, il y eut à plusieurs reprises des tuméfactions inflammatoires autour des hanches, et sur un côté; mais aucune d'elles ne suppura; elles disparurent les unes par l'application répétée de teinture d'iode, les autres par l'usage de compresses froides. Les mois se succédèrent ainsi; dans l'été de 1860, l'abcès du genou droit se reforma et s'ouvrit, puis survint une nécrose du fémur gauche, avec plusieurs ouvertures fistuleuses et issues de séquestres.

En novembre de la même année, il survint une attaque d'inflammation très-aiguë du coude droit, entraînant la suppuration de l'articulation qui resta rétractée et ankylosée incomplétement.

En février 1861, la plus grande partie de la portion morte du calcanéum, siége de la première nécrose, se sépara; dès ce moment la cicatrisation se fit et s'accomplit dans le courant de l'année. La plus grande partie de cette année s'écoula sans récidive d'affection aiguë, et le malade, estropié du pied gauche, du genou, de la cuisse et du coude droits, recouvra plus de santé et de force qu'il n'en avait eu depuis le début de sa maladie. Mais, en novembre 1861, une autre attaque aiguë d'inflammation se produisit au coude droit. Elle commença, comme toutes les autres, sans cause apparente, brusquement, la nuit, par une douleur aiguë qui dura plusieurs jours; elle s'accompagna d'une chaleur et d'un gonflement considérables, avec rougeur et œdème des téguments, et fut suivie d'une raideur presque complète de l'articulation. En mars 1862, il survint une inflammation semblable de la hanche, analogue à un *morbus coxæ* ordinaire; celle-ci, traitée comme celles du coude, par des sangsues, des compresses froides et le repos, céda de même, ne laissant qu'une ankylose incomplète.

Dans l'été de 1862, la jambe droite fut atteinte d'érysipèle pendant un mois, et il se forma un vaste abcès à la cuisse gauche; de plus, en novembre de la même année, le coude droit fut pour la troisième fois le siége d'une inflammation aiguë.

Depuis ce moment la santé se rétablit peu à peu, sans interruption, d'une manière complète; les articulations reprirent toutes leurs fonctions, excepté le cou-de-pied gauche et le genou droit.

Bien que ce cas puisse paraître étrangement différent des

cas ordinaires de pyohémie qui parcourent leur marche fatale en une semaine ou deux, ou la prolongent *par fois*, comme on dit, jusqu'à sept ou huit semaines, il est évident néanmoins que la différence a trait seulement au temps. Si les particularités de ce fait fussent survenues en trois mois, au lieu de trois ans, c'eût été un cas ordinaire de pyohémie à terminaison favorable. Mais la différence de durée ne suffit jamais à elle seule pour indiquer une différence de nature, ou pour justifier une autre dénomination parmi les maladies. Quoique prolongés, ce cas et ceux qui lui ressemblent sont encore de la pyohémie, chronique ou à rechutes.

L'absence de presque tout respect pour la règle de temps est, en effet, un des nombreux caractères par lesquels la pyohémie diffère des affections spécifiques les plus marquées; elle correspond à l'absence de forme particulière dans les dépôts, abcès et nécroses pyohémiques avec caractères communs du pus pyohémique et autres produits d'inflammation, à l'absence de tout indice d'une matière infectieuse constante unique, et à la transmutabilité (comme il semble) de la pyohémie, avec l'érysipèle, l'inflammation cellulaire, et la fièvre puerpérale.

On peut se demander si, dans un cas semblable au dernier rapporté, quelque affection du sang ou des tissus persistait dans les intervalles séparant les manifestations extérieures successives de la pyohémie. Nous ne pouvons juger, dans une telle question, que par analogie avec d'autres affections à rechutes, par exemple la syphilis secondaire; et, d'après celle-ci, nous pouvons penser que, pendant toute la période où les explosions sont possibles, l'affection est continue, quoique stationnaire.

Dans quelques cas de pyohémie chronique liés à la nécrose aiguë, les affections secondaires se bornent aux os, ou prédominent beaucoup chez eux. Une fillette âgée de onzé ans qui était soignée par M. Roden, de Droitwich, eut une né-crose aiguë de la partie inférieure du tibia droit, et presque en même temps d'une portion de la clavicule gauche. Plu-sieurs mois après, elle eut une nécrose d'une petite portion de l'humérus gauche, avec une suppuration considérable du voisinage, et plusieurs mois plus tard un abcès profond, mais sans nécrose, au-dessus du genou droit.

Dans un autre cas semblable, un jeune patient eut, pen-dant quatre ans, une série d'attaques de nécrose des dif-férents os, toutes aiguës, aucune n'ayant de ressemblance avec une affection strumeuse.

Cette élection d'un seul tissu, et l'observance d'un mode de manifestation uniforme dans les affections secondaires, sont caractéristiques d'une pyohémie plutôt aiguë que chro-nique. Elles sont très-marquées dans quelques cas consécu-tifs à la parturition; les femmes souffrent alors pendant de longues semaines d'une succession d'abcès dans le tissu connectif sous-cutané des membres, et d'habitude, après de longues souffrances, guérissent complétement. On voit aussi quelquefois des cas analogues chez les hommes.

Parmi les cas les moins graves de pyohémie que j'ai vus, — contrastant avec les cas aigus aussi vivement, sous le rapport de la gravité, que le dernier cité sous le rapport du temps, — je dois citer ceux qui sont liés à une affection des organes urinaires ou au cathétérisme.

IV. Rétrécissement uréthral. — Rétention. — Cathétérisme. — Frissons. — Abcès pyohémiques. — Apparence de tumeur au voisinage du fémur. — Liqueur de potasse. — Guérison.

Un homme blème, d'une mauvaise santé apparente, âgé de 40 ans, fut admis à Saint-Bartholomew, le 27 janvier 1863, pour des rétrécis-sements anciens et une rétention d'urine récente. On lui fit suivre le traitement ordinaire par les bains chauds et l'opium, et, plus tard, par le cathétérisme. Lorsqu'il put uriner librement, on lui apprit à se sonder et on le renvoya, étant en apparence dans son état de santé habituel, le 10 février. Immédiatement avant de quitter l'hôpital, on lui passa facilement un cathéter n° 8.

Dans la nuit du 11 février, environ 36 heures après sa sortie, sans qu'il puisse en donner aucune raison, il fut pris de violents frissons et d'une grande douleur comme rhumatismale dans l'épaule droite. Le 12 il eut une hémorrhagie par l'urèthre ; vers le même moment, il constata une tumeur indolente à droite de la moitié supérieure du sternum, et aussitôt après une autre tumeur sous l'urèthre, juste en avant du scrotum. En outre, il se plaignit de dyspnée et de douleurs dans la poitrine, et fut admis de nouveau à l'hôpital le 14 février. Aussitôt après son entrée, on trouva une troisième tumeur siégeant sur l'olécrâne gauche. — Toutes ces tumeurs étaient ou devinrent des abcès ; on ouvrit celui du sternum le 14 ; celui de l'urèthre se rompit dans le canal le 18, celui de l'olécrâne fut ouvert le 19, et (pour finir leur histoire) ils se cicatrisèrent tous dans le mois suivant.

Deux jours après son entrée, l'état général du patient n'était que celui de tout autre ayant un abcès de cause ordinaire. Il avait été plutôt plus malade à l'entrée, mais, comme il semblait, seulement par le malaise joint à l'irritation des abcès qui se formaient. Après deux jours de repos, il avait la peau fraîche, moite, sa langue était seulement un peu chargée au milieu ; le pouls, à 108, plein et mou ; la respiration à 20 ; les selles étaient quotidiennes, l'urine passait librement, et n'était qu'il dormait peu et qu'il était faible, on aurait à peine pensé qu'il était malade.

Vers le commencement de mars, le patient remarqua une tumeur à la partie antérieure et externe de la cuisse gauche. Elle augmenta graduellement, et au milieu d'avril recouvrait au moins les trois cinquièmes de la partie antérieure et externe du fémur, auquel elle semblait fixée sans qu'on pût la faire mouvoir. La tumeur était ovale, lisse, imparfaitement limitée, ferme, d'apparence solide, ou comme si, étant solide, elle était infiltrée de liquide. Les téguments et tous les tissus voisins paraissaient sains, et on ne produisait que peu de douleur même en pressant fortement avec la main. Une petite ponction laissa sortir un peu de sérum sanguinolent. L'aspect général de la tumeur paraissait être celui d'une infiltration inflammatoire profonde de tous les tissus autour de l'os ; mais quelques personnes pensaient que c'était une tumeur solide née de l'os ; ce qui était le plus probable, parce que

la santé du patient ne semblait pas troublée. Il sortait tous les jours
et était convalescent sous tous les rapports.

Au milieu d'avril la tumeur avait atteint son plus grand volume;
la circonférence du membre était augmentée de deux pouces. On
prescrivit alors au patient de prendre une drachme de liqueur de
potasse trois fois par jour, et de ne faire de changement d'aucune
sorte ni dans sa manière de vivre, ni dans aucune des conditions dans
lesquelles il se trouvait. Très-peu après, la tumeur commença à décroître, et, sans autre changement apparent que de diminuer de
volume, elle disparut graduellement; à la fin de mai, tout était fini.
Bientôt après le patient quitta l'hôpital, en bonne santé apparente, et
il vint se montrer un mois après dans le même état.

V. Lithotritie. — Troubles généraux aigus. — Abcès dans l'avant-bras; menaces
d'abcès dans la cuisse.

Un gentleman, âgé de 40 ans, invalide des suites d'un empyème de
plusieurs années de durée, avait un calcul d'acide lithique, qu'on dut
enlever par la lithotritie. Le premier broiement fut fait le 4 janvier
et ne fut suivi d'aucun trouble général. Le second, le 10 janvier, fut
suivi le lendemain d'une grande accélération du pouls, qui monta de
90 à 140 environ, avec respiration rapide, rougeur et sécheresse de
la langue, troubles de l'appétit et de la digestion, vomissements fréquents, chaleur et moiteur de la peau. Ces symptômes continuèrent
pendant cinq jours, avec peu de variations, puis cédèrent graduellement. Pendant et après leur durée, l'urine contenait du mucus plus que
d'habitude; mais l'irritabilité de la vessie n'était pas augmentée. Une
troisième séance fut faite le 16 janvier, et une quatrième, la dernière,
le 22 janvier.

Tandis que le patient souffrait des troubles constitutionnels graves
décrits plus haut, il commença à se plaindre d'une douleur dans
l'avant-bras gauche et à la partie antéro-supérieure de la cuisse
gauche. Dans le premier point apparut lentement une tumeur œdémateuse très-diffuse, tendue et douloureuse, qui se concentra peu à
peu vers le milieu de la face cubitale de l'avant-bras et se termina
par un vaste abcès du tissu sous-cutané profond. On l'ouvrit le 27 janvier, et, après avoir livré passage à un pus épais, il parut se cicatriser plusieurs fois, puis se rouvrait, et finalement se ferma le 23 mars.

La douleur dans la cuisse fut suivie d'une tumeur semblable à
celle de l'avant-bras, mais beaucoup plus large, s'étendant depuis le

grand trochanter sur toute la face antérieure de la hanche ainsi
qu'en dedans et en bas. A la fin de janvier, elle parut avoir déjà
suppuré ; mais le calcul ayant été évacué complétement et le patient
paraissant n'être qu'extrêmement faible, je lui conseillai de quitter
Londres, et de rentrer chez lui au grand air. Là, avec le retour des
forces, l'abcès de l'avant-bras se cicatrisa ; la tuméfaction de la cuisse
disparut lentement sans issue de pus, et le patient recouvra sa santé
habituelle qu'il conserva longtemps.

Le cas suivant fut encore moins sérieux par ses symptômes généraux que les deux précédents.

VI. Un jeune homme était dans mon service à l'hôpital, en mars et
avril 1862. Il était entré avec une inflammation spontanée, modérément aiguë, des ganglions inguinaux droits. On fit une petite ponction dans le centre de la tumeur, mais elle ne contenait pas de pus.
Peu de jours après, il survint une inflammation œdémateuse aiguë
du scrotum ; tandis qu'elle disparaissait sans suppuration, la saphène
interne et quelques autres veines de la jambe gauche devinrent
noueuses, dures et sensibles, avec douleur et chaleur, comme dans
la phlébite adhésive ordinaire ; et, en un jour ou deux, une affection
semblable apparut dans les veines de la jambe droite. Lorsqu'elles
furent presque guéries, des douleurs et de la tuméfaction, très-ana-
logues à celles du rhumatisme, survinrent dans une main et le coude,
et quelques jours après dans le poignet du côté opposé. Après un
intervalle d'au moins une semaine, et lorsque le patient semblait
presque tout à fait bien, une tumeur apparut vers l'épine antérieure
de l'os iliaque droit, non loin des ganglions qui avaient été enflammés.
Elle suppura et laissa seulement écouler le pus qui s'y était formé.
Pendant cet écoulement le cordon spermatique droit devint douloureux et dur. Puis survinrent successivement une dureté noueuse, de
la douleur et de la sensibilité dans quelques-unes des veines sous-
cutanées de l'avant-bras et du bras gauches, et de l'avant-bras droit.
Ainsi finit la maladie, et au bout de deux mois, cet homme reprit
sa santé et sa force habituelles. Pendant tout le temps il n'eut pas
d'autre trouble général de sa santé que ce qui arrive d'habitude, dans
chacune des affections inflammatoires qui se succédèrent chez lui
d'une manière inaccoutumée. Dans les intervalles il était faible mais
non malade.

S'il semblait à quelques personnes que des cas aussi relativement bénins ne peuvent être à juste titre appelés du même nom que ceux d'après lesquels on a fait la description ordinaire de la pyohémie (1), je ferais observer que la différence entre les deux groupes de cas n'est qu'une différence de degré, et que l'on pourrait recueillir une série complète de cas depuis les plus bénins jusqu'aux moins graves, et se ressemblant plus les uns aux autres qu'aucun d'eux ne ressemble aux cas de toute autre affection. Les différences entre les cas de pyohémie aiguë et ceux de pyohémie chronique ne sont pas plus grandes que celles que l'on observe entre les cas de tuberculose aiguë et de tuberculose chronique. L'analogie de désignation est, dans les deux cas distincts, justifiée par la règle que des différences de degré ne doivent ni constituer ni prouver une différence d'espèce.

Les conclusions dont les cas rapportés ici sont la preuve peuvent se résumer ainsi :

Il n'est pas rare de rencontrer des exemples d'une maladie présentant les caractères essentiels de la pyohémie, mais beaucoup plus lents dans leur marche, beaucoup moins violents et moins périlleux que ceux d'après lesquels on décrit habituellement la pyohémie.

Ces cas sont assez fréquents pour justifier l'emploi du terme de pyohémie *chronique* ou à *rechutes* (relapsing). Ils sont plus rares après les blessures qu'après les maladies.

Les manifestations locales de la pyohémie chronique, plus souvent que celles de la pyohémie aiguë, siégent exclusivement ou principalement dans les différentes portions d'un même système. Elles sont plus fréquentes au tronc et dans

____

(1) Voir la discussion sur le travail de M. Hewett. — *Clin. Soc. Trans.*, vol. VII. p. 68, 71.

les membres que dans les organes internes (1), et quand elles occupent les veines elles se rencontrent tout près du lieu malade (2).

La pyohémie chronique a les connexions les plus étroites avec le rhumatisme, surtout le rhumatisme blennorrhagique ou uréthral (3); avec la formation pure et simple d'abcès à la suite des fièvres; avec la fièvre hectique; cependant, à de très-rares exceptions près, le diagnostic de toutes ces variétés est facile en pratique.

Le pronostic de la pyohémie chronique est ordinairement très-favorable, surtout quand de longs intervalles s'écoulent entre les manifestations locales successives de la maladie, et qu'il n'y a pas de signes d'affection pulmonaire sérieuse. Plus le pouls et la respiration sont lents, moins il y a de sueurs, et plus grandes sont en général les probabilités pour la guérison.

Le traitement ordinaire peut être institué ainsi : aliments de bonne qualité, soins patients, emploi modéré des stimulants et des toniques, l'exposition à un air pur. La valeur de cette dernière condition est démontrée dans l'observation V. L'action de la liqueur de potasse dans l'observation IV mé-

(1) Plusieurs cas de pyohémie chronique ont été relatés par M. Prescott Hewett dans son mémoire sur la pyohémie (*Clin. Soc. Trans.*, t. VII, 1874. Dans plusieurs de ces cas les abcès siégeaient dans les membres et dans les parties superficielles du tronc; les poumons et les autres organes internes étaient indemnes.

(2) La pyohémie chronique indiquée par une série d'abcès volumineux, flasques, souvent indolents, dans les articulations, les tissus sous-cutanés ou intermusculaires, sous le périoste des os longs, accompagnés d'amaigrissement, de pâleur de la peau, et de grandes variations de la température, se voit de temps en temps dans l'enfance et dans l'adolescence. Elle peut être une suite de la scarlatine ou de tout autre exanthème. Dans quelques cas, on ne peut lui assigner de cause évidente (H. Marsh).

(3) M. Barwell exprime une opinion semblable dans son ouvrage sur les *Maladies des jointures*, p. 101 (H. Marsh).

rite l'attention. Sa puissance curative y semble démontrée et je soupçonne qu'une partie de sa réputation comme agent de résorption des tumeurs est due à son action sur des dépôts stimulant des tumeurs, comme ceux qui existaient dans ce cas.

VIII

AFFECTIONS ORGANIQUES SIMULÉES

PREMIÈRE LEÇON

Simulation nerveuse (*nervous mimicry* (1), neuromimésie). — De la constitution nerveuse. — Du sentiment de fatigue. — De l'état de l'intelligence et de la volonté dans leurs rapports avec la neuromimésie.

Un groupe de cas d'un grand intérêt pratique se distingue par ce fait : qu'un désordre nerveux produit une imitation ou mimique d'une affection organique locale. Dans certains de ces cas l'imitation survient sans aucune altération de substance d'aucune sorte : dans d'autres elle donne des caractères d'une extrême gravité à une affection qui, dans des conditions normales du système nerveux, serait sans importance ou resterait inaperçue.

On a beaucoup écrit sur ce sujet, — beaucoup de bon; mais si j'en juge par les difficultés que l'on trouve encore

(1) Il suffit de lire la première phrase de ce chapitre pour comprendre ce terme et pour voir qu'il n'y a pas de locution française qui lui corresponde exactement. Aussi ne voyons nous pas d'inconvénient à traduire *nervous mimicry*, qui littéralement veut dire *imitation, mimique nerveuse*, par le mot *neuromimésie*, tiré du grec, et que M. Paget propose lui-même à la page suivante comme synonyme de *nervous mimicry*. Nous nous servirons donc indifféremment dans la traduction, et à défaut de mieux, des expressions *simulation nerveuse, imitation nerveuse d'une maladie, maladie simulée* ou *imitée, neuromimésie, mimésie*, comme signifiant la même chose (Trad.).

souvent à déterminer ce qu'il y a de réel et ce qu'il y a de simulé dans une maladie, il est nécessaire d'écrire davantage.

Les cas de cette espèce sont communément confondus sous le nom d'*hystérie;* mais dans beaucoup d'entre eux on n'observe jamais aucun des signes distinctifs de l'hystérie, et pour eux tous il serait désirable que ce·nom fût aboli. Car il a été formé d'une manière absurde, et comme on l'emploie souvent en mauvaise part, il est plus mauvais qu'absurde. Appeler une malade *hystérique,* signifie pour beaucoup de personnes qu'elle est folle, ou sans pudeur, ou qu'elle pourrait bien aller s'il lui plaisait; et sans aucun doute on peut le dire à bon droit de certaines malades; mais chez beaucoup plus, l'hystérie, spécialement sous la forme d'imitation involontaire d'une maladie organique, est une affection sérieuse, rendant la vie inutile et malheureuse, et l'abrégeant souvent.

De toute façon, bannissons de la chirurgie, si nous le pouvons, le terme d'hystérie. Si on doit le conserver quelquefois, ce peut être pour les cas de sujets atteints de convulsions hystériques et de sensation de suffocation, avec flatulence abdominale, sécrétion urinaire nerveuse, et ces autres signes concomitants de troubles nerveux qui ne sont pas des imitations d'autres maladies, et qu'on n'imite pas eux-mêmes. Ceux-là sont assez caractéristiques pour mériter un nom distinct, et celui d'hystérie servira pour la chose qu'elle signifie, au moins aussi bien que ceux d'hypochondrie et de mélancolie. Mais les caractères de la simulation nerveuse sont assez distincts aussi pour constituer un groupe séparé avec un autre nom. En anglais nous pouvons l'appeler *nervous mimicry;* en grec non traduit, *neuromimesis.* Aux malades et à leurs amis on peut dire que ces maladies sont dues à une sensibilité excessive; ou, s'ils préfèrent aussi du grec, nous pouvons les appeler hyperesthésiques ou hyperneurotiques; — n'importe comment, mais pas hystériques.

Le principal intérêt de ces cas est dans leur diagnostic d'avec la maladie organique simulée par eux; et comme c'est seulement dans l'étude clinique, et sur des bases cliniques, qu'ils peuvent être groupés, je m'en tiendrai donc à leur point de vue clinique, et je ne dirai de leur pathologie que ce qui doit servir à leur diagnostic. Je suis d'autant plus porté à agir ainsi que, dans le *System of medicine* du docteur Russell Reynolds, à l'article *Hysteria*, et dans les leçons du docteur Anstie sur ce sujet, et publiées dans *The Lancet*, vous trouverez cette question étudiée complétement et avec tout le soin désirable. A la vérité, si je ne pouvais traiter la partie chirurgicale du sujet plus à fond qu'ils ne l'ont fait, je n'aurais pas eu l'occasion de vous faire de leçons à ce point de vue.

Je dois vous dire d'abord qu'il n'y a presque point d'affection organique locale des tissus profonds qui ne puisse être simulée par des troubles nerveux. Vous entendez parler de toux hystérique, d'aphonie hystérique, de dyspepsie et de paralysie hystériques, d'affections hystériques des articulations et de la colonne vertébrale; et il y a à peine une de ces affections qui ne simule quelquefois assez parfaitement une maladie réelle pour rendre le diagnostic très-difficile.

Il faut rechercher les éléments du diagnostic : 1° dans ce qu'on peut regarder comme la prédisposition — cette condition générale du système nerveux sur laquelle, comme sur une constitution prédisposante, est fondée la simulation nerveuse du mal; 2° dans les accidents par lesquels, comme par des causes excitantes, la simulation peut être provoquée ou localisée; 3° dans les symptômes locaux de chaque cas. Je vous parlerai de ces éléments dans l'ordre que je viens d'indiquer, quoiqu'il soit mauvais dans l'étude actuelle d'un cas. Dans toute étude clinique, l'examen de l'affection présente doit précéder celui de ses causes probables; mais pour les leçons et la lecture l'ordre inverse est ordinairement le meilleur.

Occupons-nous donc d'abord de l'état général du système nerveux qui prédispose à la simulation d'un mal local. Dans tous les cas bien marqués il y a une certaine prédominance et un excès apparent d'action nerveuse, conduisant à l'expression générale que le malade est nerveux ou de constitution nerveuse. On ne peut trouver la *neuromimésie* chez toutes les personnes de la même manière, ni toutes les fois chez une même personne. On peut la considérer comme une manifestation localisée d'une certaine constitution; et nous donnons à ce mot *localisée*, la même signification que lorsque nous parlons de manifestation locale de la goutte ou de la syphilis, ou de toute autre constitution morbide que nous regardons comme quelque chose de général ou de diffusé, bien qu'on puisse n'en trouver des indices certains que dans un ou plusieurs points seulement. La constitution nerveuse, comme les autres, est héréditaire à différents degrés de généralisation ou d'intensité; elle peut encore, comme les autres, devenir plus ou moins complète ou intense d'après les conditions dans lesquelles elle a à vivre.

Quant à ce qui constitue véritablement l'essence de la constitution nerveuse, je pense que nous ne savons rien qui mérite le nom de connaissance. Il est même difficile de donner des noms convenables à ce que nous supposons qu'elle est. Nous pouvons dire que les centres nerveux sont trop vifs, ou trop fortement chargés de force nerveuse; trop rapides dans leur influence réciproque; ou ajustés trop délicatement, ou mal pondérés. Mais ces expressions ou d'autres dont on se sert, peuvent nous égarer. Il vaut mieux pour nous étudier la constitution nerveuse dans les faits cliniques; et la vie de presque tout patient qui présente une neuromimésie bien marquée nous fournira des matériaux pour cette étude. J'en ai vu à la vérité quelques-uns chez lesquels je ne pouvais trouver d'autre perversion nerveuse que la simulation actuelle de quelque maladie. Mais dans la grande majorité il y a des manifestations antérieures ou présentes d'une constitution nerveuse bien caractérisée et qui peuvent servir pour le diagnostic. Quelques-uns ont été, ou même sont actuellement, véritablement hystériques; sujets à des rires, des cris, des sanglots involontaires, ou à des convulsions hystériques de diverses sortes. Mais vous trouverez de la simulation nerveuse chez beaucoup de personnes qui n'ont jamais été hystériques.

Chez certaines d'entre elles la sensibilité est toujours trop vive, soit pour la souffrance, soit pour le plaisir. Chez elles la douleur d'une blessure est beaucoup plus intense que ce que vous penseriez être la douleur moyenne que peut produire une blessure pareille; elle dure plus longtemps et survit à toutes les autres conséquences de la blessure. Quant au plaisir, une malade qui éprouvait ce qu'elle appelait des tortures, de tout ce qui ne serait que douleur modérée pour nous, me disait: « le plaisir de la musique est une *agonie* ». Mais toutes n'ont pas cette compensation de sentir le plaisir aussi vivement que la douleur; car beaucoup souffrent habituellement de névralgies; elles ont des maux de tête, des élancements dans les membres, plus souvent encore des douleurs rachidiennes, etc.; ce sont, peut-on dire, des personnes très-douloureuses — entièrement *hyperneurotiques* relativement à la douleur, mais non au plaisir.

Chez d'autres de ces malades, au contraire, les influences réciproques de l'esprit et du corps sont trop actives. Si par exemple elles ont une fois vomi, ou se sont évanouies, le souvenir des circonstances dans lesquelles ces accidents se sont produits les provoque de nouveau.

Chez d'autres, les impressions sont trop largement et trop fortement réfléchies; une irritation qui chez des personnes saines passerait inaperçue produit des convulsions, ou quelqu'autre trouble en apparence grave. Un ver intestinal, par exemple, que des malades ordinaires ne sentiraient pas, peut déterminer chez elles les signes de toutes sortes d'affections. Quelques-unes même ont eu déjà des mimésies de diverses autres affections organiques, et vous décriront tous les signes-sensations de ces affections, sans en présenter la moindre trace ni le moindre des changements organiques qu'elles produisent.

Une des conditions les plus fréquentes chez les personnes sujettes aux imitations nerveuses est une facilité singulière à éprouver un sentiment de fatigue douloureuse après un léger exercice. Elle est surtout marquée chez celles qui ont la neuromimésie spinale, mais on peut la rencontrer chez beaucoup d'autres; et chez certaines personnes c'est le signe le plus marqué de l'état de perversion du système nerveux. Pour la plupart d'entre nous, le sentiment de fatigue produit par un exercice même excessif est à peine pénible; il faudrait qu'il fût porté à l'excès, jusqu'à l'épuisement, pour être réellement douloureux; et encore, à ce point, est-il bientôt apaisé par le repos. Mais ces patients nerveux sont entièrement fatigués par un exercice même léger, et leurs membres, leur dos, quoique fortement musclés en apparence, leur font un mal horrible pendant assez longtemps; de sorte qu'il n'est pas rare de voir un essai d'exercice plus fort que d'habitude être suivi d'une grande souffrance, de nuits sans sommeil, et quelquefois de nausées et de vomissements. Leurs sensations sont analogues au sentiment de fatigue douloureuse qu'éprouvent les convalescents de maladie aiguë après avoir fait trop d'exercice; mais je pense qu'elles ne s'accompagnent jamais de la fièvre que présentent dans ce cas les convalescents : l'analogie n'est que dans la sensation.

Tous ces accidents ou presque tous, ou d'autres formes d'altération, ou de perversion ou de perturbation (appelez-les comme vous voudrez) du système nerveux, vous les rencontrerez presque toujours chez vos malades affectés de simulations nerveuses, ou vous en entendrez parler; et dans l'étude d'un cas donné, la présence ou l'absence de ces conditions peuvent vous aider à établir votre diagnostic. Mais c'est d'après moi un fait d'un intérêt particulier que, même chez les plus turbulents de ces systèmes nerveux, la perturbation revêt rarement la forme sous laquelle l'influence nerveuse morbide produit des changements organiques non pas apparents, mais réels. Il y a à peine une des affections imitées qui soit jamais réalisée.

Je n'ai encore vu chez aucun sujet hystérique ou *neuro-mimétique* un exemple d'herpès zona, pas même chez ceux qui ont souffert longtemps de cette douleur sous-mammaire qui n'est pas très-éloignée de la névralgie qui précède communément l'éruption. Je n'ai pas vu un seul cas de raideur rhumatoïde des jointures, comme celle qui survient quelquefois dans les affections de la moelle épinière, même chez les plus lentes des arthropathies névrotiques; je n'ai vu non plus ni les doigts luisants, ni l'eczéma, ni les atrophies centripètes ni, en un mot, aucune affection organique des parties périphériques qui sont liées aux lésions ou affections organiques des nerfs ou des centres nerveux. Ces sujets ne sont pas davantage exposés particulièrement à l'une quelconque des formes de fièvre ou d'empoisonnement du sang ; ils courent aussi peu de risques de par les opérations que n'importe quelle classe de personnes saines.

Le fait, je pense que c'en est un, est important à la fois pour le diagnostic et pour la pathologie ; et il n'est altéré, je crois, que dans quelques cas ambigus dans lesquels ce que l'on prend pour une affection simulée de la moelle épinière se transforme en affection réelle, et conduit à un dépérissement extrême des membres inférieurs avec arrêt du développement des ongles. Le contraste est surtout remarquable si nous considérons les modifications qui, dans beaucoup de cas de mimésie, affectent la distribution du sang. La chaleur et le froid de la même partie, se succédant rapidement, la rougeur et la pâleur, la turgidité et le collapsus, tous ces symptômes sont fréquents, frappants et capricieux dans les simulations nerveuses ; mais après avoir duré des mois et même des années, on ne peut constater de changement organique.

Vous trouverez dans les *Reports* de cet hôpital (1), le cas d'un gentleman qui me consulta, parce que, depuis plusieurs années, chaque fois qu'il marchait beaucoup ou vite, ses pieds devenaient froids, blancs et engourdis, « morts », comme on les appelle ; puis, quand il se reposait, ils devenaient rouges et chauds, et se remplissaient de sang, au point que même les veines de la jambe en étaient distendues. Cependant, après des années de troubles semblables, ses pieds étaient aussi sains que ceux de n'importe lequel de vous.

Voici encore d'autres éléments de diagnostic ; il est rare

(1) Vol. VIII, p. 57.

que les sujets qui ont des simulations nerveuses bien marquées aient un esprit ordinaire, un de ces esprits que nous
pouvons appeler moyens, égaux, bien pondérés. Nous pouvons il est vrai rencontrer parmi eux quelques gens communs, à esprit grossier et inférieur; mais dans la majorité,
il y a quelque chose de remarquable, en bon ou en mauvais,
de plus ou de moins élevé que la moyenne, quelque chose de
distingué ou de bas. Ce *quelque chose* est, dans les différents
cas, si varié, qu'il est impossible d'en classer ou même d'en
énumérer les variétés. Mais soyez sûrs que ces sujets ne sont
pas tous ni des niais ni des fourbes. Il ne peut y avoir rien
de plus trompeur que de croire que l'on ne rencontre les
simulations nerveuses que chez les jeunes filles niaises,
personnelles, parmi lesquelles on suppose communément que
sévit l'hystérie ou qu'elle existe presque à l'état normal.

Il serait plus sûr pour vous de croire que vous pouvez la
rencontrer parmi les femmes les meilleures, les plus sages,
les plus accomplies. Mais le plus sûr serait d'admettre seulement que, dans tous les cas où l'on peut hésiter sur la question de savoir si une affection locale est organique ou nerveuse, il est probable qu'elle est nerveuse si le sujet a un
caractère très-original, surtout si cette originalité prédomine dans ce qui est relatif aux émotions; de sorte que sous
l'influence d'une émotion, ou lorsque l'attention est distraite,
beaucoup de choses peuvent être faites ou être supportées,
qui dans un état mental plus calme auraient paru impossibles ou intolérables. Cette probabilité en faveur d'une
affection plutôt simulée que réelle augmentera encore beaucoup, si l'esprit du patient s'arrête plus que d'ordinaire sur
l'affection réelle ou supposée. Dans tous les cas bien marqués de neuromimésie, et dans les cas moins marqués
à un degré moindre, la maladie détermine le courant

général des idées, et souvent pendant toute la vie. Chez l'égoïste, le point où l'activité vitale est le plus grand est celui qui est le siége supposé de sa maladie. Si celle-ci n'occupe pas toujours la place la plus élevée dans les pensées, elle est toujours du moins dans un courant immédiatement inférieur, et s'y élève dans les intervalles qui séparent les distractions du travail ou du plaisir.

Le contraste qui existe entre l'état mental des personnes qui ont une affection locale réelle, et celui de celles qui ont une affection simulée est souvent très-frappant et aide beaucoup à faire le diagnostic. Peu de patients atteints d'affection réelle de la hanche ou du rachis, par exemple, pensent à leur infirmité la moitié autant que ceux dont le système nerveux imite ces affections. Dans cet égoïsme ils ressemblent aux hypochondriaques; mais il y a communément entre eux cette différence que les neuromimétiques ne sont pas troublés par la prévision constante de grands malheurs; qu'ils ne redoutent pas que tout ce qu'ils ressentent soit un signe d'une affection plus grave que ce qui peut exister; au contraire, ils sont plutôt contents et souvent presque heureux dans leur malheur. Tandis que les hypochondriaques sont dans une sorte de panique à la moindre douleur, les neuromimétiques vous parleront de leurs souffrances cruelles avec calme ou la face souriante, ou les paupières demi-closes et tremblantes; quelquefois même ils paraissent heureux et fiers au milieu de leurs tourments.

Cet égoïsme relatif aux affections simulées donne à beaucoup de patients l'apparence d'un grand caractère; quelques-uns d'entre eux, à la vérité, ont une volonté très-ferme, les uns pour toutes les bonnes entreprises dans lesquelles ils s'engagent, et d'autres pour tout ce qui les concerne; à un tel point que c'est presque caractéristique. Mais une volonté ferme est, je pense, moins commune parmi ces patients qu'un manque de volonté.

Quelquefois il y a une faiblesse générale de la volonté; les patients ne peuvent rien faire pour eux-mêmes, ne peuvent avoir aucune confiance en eux-mêmes; mais ils se confient à quelque autre personne qui a une volonté plus forte et plus de savoir en apparence, sinon en réalité. Aussi trouve-t-on parmi eux les plus nombreux adeptes du mesmérisme, du spiritisme, et autres forces supposées dont la principale manifestation est le pouvoir d'une volonté forte sur une volonté faible. Mais plus souvent vous rencontrerez une faiblesse ou une absence complète de volonté correspondant au siége supposé de l'affection, tandis que sous tous les autres points la volonté sera assez ferme. Sous ce rapport vous trouverez les plus étranges contradictions.

Un homme qui a assez d'intelligence et de volonté pour diriger de grandes affaires, pour faire des voyages remplis d'obstacles et écrire de bons livres, ne pourra endurer de rester debout pendant dix minutes, ni distraire assez son attention pour rester indifférent à une douleur de dos insignifiante. Une jeune fille qui a d'ailleurs assez de volonté pour conduire une maison, n'en a cependant pas assez pour forcer ses jambes à faire un pas, bien qu'elles soient aussi bien musclées que jamais. Elle dit, comme les autres malades qui lui ressemblent : « je ne peux pas »; on pourrait comprendre : « je ne veux pas »; mais c'est : « je ne peux pas vouloir ».

Je pense que c'est à cette même faiblesse de volonté que nous pouvons attribuer d'autres phénomènes souvent observés dans les cas les plus mauvais de neuromimésie, en particulier la disposition des patients à imiter ou à s'attribuer les symptômes d'une maladie qu'ils ont vue ou dont ils ont entendu parler, comme les difformités de jointures malades, l'impotence ou la paralysie liées à une affection de la moelle, et les douleurs supposées caractéristiques du cancer. Sans doute il y a quelquefois dans ces cas mensonge et fraude volontaire; mais le plus souvent on peut être sûr, d'après moi, que les patients n'étudient pas la simulation et ne se déterminent pas après réflexion à la mettre en pratique. Ils sont plutôt, sous le rapport de la volonté, comme des enfants, qui imitent presque involontairement certaines maladies, le bégaiement, la claudication, etc., par exemple.

Je crois que beaucoup de personnes, même celles qui ont le système nerveux bien équilibré, doivent avoir la conscience qu'il faut faire un effort, c'est-à-dire l'exercice complet de la volonté, pour éviter ces imitations et pour détourner leur pensée et leur esprit des sensations imitatives de celles qu'éprouvent d'autres personnes. Et dans les fraudes auxquelles se livrent certains malades, je crois que la faute en est plutôt à la faiblesse de la volonté qu'à une perversion de sa force. De même que d'autres personnes ne peuvent s'empêcher de voler ou de boire, de même celles-ci ne peuvent résister, n'ont pas assez de volonté pour résister à la tentation d'exagérer frauduleusement leurs symptômes, ou même d'en inventer quelques-uns. Il est souvent très-difficile de distinguer les fraudes commises volontairement de celles qui ont eu lieu par défaut de volonté; mais je n'ai pas de raison pour croire que la fraude volontaire dans les maladies soit beaucoup plus commune chez les malades atteints de simulation nerveuse ou d'hystérie que chez les autres.

Si vous étudiez la neuromimésie dans toutes les variétés d'étrangeté mentale qui peuvent s'y joindre, elle vous paraîtra souvent être un désordre entièrement mental, dû seulement à l'imagination, ou à une attention vive portée sur un seul point, ou à l'adoption de signes dont on a entendu parler, ou, dans beaucoup de cas, à de l'aliénation mentale; et il n'est pas facile de trouver des preuves suffisantes en faveur du contraire. L'imagination, la crainte, une attention vive, l'association des idées et la tendance à imiter des infirmités que l'on a vues ou dont on a entendu parler, peuvent produire toutes les sensations morbides dont parlent les patients, et donner une forme et une intensité particulières à la douleur produite par une affection réelle intercurrente. Relativement aux attitudes observées, par exemple, dans les simulations d'affections articulaires ou rachidiennes, elles ne sont, pourrait-on dire, que celles que l'on prend instinctivement pour apaiser la douleur; et chez les personnes très-sensibles, alors qu'il n'y a pas de raison matérielle capable de causer plus qu'une souffrance légère, il est probable que l'intensité subjective de la douleur provoquerait les mêmes attitudes dans le but de la soulager. De même, les rougeurs et les chaleurs passagères pourraient être toutes d'origine mentale.

Si vous étudiez ces mimésies au point de vue mental, vous pouvez, ai-je dit, trouver facilement des raisons de croire qu'elles ne sont que de simples erreurs de l'esprit, de l'aliénation, plutôt que des actes erronés des centres nerveux sensitifs et moteurs; et vous serez presque convaincus de cette manière de voir en lisant les influences multiformes et profondes de l'esprit sur le corps dans le livre récent du docteur Tuke (1) à ce sujet, ou dans tout autre autre ouvrage analogue. Mais je puis vous assurer que de considérer

____

(1) Tuke, *Influence of the mind upon the body*, 1872.

toutes les simulations d'affections organiques comme des per-
versions essentiellement mentales, serait faire de la mauvaise
pathologie et de la pratique plus mauvaise encore. Permettez-moi de vous exposer la chose très-brièvement, car je
vous parle actuellement de diagnostic, non de pathologie.

Certaines simulations sont essentiellement mentales; telles,
par exemple, sont celles dans lesquelles les patients, par
simple crainte et par attention soutenue, acquièrent les douleurs du cancer, et les localisent dans des parties saines; et
l'on peut reconnaître une influence mentale dans presque
toutes les simulations, tout autant que dans presque toutes
les affections réelles dans lesquelles l'intelligence persiste,
—influence souvent impossible à isoler et à estimer à sa juste
valeur, augmentant généralement avec la durée de la maladie, sans lui être cependant particulière, qu'elle soit réelle
ou simulée. Mais dans certaines mimésies il est difficile
de reconnaître une influence mentale quelconque. Les unes
sont des imitations d'affections très-éloignées d'avoir une
cause mentale; tels sont les cas de distension intestinale, de
constipation durant plusieurs jours, de vomissements constants avec apepsie, de battements cardiaques rapides avec
une respiration lente, d'artères à larges pulsations, et de
tumeurs-fantômes. D'autres se rencontrent chez des gens
du commun, ignorants, à esprit lourd, qui n'ont jamais vu
les maladies qu'ils simulent et n'en ont jamais entendu
parler. D'autres surviennent chez des enfants qui ne peuvent inventer ce qu'ils disent et montrent, bien qu'en
avançant en âge ils puissent devenir sujets à des simulations
successives dans lesquelles l'influence mentale joue un rôle
de plus en plus important.

Enfin, quel que soit ce que l'on peut attribuer à l'influence
mentale, celle-ci ne peut produire une simulation d'affection

organique que chez certaines personnes dont les organes nerveux semblent entièrement portés vers ce genre de désordre, et dont les systèmes spinal et ganglionnaire doivent être faussés autant ou plus que leur cerveau. Car la neuromimésie n'est pas très-fréquente parmi les personnes manifestement aliénées, et, parmi les personnes sensées il y en a beaucoup qui ne peuvent exécuter la simulation d'une affection, quel que soit l'effort de leur imagination ou la direction de leur esprit. Je suis heureux de me compter parmi ces dernières. J'ai essayé maintes fois, avec beaucoup de soin, et dans des circonstances favorables, mais j'ai toujours échoué.

DEUXIÈME LEÇON.

La simulation nerveuse dans ses rapports avec l'hérédité, l'âge, le sexe, le sang-froid (*cold-blooded*), la température, les conditions mentales, l'état constitutionnel.

Dans la dernière leçon j'ai parlé d'une manière générale des caractères de la constitution nerveuse que l'on observe communément chez les personnes atteintes de simulation d'une affection organique. Vous pouvez penser que, quoique les circonstances de la vie puissent favoriser beaucoup le développement de cette constitution, elle ne serait pas bien marquée si elle n'était pas héréditaire. Et les faits relatifs à l'hérédité pèsent d'un grand poids dans le diagnostic de tout cas nerveux de neuromimésie.

En recherchant les indices de cette hérédité, vous pouvez ne pas trouver que, dans la même famille, il y a eu beaucoup de cas de simulation analogue ; mais le fait d'avoir observé dans la même famille diverses autres formes de désordres nerveux —.de ceux en particulier que, par convention, on appelle désordres fonctionnels, — n'a pas moins de valeur. Ainsi, parmi les parents de personnes atteintes de neuromimésie, il est commun de trouver des cas d'aliénation mentale, de nervosité et d'excentricité extrêmes, de bégaiement, d'hystérie convulsive et émotionnelle, de névralgies diverses, les extrêmes, bons ou mauvais, du caractère, et parfois, mais moins souvent peut-être, l'épilepsie et la paraplégie.

Ces indices fournis par les membres de la famille peuvent aider au diagnostic, tout autant que dans le diagnostic d'une affection tuberculeuse douteuse, les cas de phthisie pulmonaire, d'engorgement ganglionnaire tuberculeux, de lupus, d'ulcères perforants de la cloison des fosses nasales ou du voile du palais, plus nombreux que de raison chez les membres de la famille du malade. De même encore, dans le diagnostic d'un cas douteux d'affection goutteuse, la goutte typique, ou beaucoup de formes moins marquées d'affections goutteuses de la peau, des reins, ou d'une autre région, observées chez des membres de la famille, sont des signes importants. C'est une règle générale que, si une affection constitutionnelle quelconque prédomine chez plusieurs membres de la même famille, elle les affecte diversement, avec une intensité variée, et dans des régions et tissus différents; mais, malgré cette diversité, la valeur totale des preuves de l'hérédité, lorsqu'il s'agit d'un cas douteux, n'est pas diminuée.

La parenté qui existe entre les simulations nerveuses et l'aliénation mentale mérite surtout l'attention. Comme quelques-uns d'entre vous peuvent se le rappeler, elle nous a aidé à faire le diagnostic chez deux jeunes filles qui étaient en même temps dans la salle Sitwell : l'une avait une affection imaginaire de la hanche très-marquée; l'autre une affection réelle très-légèrement caractérisée; la mère de la première était dans un asile d'aliénés, et celle de la seconde mourut tuberculeuse.

Je pense que les cas les plus mauvais de neuromimésie surviennent en grande majorité chez les membres de familles parmi lesquelles l'aliénation mentale a été fréquente. Et ce fait est important non-seulement pour le dia-

gnostic, mais encore pour la pathologie. Il peut servir à confirmer l'opinion que la simulation nerveuse est un désordre
mental; mais je crois qu'il serait plus juste de la considérer
comme indiquant que, l'aliénation mentale étant un désordre
d'une certaine portion du cerveau, il en est de même de
la neuromimésie, mais pour une autre partie des centres
nerveux. Assurément tous les centres nerveux peuvent
« devenir aliénés » aussi bien que toute partie du cerveau
qui est assignée à une division correspondante de l'intelligence; et ils peuvent être aliénés de différentes manières,
imiter l'idiotie, la folie émotive, maniaque, ou autres formes
de démence. Mais je ne vous en parle qu'à titre d'étude et
en passant. Voyons d'autres éléments de diagnostic.

La simulation nerveuse est beaucoup plus fréquente chez
les femmes que chez les hommes; beaucoup plus commune
depuis le début de la puberté jusqu'à l'âge moyen, que dans
l'enfance ou la vieillesse; plus fréquente aussi dans les
classes élevées que dans les classes inférieures de la société.
Mais dans quelles proportions survient-elle dans chacun de
ces nombreux groupes, c'est ce qu'il me paraît impossible
de dire avec une précision suffisante; car personne n'a un
champ d'observation assez général ou renfermant un nombre
assez égal de tous ces groupes de personnes pour pouvoir
en faire la statistique exacte. Je ne crois pas à celles qui ont
la prétention de nous en donner les proportions justes. Vous
pouvez être certains que la neuromimésie est le plus fréquente chez les jeunes femmes des classes les plus cultivées;
mais vous pouvez être également sûrs qu'elles ne sont pas
tellement rares parmi les hommes ou les enfants, ou à tout
âge ou dans toute condition sociale, qu'il soit déraisonnable de les soupçonner dans tout cas d'affection obscure.
Il vaut mieux ne pas laisser passer un de ces cas sans vous

demander : Cette affection est-elle toute simulée, ou seulement en partie? Certains des plus mauvais cas de simulation d'une affection du rachis et du bassin que j'ai vus se sont manifestés chez des hommes et des femmes d'un âge mûr; ceux des jointures, chez de jeunes enfants; et j'en ai rencontré de toute espèce chez des gens pauvres.

Il est également difficile, ou plus, de rencontrer des caractères généraux de santé, excepté ceux du système nerveux, qui puissent aider à distinguer une affection simulée d'une affection réelle. Certains malades sont goutteux à divers degrés, d'autres tuberculeux, d'autres scrofuleux. La constitution nerveuse peut être mélangée dans diverses proportions avec d'autres; elle ajoute ses propres caractères aux leurs, rend la douleur plus vive, les spasmes plus intenses et plus fréquents, ou reçoit des autres constitutions des caractères d'une affection organique très-difficile à éliminer.

Ces diverses combinaisons de constitutions demandent une étude faite avec soin. La plus embarrassante de toutes est celle des constitutions nerveuse et goutteuse. Car une personne chez laquelle la goutte n'est pas complète ressent toujours des sensations étranges : de fourmillement, de brûlure, de douleur, de compression. Chez le neuromimète (*neuromimète*) elles deviennent intenses; son système nerveux les définit ou leur donne une forme; et la difficulté de diagnostic devient extrême. La combinaison avec la goutte est la plus embarrassante, de même qu'elle est la plus dangereuse avec la tuberculose. C'est pour cela que beaucoup de personnes meurent, dont les maladies ont été considérées comme insignifiantes, appelées par moquerie hystériques ou seulement nerveuses, etc. Elles meurent, et souvent jeunes, non de leur affection nerveuse, ou de quelque chose qui s'y rattache directement, mais de tuberculose, ou de

quelque affection de ce genre dont elles ont hérité et que
leur vie invalide a rendue impossible à éviter. De la constitution nerveuse elle-même il en est peu qui meurent;
quelques personnes restent toute leur vie de misérables
invalides, jusqu'à ce que quelque affection accidentelle,
aggravée par leur faiblesse générale, les enlève; mais la
majorité se porte bien; elles traversent la période de leur
vie dans laquelle la constitution est le plus marquée, puis
leur système nerveux devient plus tranquille, pondéré et
réglé.

Je pense qu'il n'y a pas de constitution dans laquelle la
neuromimésie se rencontre plus communément que chez
les personnes dont on dit, et peut être avec raison, qu'elles
ont une circulation mauvaise. Elles ont surtout les pieds
habituellement froids. Presque en tout temps leurs pieds
ne paraissent pas plus chauds que l'air; à la vérité, elles les
sentent plus froids; ils sont souvent humides, et, chez celles
qui ne sont pas anémiques, ils sont pourpres près des bords
des orteils et sous les ongles. Quelquefois les mains sont
habituellement dans le même état, et la peau de la face dorsale du bras est ordinairement sombre, rose, pourprée,
grossière, et papillaire.

Sans doute cette froideur accuse un mouvement très-
lent du sang dans la peau des parties froides; et, ce qui
paraît s'accorder avec cela, le cœur est communément
faible, irritable, battant vite, de sorte que le pouls est
très-rapide, tandis que la respiration est relativement lente.
Souvent la contradiction formée par la rapidité du pouls et
l'état normal ou la lenteur de la respiration et le peu d'élévation de la température, peut presque suffire à indiquer
qu'une affection très-douloureuse et de longue durée n'est
que *nerveuse*.

Mais, en outre, cette froideur des pieds, habituelle ou très-fréquente, indique probablement une contraction des petits vaisseaux sanguins dépendante d'un désordre de l'influx nerveux, car les phénomènes sont très-variables. Certaines personnes ne peuvent, disent-elles, se réchauffer les pieds; ils sont froids toute la nuit, même lorsqu'ils sont enveloppés longtemps dans de la flanelle chaude; et même lorsqu'ils sont plus chauds ils peuvent devenir froids sous une influence morale. Mais chez quelques-unes les pieds, après être restés froids tout le jour, se colorent pendant la nuit; chez d'autres ils rougissent et présentent même une chaleur douloureuse, obscurcissant ainsi le diagnostic.

Ces variations dans l'état des vaisseaux sanguins dans une région quelconque semblent dénoter des troubles nerveux allant du système cérébro-spinal aux vasomoteurs. Ce sont des indices importants en faveur de la neuromimésie dans les cas douteux; et il en est surtout ainsi lorsque, malgré les variations fréquentes et considérables de l'afflux sanguin, la nutrition de la partie reste intacte.

Il faut toujours observer la température d'un malade chez lequel il y a doute sur la nature réelle ou simulée de sa maladie. D'une manière générale, elle n'est pas modifiée à un degré proportionné aux signes qui peuvent ressembler à ceux d'une affection aiguë. Alors qu'une articulation ou le rachis sont aussi douloureux que dans l'inflammation la plus aiguë, il y a en général une température constamment normale; il en est de même d'autres troubles nerveux imitant une inflammation d'autres régions. Ce contraste devra lever vos doutes; mais si la température est variable, ou souvent élevée, il faut être réservé. Vous pouvez vous fier beaucoup aux chaleurs, aux frissons, frisson-

nements et sueurs, comme signes d'une affection réelle dans
une partie, et comme signes très-probables de suppuration ;
cependant, ils ne sont pas entièrement certains. Beaucoup
de personnes sensibles frissonnent à la moindre provocation, par exemple, lorsqu'elles sont souffrantes, anxieuses ou
ce qu'elles appellent bilieuses, ou épuisées. Chez les hystériques, un frisson peut remplacer une attaque ordinaire
d'hystérie. Les personnes faibles, quelle que soit la cause
de leur faiblesse, transpirent quelquefois très-abondamment
pendant la nuit ; et une simple excitation nerveuse peut élever
la température au moins jusqu'à 38°5.

J'ai vu un cas dans lequel, pendant près d'un mois de la
convalescence d'une fièvre, la température monta de un ou
deux degrés chaque nuit ; le malade avait quelques signes
d'une affection articulaire, mais la fin montra qu'il n'y avait
pas de processus morbide réel.

On peut encore observer souvent que, bien qu'il n'y ait
qu'une légère ou même aucune affection organique, la température d'un malade peut être normale ou ne pas dépasser 38°,5 ; mais, s'il s'y ajoute une affection aiguë modérée,
la température peut monter beaucoup plus haut que chez
toute personne qui aurait un système nerveux sain.

J'ai perforé un abcès du tibia chez une jeune dame très-
hystérique ; quelques jours après il y eut accidentellement un
obstacle à l'issue du pus, et dans cette nuit la température
monta à 40°,5. La nuit suivante, elle fut à 40°,1. Le lendemain matin, elle s'arrêta à 38°, le soir à 38°, 5, puis tomba
presque à la normale. Et cela survint sans aucune souffrance
ni inflammation appréciables ; et même lorsque la température
était à 40°,5, la malade était gaie et le pouls à 100 environ.
La respiration était naturelle.

Ces faits peuvent suffire à empêcher qu'on n'accorde une

trop grande valeur à un signe morbide quelconque chez
des sujets de constitution nerveuse, quand même ce serait
la température. Évaluée prudemment, elle est d'une très-
grande valeur, même chez les sujets nerveux; surfaite, elle
est plus trompeuse chez eux que chez tout autre.

Dans toutes les constitutions nerveuses, spécialement
chez les personnes qui présentent cette froideur habituelle
des mains et des pieds dont je viens de parler, il est commun de voir beaucoup de fonctions internes s'accomplir
paresseusement et incomplétement. Les intestins sont souvent inactifs, quelquefois d'une lenteur étonnante, la digestion gastrique est faible, la menstruation pauvre et irrégulière, ou entièrement suspendue; mais, sous ces rapports, il
n'y a pas de règle : chez certains neuromimètes les fonctions
de la vie organique se font assez bien.

Dans les fonctions vicieuses de l'ovaire et de l'utérus de
certaines malades, quelques auteurs voient le centre, la substance principale de toute la maladie : c'est une erreur
très-trompeuse. Naturellement, les organes sexuels paraissent généralement en faute à ceux qui sont rarement consultés pour les affections de toute autre partie; mais, en
général, ils sont, dans la plupart des cas, aussi sains, ou pas
plus malades que les autres organes.

Les relations étroites et multiformes qui existent entre les
organes sexuels et l'esprit, et avec toutes les parties du
système nerveux, suffisent pour rendre les troubles de ces
organes prédominants chez une personne dont le système
nerveux est troublé; mais leur relation avec l'hystérie ou la
neuromimésie, quoique plus intime, est tout uniment de la
même espèce que celle d'une jointure blessée ou d'un estomac irritable. Tout, à des degrés divers, peut être cause de
troubles chez un système nerveux trop irritable; et de même

la perturbation d'un centre nerveux peut retentir sur chacune de ces parties avec toute sa force.

Chez les sujets qui ont une constitution nerveuse très-marquée, l'imitation d'une affection organique peut survenir comme si elle était spontanée, sans provocation. Les chances d'une telle éventualité sont encore considérablement augmentées pendant la faiblesse d'une convalescence qui suit une affection aiguë, état dans lequel toute prédisposition morbide a l'occasion la meilleure de se manifester dans toute sa force. Mais beaucoup plus généralement, la simulation débute après un incident qui a la valeur d'une cause excitante, déterminant, dans beaucoup de cas, non-seulement l'apparition de la neuromimésie, mais encore son siége.

Ces causes excitantes peuvent donc être maintenant le sujet de notre étude, et nous pouvons aussi les examiner principalement au point de vue du diagnostic.

Parmi les principales sont les détresses mentales soudaines, émotions, déceptions, longues anxiétés ou épuisement par excès de fatigue. Lorsqu'on peut découvrir une de ces causes comme déterminant un semblant d'affection organique, la probabilité d'une neuromimésie est augmentée. Quelquefois l'effet d'un effort mental est très-frappant.

J'ai vu un jour un jeune homme qui avait été surchargé de travail pour préparer un examen. Après s'être bourré de mathématiques pendant trois heures il s'évanouit, et, lorsqu'il revint à lui, il avait une mimésie ayant tous les caractères de la paraplégie, et qui dura plusieurs semaines.

Le même jour je vis un monsieur qui avait beaucoup travaillé pour une affaire qui marchait bien. Il se heurta fortement le gros orteil, et eut une simulation de convulsions tétaniques dans la jambe avec frayeurs nocturnes et autres symptômes nerveux bizarres qui, au bout de quelques jours, furent suivis par les sensations d'une affection spinale pareille à celle dont un de ses frères était mort. On supposait que le malade était robuste, mais, en réalité, il était très-nerveux, timide et défiant. L'autre était généralement calme, actif et vigoureux; mais une de ses sœurs avait été atteinte d'hystérie grave et d'apepsie.

Dans des cas semblables, la perturbation morale paraît être une cause excitante; chez d'autres de plus longue durée, s'accompagnant d'anxiété, d'insomnie constante ou d'une longue suppression des sensations, si l'état mental ne peut être considéré comme cause excitante, il exagère si fortement la tendance à la neuromimésie, que l'invasion de celle-ci peut paraître spontanée.

Dans une autre forme, un état mental peut être regardé comme la cause déterminante ou excitante, par exemple lorsqu'un malade imite à son insu, inconsciemment, la maladie d'une autre personne.

Dans un cas, qui était sans aucun doute, d'après moi, une imitation d'une affection de la hanche, avec claudication, rotation en dehors, raccourcissement et douleur de la cuisse, je trouvai que le frère du malade avait une affection réelle de la hanche et déjà avancée, — fait qui ajoutait plutôt à la difficulté du diagnostic; car, dans l'hypothèse d'une similitude de constitution chez deux frères, il aurait pu sembler très-probable que les deux devaient avoir la même affection organique.

De même, par sympathie, même sans qu'il y ait de liens de famille, une personne peut acquérir les sensations d'une maladie décrite par une autre.

Dans la quinzaine qui suivit la mort de l'empereur Napoléon III, je fus consulté par quatre personnes qui décrivaient, comme elles les éprouvaient, les sensations d'une pierre dans la vessie. L'une d'elles avait une affection vésicale légère; les autres étaient des hommes sains, à cela près qu'ils avaient la vessie nerveuse et irritable; mais rien ne permettait de supposer qu'aucun d'eux eût la pierre, et aucun d'eux ne l'avait soupçonnée, et n'avait éprouvé les sensations qui l'avaient amené à cette opinion, jusqu'à ce que leur attention et leurs idées fussent attirées vers ces sensations par la pensée constante de ce que l'on supposait être les sensations de l'empereur, et dont elles entendaient toujours parler.

Parmi les causes excitantes de la neuromimésie, il en est une qui est probablement plus fréquente que l'état mental : c'est une lésion quelconque, surtout des os et des articulations. Dans la majorité des cas de neuromimésie de ces régions et aussi du rachis, une blessure est considérée comme la cause de la maladie. L'histoire ajoute ainsi à la difficulté du diagnostic; car une blessure est souvent la cause d'une affection réelle, et après une blessure, permettez-moi de vous le dire, la neuromimésie est non-seulement plus difficile à reconnaître, mais plus difficile à guérir. Car il faut avoir recours à quelque chose de tangible, qui à la vérité, serait tout à fait incapable d'expliquer la gravité des symptômes chez une personne dont le système nerveux serait sain, mais que l'esprit et la simulation peuvent revêtir de symptômes suffisants pour faire croire à l'affection la plus grave.

Dans beaucoup de cas, vous verrez qu'il est très-difficile de dire ce qui a déterminé le siége de la neuromimésie; s'il n'y a pas de lésion, ce peut-être quelque prédisposition locale héréditaire à la maladie, ou une excitabilité locale particulière; mais, lorsqu'on ne peut même pas faire de conjectures, il peut cependant n'y avoir pas de raison de douter que la maladie soit apparente ; car nous nous trouvons seulement dans la même difficulté que lorsque nous essayons de dire pourquoi, par exemple, la goutte se localise chez certaines personnes à la main, chez d'autres au pied, chez d'autres à la peau, à l'estomac, ou à la vessie. Chez tous, la maladie constitutionnelle peut être évidente au même degré, quelque obscures que puissent être les conditions qui ont déterminé ses manifestations locales.

Je dis la maladie constitutionnelle ; et permettez-moi de vous répéter encore que dans chaque cas de ce genre vous devez rechercher, pour l'essence de la maladie, quel est l'état général du système nerveux. Il n'y a pas de plus grande erreur que de supposer que la neuromimésie, ou l'hystérie, ou toute autre affection analogue, peut être rapportée à une affection quelconque d'une partie autre que le système nerveux. Il n'y a pas de lésion, ou de maladie des ovaires, ou de la prostate, ou de tout autre organe, à laquelle on a rapporté l'hystérie, l'hypochondrie, ou autre maladie semblable, qu'on ne puisse rencontrer chez certaines personnes exemptes de toute complication nerveuse. Il n'y a que les personnes constitutionnellement hystériques qui puissent présenter l'hystérie à la suite d'une maladie ou blessure locale ; celles seulement que leur constitution prédispose à la neuromimésie peuvent être atteintes d'une affection simulée.

TROISIÈME LEÇON

AFFECTIONS NEUROMIMÉTIQUES DES ARTICULATIONS.

Douleur, raideur et déformations des articulations. Leur valeur comme éléments
du diagnostic entre les affections réelles et les affections simulées.

Je vous ai dit tout ce que je crois nécessaire, pour vous
aider à poser le diagnostic, des conditions générales des
sujets chez lesquels la neuromimésie survient, et des circonstances qui peuvent passer pour causes excitantes de la simulation. Je vous parlerai maintenant de quelques simulations particulières, en commençant par celles des affections
articulaires, et en essayant encore de vous apprendre presque exclusivement à en faire le diagnostic.

Permettez-moi de vous répéter que comme règle, dans
chaque cas, il faut que vous étudiez les symptômes locaux
avant les symptômes généraux. Vous pourrez souvent vous
trouver mal du contraire. Chez le sujet le plus évidemment
hystérique, il peut y avoir une affection articulaire réelle, et
une affection simulée chez celui qui le sera le moins manifestement; l'erreur qui consiste à traiter une affection réelle
comme si elle était simplement nerveuse est une des plus
fâcheuses que l'on puisse commettre; elle peut l'être autant
que celle qui consisterait à amputer un membre pour une
simple imitation de maladie.

Parmi les affections des jointures, celles qui sont le plus

souvent imitées sont les inflammations plus ou moins aiguës, non pas, à moins que ce ne soit très-rare, celles qui sont de nature rhumatismale ou goutteuse, mais celles que l'on appelle communes et les scrofuleuses.

Pour vous donner une idée de l'importance de leur étude, rappelez-vous que sir Benjamin Brodie, à qui plus qu'à tout autre de toute époque, nous sommes redevables des connaissances acquises sur ces sujets, disait que, « parmi les plus hautes classes de la société, au moins les quatre cinquièmes des femmes malades que l'on pense communément atteintes d'affections articulaires sont atteintes d'hystérie et pas d'autre chose. » Cette opinion ne doit naturellement pas s'appliquer à la classe des affections goutteuses et rhumatismales des jointures, et elle exige, je crois, un amendement consistant dans l'omission de ces mots « et pas d'autre chose »; car une partie de cette proportion considérable comprend des cas nombreux d'affections ou de lésions légères rendues graves en apparence par l'hystérie ou autre trouble nerveux. Les mots, « les plus hautes classes » sont aussi très-exagérés ; car, parmi mes malades de l'hôpital, qu'ils y séjournent ou non, je crois pouvoir être sûr que la proportion de jointures nerveuses a été moindre qu'un cinquième ; et même, dans la pratique privée, la proportion de quatre cinquièmes n'est pas atteinte, à moins qu'on n'exerce presque exclusivement parmi les classes les plus cultivées.

Parmi toutes les articulations, la hanche et le genou, qui sont les siéges les plus fréquents des affections réelles, le sont également de la neuromimésie, fait qu'il n'est pas facile d'expliquer. Il peut être dû à une association mentale, peut-être inconsciente, ou à la transmission héréditaire de plusieurs vices de conformation ; par exemple, d'une constitution nerveuse et d'une faiblesse relative dans les jointures

qui sont les plus faibles chez les parents. Après la hanche
et le genou viennent, par ordre de fréquence, les articulations
du tarse et du carpe, ou le coude et l'épaule; mais, dans ces
dernières, les mimésies sont trop rares pour compter.

Un autre fait, qui ajoute à la difficulté du diagnostic, c'est
que les causes excitantes les plus fréquentes sont les mêmes
pour les affections réelles et simulées. Une blessure, une
grande fatigue articulaire sont communément accusées d'être
la source du mal. La blessure peut paraître incapable d'avoir
causé les symptômes qui l'ont suivie; mais vous ne pouvez
vous fier à cela. Beaucoup des cas les plus mauvais d'arthrite scrofuleuse suivent des blessures qui paraissaient
très-insignifiantes. On peut soupçonner la neuromimésie
lorsqu'il survient une douleur violente immédiatement après
une blessure qui n'était pas grave; mais c'est une hypothèse
qu'il ne faut soutenir que légèrement. Une des inflammations
les plus aiguës que j'ai vues à la hanche se manifesta violemment, avec une douleur d'une intensité formidable, immédiatement après une entorse de l'articulation qui se fit dans
un mouvement de rotation rapide.

Ainsi donc, vous ne pouvez être aidés que très-peu dans
le diagnostic, soit par le siége, soit par la cause apparente
de l'affection; que celle-ci soit réelle où simulée, ils sont
les mêmes, la plupart du temps. Il faut compter alors sur
l'examen de tous les détails de chaque cas et sur la juste
estimation de la valeur qu'il faut accorder à chacun d'eux.
Permettez-moi donc de prendre, chacun à son tour, les
signes des affections inflammatoires des jointures, et voyons
comment ils peuvent être simulés, soit séparément, soit ensemble; car, bien qu'on puisse dire en général que l'inflammation d'une jointure donne lieu à beaucoup de signes, et
que dans un cas bien marqué vous puissiez les étudier tous,

cependant, en pratique, vous ne pouvez traiter légèrement
un cas qui n'aurait qu'un seul signe évident d'affection articulaire; car ce signe peut n'être que le premier, que d'autres
suivront, ou le dernier, qui persiste après ceux-ci; ou il peut
être tellement prononcé qu'il masque tous les autres. Ce qu'il
faut, dans chaque cas de maladie douteuse, c'est que vous
puissiez dire positivement *oui* ou *non*, et vous ne le pouvez,
si vous ne connaissez pas la valeur diagnostique de chaque
signe habituel.

D'abord, la douleur. Seule, il ne faut pas du tout compter
sur elle comme signe d'inflammation d'une jointure, surtout
si elle est violente. Si le malade se met à crier lorsqu'on
touche la jointure en question, et si toutefois celle-ci ne présente pas d'élévation de température, s'il n'y a pas de fièvre,
vous pouvez être presque sûrs d'une neuromimésie, et vous le
pourrez plus encore si la douleur siége plutôt dans les parties périarticulaires que dans l'articulation elle-même, de
façon que l'on dit qu'un léger attouchement fait plus de mal
qu'une pression forte, ou le pincement de la peau beaucoup plus qu'une pression sur la jointure elle-même. Il ne
faut pas même vous fier aux douleurs que l'on suppose caractéristiques, comme celles que l'on éprouve au genou dans
les maladies de la hanche, ou vers le milieu du bras pour
une affection de l'épaule, ou même ces douleurs conquas-
santes et brûlantes survenant la nuit, et que certaines personnes regardent comme caractéristiques de l'ulcération
des cartilages : tout cela peut être imité.

J'ai eu à l'hôpital un garçon de 15 ans qui présentait ces
douleurs nocturnes au degré le plus marqué dans un genou;
cette articulation était un peu tuméfiée, et le patient, qui
était tuberculeux, était dans le marasme hectique, et très-
malade. Ne doutant pas qu'il eût une affection articulaire

ulcéreuse, je fis des applications du cautère actuel qui gué-
rirent les douleurs nocturnes — raison de plus, diraient
quelques personnes, pour croire à l'ulcération des cartilages
articulaires. Bientôt après il fut·atteint de douleurs semblables dans l'articulation tibio-péronière ou dans les parties voisines, et celles-ci furent aussi guéries par la cautérisation. Dans la suite, le malade mourut de tuberculose
pulmonaire et j'examinai le genou, que je trouvai presque
sain. Une très-petite partie d'un des bords du cartilage du
fémur paraissait érodée, mais il n'y avait qu'une altération
insignifiante et tout à fait incapable d'expliquer la douleur
violente dont le malade s'était plaint si longtemps.

C'était là un cas de douleur nerveuse articulaire, et l'imitation d'une affection organique avait été rendue plus parfaite encore par les signes de la maladie pulmonaire concomitante. Mais pour cela il faudrait avoir démontré, ce que
vous pouvez prendre pour règle générale, qu'une douleur
articulaire aiguë, même si elle a existé pendant quelques
jours, sans élévation locale ou générale de la température,
n'est pas un signe d'inflammation aiguë de l'articulation.
Ce peut être une affection rhumatismale, un rhumatisme
goutteux, ou une inflammation légère quelconque consécutive à une blessure, chez une personne névralgique, mais ce
n'est pas une inflammation aiguë.

Il est plus difficile de juger la signification de la douleur
dans une articulation lorsqu'elle n'est pas vive, mais, profonde, sourde, *énervante*, comme disent les malades. Il faut
que vous soyez prudents dans ces cas. La douleur ne suffit
pas à elle seule pour affirmer l'existence d'une maladie organique; cependant les degrés inférieurs de la souffrance
existent rarement d'une manière constante et prolongée sans
lésion organique. J'ai vu, il est vrai, plusieurs de ces cas, sur-

tout à la hanche, dont l'issue me fit penser que la douleur
était purement nerveuse ; car les sujets à la longue allèrent
bien brusquement ou très-rapidement, sans roideur ni autre
déformation articulaire apparente, ou avec migration de la
douleur dans une autre région. Mais dans tous les cas semblables il faut être prudent et rechercher les autres signes
morbides qui s'ajoutent à la douleur, comme la chaleur locale, la tuméfaction de l'articulation, les lésions des parties
voisines, et autres symptômes qui sont moins dépendants
du système nerveux sensitif.

La douleur dont j'ai parlé est celle qui peut être sentie
dans la jointure, même au repos. Différente de celle-ci est la
douleur qui s'oppose aux mouvements libres de l'articulation. On l'observe aussi bien dans la maladie réelle que dans
son imitation, et vous pourrez souvent juger que la douleur est de nature nerveuse d'après l'inconstance de son
intensité. Si, alors qu'il y a à peine un autre symptôme morbide, une articulation ne peut exécuter le mouvement le
plus léger à cause de la douleur, vous pourrez suspecter
fortement la réalité de l'affection ; mais ayez bien soin de
ne pas méconnaître les signes de l'accroissement de la douleur pendant les mouvements dans les cas d'affection réelle
légère, surtout dans les maladies de la hanche chez les enfants. Vous verrez souvent que ce signe est le seul qui
mette hors de doute qu'un enfant a une affection réelle de
la hanche. Une articulation suspecte peut permettre des
mouvements libres, doux, sans douleur jusqu'à ce que, par
exemple dans l'abduction extrême des cuisses, un adducteur
devienne beaucoup plus tendu qu'un autre ; ou que, dans
l'extension, les reins se soulèvent brusquement ; ou que, par
un autre mouvement, il devienne évident que la jointure ne
permettra pas de mouvement étendu sans douleur, quoique

tous les mouvements puissent être libres et indolents, si ce n'est lorsqu'ils sont portés à l'extrême.

Dans ces cas, parmi beaucoup d'autres, le chloroforme ou l'éther peuvent aider au diagnostic. Dans la maladie réelle, comme dans la maladie simulée, pendant que le sujet est entièrement insensible, on peut faire mouvoir l'articulation aussi largement que dans l'état de santé, à moins, il est vrai, qu'il n'y ait dans sa structure des changements tels, qu'à eux seuls ils auraient pu dévoiler la maladie; mais communément vous verrez que, dans la maladie réelle, les muscles deviennent vigilants, et limitent de nouveau les mouvements articulaires avant que le malade soit revenu à lui; tandis que dans la mimésie cette limitation ne se produit que lorsque les sens sont entièrement recouvrés. Le critérium est délicat, mais je crois que l'on peut être sûr de son exactitude, et que l'on peut compter sur lui, toutes les fois que le signe principal d'une affection articulaire est la limitation des mouvements sous l'influence de la douleur et de la vigilance des muscles.

Un signe qui est étroitement lié à cette douleur pendant les mouvements d'une articulation enflammée est sa roideur, avec flexion ou autre attitude fixe, dépendante de l'action musculaire; car cette attitude, qu'elle soit choisie ou due à une action réflexe, est celle qui soulage le plus, ou qui protége le mieux contre la pesanteur, le choc, ou autre cause de douleur. Aussi l'absence d'attitude fixe ou presque fixe, observée habituellement dans une articulation malade, peut toujours faire naître le soupçon d'une mimésie. Il serait plutôt étonnant de voir une hanche ou un genou dans l'extension, après plusieurs semaines d'une souffrance aussi vive que celle que l'on ressent dans une arthrite aiguë, à moins, il est vrai, que ces articulations ne soient atteintes de rhumatisme ou de goutte, avec douleur exagérée, ou qu'elles n'aient été soigneusement maintenues dans une bonne position. Il faudrait la présence de beaucoup d'autres signes d'affection réelle pour contre-balancer l'absence de celui-ci; car les maladies articulaires, abandonnées à elles-mêmes, sont habituellement ou toujours dans la position la plus commode pour le patient.

Mais l'inverse n'est pas vrai. Très-communément, une jointure qui imite la maladie prend la position d'une jointure malade, — la prend et la conserve opiniâtrément même à un degré extrême. Cela peut se présenter même lorsqu'il n'y a pas de douleur provoquée dans l'articulation; mais beaucoup plus, lorsque celle-ci est un peu douloureuse en réalité. Après un coup ou une entorse l'état nerveux d'un patient peut, soit rendre la douleur si intense que celui-ci prenne la position qui le soulage le plus, soit provoquer cette position pour apaiser une douleur même peu vive. En particulier la position de la coxalgie peut être imitée par l'ascension d'un côté du bassin et sa rotation, de sorte que le membre paraisse raccourci.

La réunion de la douleur et de la roideur dans une articulation simule toujours une affection réelle; mais vous pouvez généralement découvrir la mimésie, en observant que, tandis que ces symptômes indiqueraient une affection d'une grande gravité, tout le reste est comme s'il n'y avait pas de maladie, ou au plus une arthrite légère. La contradiction qui existe entre les nombreux éléments du cas dévoile sa véritable nature.

Dernièrement j'ai vu une jeune dame dont le système nerveux était réputé sain, et que je trouvai couchée dans son lit avec une flexion extrême de la cuisse sur le bassin, douleur à la hanche et au genou, augmentation de la douleur au toucher, au voisinage de la hanche; et surtout une douleur et une sensibilité considérables au niveau de la tubérosité de l'ischion. Elle ne pouvait supporter la moindre tentative d'extension de la jointure, et on disait que la flexion persistait pendant le sommeil. Elle avait eu des vomissements, avait du dégoût pour les aliments, et paraissait malade et très-souffrante. Tous ces troubles étaient attribués à une légère contusion ou à un excès de fatigue survenu quelques jours auparavant.

Le cas ressemblait entièrement à une affection réelle de la hanche; mais s'il en eût été ainsi l'affection aurait été très-aiguë, rapide et grave, et se serait accompagnée de fièvre; cependant le pouls et la température étaient normaux, et il n'y avait certainement rien chez la malade qui ne pût être expliqué par une simple perturbation nerveuse. La suite prouva qu'il n'y avait pas de lésion organique, car après quelques jours de repos, de bonne nourriture, avec un peu de vin et de la tranquillité d'esprit, la douleur cessa, puis le membre reprit très-lentement sa force et sa position normales, et enfin la jeune dame se maria et va bien.

Permettez-moi de vous parler de deux ou trois espèces remarquables de cas, dans lesquels il y a douleur et roideur des articulations sans affection réelle.

Il n'y a rien de plus fréquent que de voir des enfants de dix à quinze ans, qui se plaignent de souffrir et déclarent qu'ils sont incapables de marcher après des blessures des cou-de-pieds ou du genou, ou qui cessent de se servir de leurs bras après des coups reçus au coude ou dans une autre région. Ils disent que la douleur est horrible, donnent à leurs membres une position anormale, et pleurent et se lamentent lorsque vous essayez de les faire marcher; cependant vous ne pouvez trouver rien de mal dans la forme, les dimensions ou la température de la jointure, ni dans la santé générale. Il est très-difficile de dire s'il y a alors simulation ou névralgie; mais la contradiction parfaite qui existe dans ces cas prouve que c'est l'une ou l'autre, et vous pouvez les forcer à se servir de leurs membres. Vous réussirez souvent mieux en faisant d'abord mouvoir la jointure sans pitié pour eux, pour l'échauffer, en quelque sorte.

Quelque peu semblables aux précédents, mais différents cependant par l'absence ou le peu d'intensité de la douleur, sont les enfants qui simulent une affection articulaire qu'ils redoutent. Les soins empressés que l'on prodigue à une articulation qui vient d'être heurtée et les injonctions répétées de ne pas la mouvoir, semblent impressionner si profondément l'esprit de certains enfants que, longtemps après que tout va bien, ils remuent encore leurs jointures avec crainte et timidité, et n'osent pas s'en servir. Vous pouvez vous amuser de l'étonnement avec lequel les enfants et les parents vous entendent affirmer positivement que marcher ou se servir en n'importe quoi du membre malade est entièrement facile et indolent.

Un autre groupe voisin de ceux-ci est celui qui comprend des jeunes gens dont les articulations sont contractées, après une blessure, par une force musculaire involontaire et latente. Les articulations sont indolentes, à moins qu'on n'emploie une grande force pour les faire mouvoir; et vous vous apercevrez facilement que leur roideur n'est pas due à une inflammation ou à des adhérences, mais à une résistance musculaire, analogue à celle qui produit quelquefois le torticolis immédiatement ou bientôt après un coup. Vous sentez une sorte de recul élastique, lorsque vous essayez de les mouvoir, comme si l'effort portait sur une substance souple, élastique. L'éther ou le chloroforme établissent alors le diagnostic ; aussitôt que le sujet est insensible la jointure devient mobile aussi largement et aussi doucement que s'il s'agissait d'une articulation saine, et si elle se roidit de nouveau ce n'est que lentement.

Ces cas sont exactement analogues à ceux dans lesquels on observe ordinairement une roideur indolente chez les jeunes filles hystériques : les muscles les maintiennent fixes, et c'est tout ; les jointures sont saines à la vue et au toucher, et il n'y a même pas de douleurs spontanées si les sujets ne font pas de grands mouvements.

Dans tous ces cas, la base du diagnostic est essentiellement la même. Vous avez un ou deux, ou trois signes de l'affection articulaire, et qui sont à un degré extrêmement marqué, ou au moins bien marqués : une douleur, une roideur, une claudication ou autre impotence consécutive, analogues à celles qui existeraient dans une jointure gravement malade depuis longtemps. Mais si l'articulation était réellement affectée il y aurait — à moins qu'elle ne soit atteinte de rhumatisme chronique ou de goutte, — du gonflement, ou de la chaleur, ou une déformation, un amaigrissement général du membre, ou tous ces symptômes ensemble ; et en outre, ordinairement, certains troubles de la santé générale. L'absence de ces symptômes a bien plus de valeur que la présence des autres.

Tout ce que je viens de dire s'applique à la distorsion des articulations produite par l'action musculaire, mais non à la difformité due au déplacement d'un ou de plusieurs des os qui concourent à la formation de la jointure, difformité que vous voyez, par exemple, dans le genou, lorsque le tibia est luxé en arrière ou en dehors du fémur, ou est en rotation par le poids du pied, sur lequel aussi on peut avoir laissé peser les couvertures. Lorsqu'il existe une pareille difformité, c'est un signe presque sûr d'une affection réelle, passée ou présente, car elle ne peut guère arriver que par suite de modifications des tissus, de ramollissement des ligaments et tendons péri-articulaires, et qui permettent à un os de s'éloigner de l'autre. Quant à ce ramollissement, il n'a guère lieu que dans l'inflammation. Je ne dirai pas qu'il ne puisse exister sans elle, mais je sais que c'est très-rare. La position seule, quoique longtemps continuée, est incapable de produire une difformité articulaire avec déplacement des os.

J'ai vu un monsieur qui était à moitié fou, et qui était resté dans la même position depuis cinq ans sans avoir jamais bougé, disait-on, ce qui était croyable. Au bout de ce temps les genoux étaient contractés à angle droit, et paraissaient absolument fixes; cependant ils n'étaient pas déformés. Les os avaient conservé leurs rapports normaux, et, après quelques semaines d'extension avec les appareils, les genoux étaient redressés, et le malade en avait recouvré complétement le libre exercice.

Il en était de même dans un cas que je tiens du professeur Flower. Un homme, dont le squelette est à Marbourg, fut enfermé par ses parents pendant 20 ans dans un espace où il ne pouvait se tenir que les membres repliés sur eux-mêmes, et qui ne lui permettait que des mouvements très-limités de ses articulations; cependant les membres ne se déformèrent pas, et les articulations avaient conservé leur texture normale. Souvent aussi une jointure hystérique, restée fléchie pendant des années, a guéri sans modification de forme.

Donc, d'une manière générale, la présence d'une déformation dans une jointure réputée malade peut être un indice certain qu'elle l'est ou l'a été, et l'absence de cette déformation

dans une jointure qui a été très-douloureuse pendant longtemps, ou qui, d'après d'autres caractères, a paru atteinte
d'une affection aiguë, est presque un indice certain qu'il n'y
a pas eu d'inflammation aiguë; à moins, bien entendu, qu'on
n'ait conservé à la jointure sa forme par un traitement dirigé avec soin. Quelques semaines d'inflammation aiguë
dans une articulation changeront, presque à coup sûr, sa con-
figuration et les rapports des os qui la forment, à moins qu'on
n'ait eu soin de prévenir ces modifications, tandis que même
plusieurs mois de mimésie d'une affection aiguë ne les pro-
duiront pas ou ne les laisseront pas s'accomplir.

QUATRIÈME LEÇON

Atrophie périarticulaire — Claudication — Tuméfaction et température
des articulations. Leur valeur diagnostique.

S'il vous semblait étrange que je consacre deux leçons au
sujet de la simulation des affections articulaires, — sujet
qui est habituellement traité en quelques lignes, — laissez-moi
vous dire que j'estime son importance d'après ce que je sais
de sa difficulté. Je passe rarement une semaine sans voir au
moins un cas très-douteux, dans lequel on ne peut faire le
diagnostic sans un examen complet de tous les symptômes
discutés dans la dernière leçon, et d'autres dont je parlerai
dans celle-ci. Pour des difficultés de cette nature, deux leçons
peuvent être ennuyeuses, mais elles ne sont pas superflues.

Arrivons-en donc aux symptômes des affections articulaires, et voyons comment on peut distinguer les simulées
des réelles. Examinons d'abord l'atrophie des membres au
voisinage des jointures affectées.

Cette atrophie survient rapidement dans presque toutes
les inflammations articulaires aiguës; plus lentement dans
les inflammations chroniques. Dans celles-ci le défaut d'exercice seul peut en être cause, mais il n'en est pas de même
dans les inflammations aiguës, car elle est plus rapide et plus
étendue que dans les cas de défaut d'exercice pur et simple.

Comparez, par exemple, les cas de fracture de la cuisse avec ceux d'affection aiguë de la hanche, et vous verrez facilement combien l'atrophie par affection aiguë est plus grande que celle causée par le défaut d'exercice seul. On peut observer une atrophie rapide de tout le membre inférieur, spécialement dans la cuisse et les fesses, dans toutes les affections aiguës de la hanche; elle est plus lente dans les affections scrofuleuses indolentes, moins dans le rhumatisme chronique. L'atrophie de la partie inférieure des muscles antérieurs et latéraux de la cuisse est rapidement évidente dans l'arthrite aiguë du genou; moins rapide seulement dans l'arthrite chronique.

Dans les affections semblables de l'épaule on peut la constater par l'aplatissement du deltoïde et des couches musculaires de l'omoplate; et je pense que la même lésion survient, à un degré plus ou moins élevé, dans tous les muscles voisins des articulations qui sont enflammées, et d'autant plus vite que l'inflammation est plus aiguë. Ce n'est pas, je le répète, un simple amaigrissement par manque d'exercice; la lésion marche beaucoup plus vite que cela; elle est plus semblable à ce que l'on a appelé atrophie aiguë des muscles, et que l'on peut observer dans les cas plus rapides de paralysie infantile.

Ce processus d'amaigrissement est d'un intérêt tout particulier en pathologie, et je voudrais pouvoir vous le présenter mieux qu'en lui donnant le nom d'atrophie réflexe. Il semble dépendre d'une influence nerveuse anormale, et paraît souvent proportionné à la douleur concomitante, comme s'il était dû à la perturbation de quelque département nutritif des centres nerveux, irrité par l'état douloureux des fibres nerveuses sensitives.

Mais, de quelque manière qu'on puisse expliquer l'atrophie, ce symptôme n'est pas, malheureusement pour nos besoins actuels, un élément certain du diagnostic d'une affection articulaire réelle. Vous pourrez le trouver presque aussi marqué, quoique moins rapidement progressif, dans quelques affections nerveuses, que dans une inflammation articulaire aiguë. Je dis vous pourrez trouver, mais non vous trouverez; et je ne puis dire dans quels cas nerveux cela sera ou ne sera pas. Je pense qu'il existe dans les inflammations des nerfs ou dans celles qui envahissent les ganglions spinaux, mais je ne puis l'affirmer. Toutefois, pour le diagnostic, vous pourrez voir une inflammation de la hanche simulée, en ce qui concerne la douleur et l'amaigrissement, par certaines affections douloureuses du nerf sciatique; une inflammation de l'épaule par des affections douloureuses de certaines parties du plexus brachial; et plus fréquemment, l'atrophie de la partie inférieure de la cuisse, qui se rencontre communément dans l'inflammation aiguë du genou, est très-bien imitée dans certains cas où l'articulation est douloureuse, mais non enflammée. Dans les cas de ce genre que j'ai rencontrés, il n'y avait pas d'autre signe d'inflammation que la douleur : ni chaleur, ni tuméfaction en rapport avec elle, si même il y en avait; les malades étaient nerveux ou hystériques, et enfin l'articulation, malgré l'atrophie, avait conservé sa forme et sa structure.

On peut donc tenir pour sûr que, généralement, l'atrophie des muscles voisins d'une jointure suspecte est une preuve de plus en faveur de l'hypothèse qu'elle est ou a été enflammée; mais il ne faut l'admettre que sous caution. Il faut vous attendre à rencontrer des cas, quoique rares, dans lesquels cette atrophie s'accompagne de douleur articulaire sans inflammation. Mais ces cas ne font que vous permettre davantage d'admettre que si une jointure a été longtemps douloureuse, sans qu'il y ait atrophie des muscles voisins, elle n'est pas enflammée.

Permettez-moi de vous dire, en passant, que l'atrophie au voisinage du genou est produite communément, et est toujours aggravée, par l'usage de genouillères élastiques ou de bandages serrés. J'ai souvent été surpris de voir avec quelle rapidité et dans quelle étendue ces pressions produisaient l'atrophie des muscles et la faiblesse du membre, aggravant ainsi toutes les altérations consécutives aux lésions et aux affections articulaires. Elles peuvent dans cette voie produire de tels dommages que, si ce n'était pour donner plus de soutien pendant l'exercice actif, ou dans le but de faire disparaître des épaississements ou des épanchements articulaires chroniques, je pense qu'on ne devrait jamais les employer.

L'atrophie ne doit donc être rangée que sous toutes réserves parmi les signes d'une affection articulaire réelle; elle est trop commune dans la mimésie pour pouvoir être un signe certain de réalité. Il en est de même d'un autre signe : l'impossibilité ou la maladresse des mouvements, que nous avons observée plus souvent dans la claudication ou autre genre d'impotence.

La valeur de ce signe dans le diagnostic est la même que celle de la douleur. Il peut être exagéré, caricaturé d'une manière absurde, et son exagération seule suffit pour prouver son peu de valeur, par exemple lorsqu'un patient dont la santé générale est bonne et dont le pied est frais, ou froid, et bien conformé, a soutenu pendant plusieurs semaines qu'il lui est impossible de faire porter aucun poids sur son pied; ou lorsqu'un autre, au genou duquel on ne peut ni sentir ni voir rien d'anormal, se met à boiter comme si son articulation était entièrement perdue. Ici, comme dans beaucoup d'autres cas, la contradiction prouve le défaut de réalité.

La difficulté de diagnostic est la plus grande lorsqu'il n'y a qu'une claudication légère ou autre obstacle peu marqué aux fonctions d'une articulation. Dans ce cas, il vaut mieux être très-attentif et très-prudent, et se tromper, si l'on se trompe, en pensant avoir affaire à une affection réelle; car il est fréquent, surtout chez les enfants, et dans les affections graves de la hanche, de voir pour premier et, pendant long-temps, pour seul signe d'une affection réelle, une certaine claudication ou autre perversion des fonctions articulaires.

En examinant les cas dans lesquels la claudication ou autre espèce d'impotence est le signe principal ou le seul signe manifeste d'une affection articulaire, vous trouverez qu'un certain nombre ont pour cause réelle ou apparente une simple faiblesse musculaire du membre, d'autres une légère chorée partielle. Les premiers sont souvent associés à ce qui survient fréquemment chez les hystériques, comme sir B. Brodie l'a démontré — une laxité ou mollesse par-ticulières des articulations. Ils ne sont pas d'un diagnostic difficile; lorsque la jointure est réellement malade l'affection est très-évidente.

Les cas choréiformes sont plus sujets à induire en erreur. Dans quelques-uns, il y a une sorte d'éparvin sec (*string-halt*), c'est-à-dire une secousse brusque du talon à chaque pas, qui fait naître on ne peut mieux l'idée d'une affection du genou. Beaucoup plus compliqués sont les cas de chorée légère de tout le membre inférieur dans lesquels le patient, lorsqu'il marche, boite, jette la jambe en avant ou en dehors, un peu à la manière d'une personne qui a une affection com-mençante de la hanche.

La ressemblance n'est pas, il est vrai, très-marquée; ce-pendant, dans deux cas que j'ai rencontrés, elle me causa une grande crainte : dans l'un, à cause de l'importance de

la personne; dans l'autre, parce que la claudication était
consécutive à un coup, et que le malade avait un frère
atteint d'une affection scrofuleuse grave de la hanche. Dans
ce cas donc, la position ordinaire prise dans la station debout
était, par imitation, je pense, analogue à celle d'une affection
de la hanche, avec ascension de la moitié du bassin et le
pied tenu sur sa pointe.

Le diagnostic de ces cas peut être établi sur les faits
suivants : si les autres signes habituels d'une affection articulaire sont absents ou très-peu marqués; si les mouvements
de claudication ne sont pas exécutés avec précaution, mais
rapidement et par saccades; si les mouvements passifs de la
jointure sont complets et libres; si, lorsque le sujet se penche de façon à toucher ses pieds avec les mains, la figure
devient symétrique, il n'y a pas d'affection réelle. Cela sera en
outre souvent confirmé par des mouvements choréiques,
comme des contractions de la face et des paupières, qui
auront existé ou qui existeront encore.

Tels sont les signes principaux et habituels d'affections inflammatoires des jointures qui peuvent être imités assez bien
par des affections nerveuses pour rendre le diagnostic difficile. Mais il reste d'autres signes qui sont beaucoup plus rarement simulés, et qui ne le sont jamais bien, excepté dans
certains cas d'affections nerveuses compliquées de fièvre ou
d'autres affections intercurrentes. Telles sont la tuméfaction,
la chaleur et la fièvre locales.

Quant à la tuméfaction de la totalité ou d'une partie d'une
jointure, son absence peut presque suffire à prouver qu'une
articulation qui a été le siége d'une douleur intense ou d'un
autre signe d'une inflammation aiguë, ou qui a été longtemps douloureuse, ou a paru longtemps malade d'une
manière quelconque, n'est que nerveuse. L'inflammation

d'une articulation, qu'elle soit très-aiguë ou de longue durée, peut à peine se rencontrer sans exsudation visible ou tangible dans la cavité articulaire ou dans les tissus voisins. Mais il y a beaucoup de cas dans lesquels on ne peut appliquer cette règle au diagnostic.

Une jointure rétractée après une longue maladie peut se réenflammer sans se tuméfier de nouveau, jusqu'à ce qu'il se manifeste peut-être un *abcès résiduaux* (1). Une hanche peut s'enflammer d'une manière aiguë sans tuméfaction d'aucune sorte; il en peut être ainsi, mais moins. souvent, de l'épaule, l'épanchement étant trop minime pour qu'on puisse le sentir.

D'autre part, il y a quelquefois une tuméfaction évidente dans une articulation purement nerveuse, ce qui rend la difficulté plus grande encore ; cette tuméfaction n'est pas considérable, à la vérité, mais elle l'est assez pour simuler beaucoup mieux une affection réelle. C'est ce qu'on peut voir souvent dans le tissu lâche qui se trouve sur les côtés du ligament coraco-claviculaire. Le gonflement paraît quelquefois dû à une exsudation légère analogue à celle que l'on peut observer dans une région qui est le siége d'une névralgie; telles la bouffissure, qui peut survenir dans la névralgie faciale, ou la tuméfaction et la congestion de la conjonctive dans certains cas de névralgie orbitaire. Ce gonflement est communément passager et capricieux, et l'on peut découvrir la fraude en remarquant que, à son degré le plus marqué, il n'est pas, même après une longue durée et de nombreuses répétitions, proportionné à la douleur ou à la durée de l'affection ; car une articulation très-douloureuse, si elle était atteinte d'inflammation aiguë ou d'ulcération des cartilages, serait, sinon au

(1) Voir chap. XII.

début, du moins bientôt après, tuméfiée considérablement et toujours.

Dans d'autres cas, le gonflement d'une jointure nerveuse peut être dû à des conditions accidentelles. Par exemple, l'application répétée de vésicatoires ou de teinture d'iode produit pour un temps un épaississement et un œdème du tissu sous-cutané, qui peuvent très-bien induire en erreur lorsqu'il s'y ajoute d'autres signes imitant l'inflammation d'une articulation. J'ai vu aussi ce même état, très-marqué, produit par l'emploi longtemps continué de la glace sur une jointure enflammée.

Donc, en résumé, l'absence de tuméfaction rend très-improbable la réalité d'une affection articulaire; il en est de même de la présence d'une tuméfaction insignifiante, lorsque les signes morbides nerveux et musculaires sont aigus ou durent depuis longtemps; et, lorsque le gonflement existe, il ne faut pas le mettre au nombre des probabilités de la réalité de l'affection, à moins qu'il ne persiste et soit indépendant des accidents dont j'ai déjà parlé. Et souvenez-vous qu'il n'est pas rare que l'on se plaigne d'une sensation de tuméfaction alors qu'il n'en existe aucune. C'est justement une de ces sensations trompeuses auxquelles les personnes nerveuses sont sujettes, comme elles le sont à celles de plénitude et de pesanteur anormales sans qu'il y ait aucune lésion de tissu. Mais cette simple sensation de tuméfaction ne vous trompera pas si vous comparez l'articulation suspecte avec celle de l'autre côté.

Mais, en somme, le signe qui a le plus d'importance pour établir le diagnostic entre une affection articulaire réelle et les affections nerveuses, c'est la température. Il est tellement important de l'évaluer exactement, que je ne puis vous engager trop fortement à toujours l'étudier. Touchez donc avec votre main largement ouverte, et très-minutieusement, chaque jointure, en comparant toutes celles que l'on suppose malades avec l'articulation correspondante supposée saine ou reconnue comme telle, jusqu'à ce que vous ayez appris, avec autant de certitude que possible, à découvrir même une petite différence de température dans une partie même minime d'une articulation (1).

Lorsque vous avez appris à reconnaître très-exactement la chaleur d'une jointure, vous pouvez fonder sur elle quelque certitude pour le diagnostic. Une articulation qui paraît toute très-froide ou très-fraîche, ou dont la température n'est pas au-dessus de la normale, n'est pas enflammée ; quels que puissent être chez elle les autres signes d'inflammation, elle n'est pas enflammée, vous pouvez en être certains. A la hanche et à l'épaule, cependant, cet examen de la température n'est pas facile à faire. L'épaisseur des divers tissus qui recouvrent ces articulations est trop grande pour que l'on puisse s'apercevoir d'une augmentation de température à travers eux. Mais au genou et au coude, et aux autres petites articulations, mêmes celles des doigts, du carpe et du tarse, l'examen est facile et donne un renseignement certain ; et rappelez-vous toujours, en le faisant, que chez la plupart des personnes la face antérieure du genou, et à un degré moindre, la face postérieure du coude, sont habituellement fraîches au toucher, plus que le bras et la jambe, et que chez beaucoup les pieds sont rarement chauds à l'état de santé.

Ces variations locales, toutefois, ne peuvent entraîner aucune confusion si vous suivez la règle (qui, pour d'autres raisons aussi bien que pour celle-ci, ne doit jamais être né-

(1) M. Hilton insiste beaucoup sur la valeur de la chaleur comme signe d'une inflammation locale. (*Lectures on Pain and Rest*, 1863). — H. Marsh.

gligée), de comparer toute jointure suspecte avec sa congénère. De plus, comparez toujours la température de l'articulation avec celle du reste du membre, car le reste d'un
membre peut être froid, par suite de maladie ou d'un long
défaut de nutrition; et si une de ses jointures n'est pas toujours froide, sans que l'on puisse dire littéralement qu'elle
est chaude, c'est peut-être parce qu'elle est enflammée. Je
le répète donc, une articulation dont la température n'est
pas au-dessus de la normale n'est pas atteinte d'inflammation. Mais il faut observer d'autres règles qui sont renfermées dans celles-ci.

Une jointure que l'on découvre pour l'examiner peut être
sentie très-chaude. Cela peut être dû à ce qu'elle a été enve-
loppée très-chaudement, ou couverte d'une couche épaisse
de compresses imbibées d'eau, ou mise d'une manière quelconque à l'abri d'une déperdition de sa température naturelle. Alors, attendez, et voyez si, après quelques minutes
d'exposition à l'air froid, l'articulation est devenue de la
même température que celle de sa congénère ou du reste
du membre. Si oui, vous pouvez être presque sûrs qu'elle
n'est pas enflammée; ou vos soupçons qu'elle l'est peuvent
s'accroître avec le temps pendant lequel le refroidissement
tarde à se produire. Il arrive souvent qu'une partie seulement d'une articulation est enflammée et, dans ce cas,
l'élévation morbide de la température n'est perçue que dans
le point enflammé. Cette limitation d'un signe d'inflammation que l'on pourrait supposer facilement diffusible, est un
fait très-frappant. Il en est de même de la tuméfaction, qui,
spécialement dans les inflammations articulaires de nature
scrofuleuse, est souvent limitée à un seul point.

Il n'est pas rare, lorsque vous sentez une jointure entièrement froide, que le patient vous dise qu'elle est cependant

par moments très-chaude ou brûlante, et qu'avec cette chaleur elle gonfle et devient rouge. Ces cas sont communs
lorsque les conséquences d'entorses et d'autres lésions sont
très-prolongées chez les personnes nerveuses, ou même
chez les personnes saines dont les articulations ont été trop
longtemps traitées par les douches froides ou sont restées
dans un repos trop prolongé. On dit communément que ces
jointures deviennent très-chaudes le soir, et qu'elles sont
sujettes à des chaleurs douloureuses, mordicantes, brûlantes.
Dans chacun de ces cas vous pouvez dire qu'il n'y a pas
d'inflammation articulaire. S'il y en avait, l'articulation pré-
senterait nuit et jour cet excès de température. La chaleur
passagère est seulement due à une congestion comme en ont
à la face certaines personnes nerveuses après le repas, ou
comme les femmes en ont communément à l'époque de la
ménopause. Ici, l'état mental ne joue aucun rôle; il est
vrai qu'il peut sembler étrange que, parmi toutes les personnes nerveuses dont les jointures sont l'objet constant
de leur préoccupation, on n'en voie jamais une dont la peau
qui recouvre l'articulation rougisse pendant qu'on la regarde.

Toute turgescence et chaleur passagère de ce genre sont
compatibles avec une absence complète d'affection organique. Sans doute, la même chose peut survenir dans des
parties enflammées; elles sont à de certains moments plus
chaudes que dans d'autres, plus gonflées et plus douloureuses, avec des périodes d'exacerbation; mais alors elles
n'ont jamais leur température naturelle; elles sont toujours
trop chaudes, plus ou moins. Il en est tout autrement dans
la mimésie des inflammations articulaires; ici, l'excès de
température n'a lieu qu'à certains moments, la nuit ou à une
heure à peu près régulière, ou après de l'exercice ou une

fatigue. Une jointure qui est froide le jour et chaude la nuit n'est pas enflammée, cela est certain.

La certitude du diagnostic basé sur la froideur est, si c'est possible, augmentée par la coloration sombre de la peau, qui a alors la teinte pourpre foncé appelée communément bleu ou rose foncé. On peut voir ces colorations sur des jointures enflammées depuis longtemps; mais, dans ces cas, elles sont associées à un excès de température; lorsqu'elles coïncident avec la froideur, elles sont caractéristiques de tout autre chose que l'inflammation. De plus, avec l'inflammation les couleurs dues à la congestion des vaisseaux sanguins n'existent que sur les points enflammés; avec la congestion des mimésies elles sont communément beaucoup plus largement diffusées.

Nous en arrivons enfin à la fièvre associée à une inflammation articulaire supposée. Elle peut vous aider à faire le diagnostic dans quelques cas, principalement ceux dans lesquels la douleur est très-intense, ou dans lesquels il y a d'autres signes analogues à ceux d'une inflammation aiguë. Car il ne peut y avoir d'inflammation aiguë véritable d'une grande articulation sans fièvre; aussi, lorsque la température générale d'un malade est normale, vous pouvez douter fort, pour ne pas dire plus, qu'une articulation très-douloureuse soit enflammée. Mais l'inverse n'est pas vrai; la température peut être fréquemment ou habituellement élevée, alors même qu'une articulation est seulement douloureuse ou ne présente qu'une mimésie d'une affection aiguë. Car le sujet peut être tuberculeux ou peut avoir une élévation de température par suite d'une affection intercurrente, ou peut être convalescent depuis peu d'une fièvre aiguë.

De plus, une arthrite très-légère chez une personne très-nerveuse, peut coïncider avec une élévation de la température générale tout à fait disproportionnée. Ceci est d'accord avec une règle générale déjà mentionnée, à savoir que chez les personnes dont le système nerveux est vif, mobile, une inflammation locale légère peut produire une grande augmentation de la température ou l'accompagner. Chez ces personnes, la fatigue ou une excitation passagère élèveront la température à 38° ou peut-être à 38°5; et dans la convalescence d'une affection aiguë, état dans lequel une neuromimésie peut aussi bien se produire qu'une affection articulaire réelle, elles présentent de grandes variations de température.

Vous pouvez donc admettre comme règle générale que, chez les personnes très-nerveuses, la température doit être examinée beaucoup de fois, et avec circonspection, avant de la ranger parmi les indices de la réalité d'une affection articulaire. Ces jours derniers, j'ai été presque induit en erreur dans un cas semblable.

Un gentleman, d'environ 30 ans, avait ce qu'il décrivait comme une douleur paroxystique dans un genou, — douleur analogue à celle qu'il aurait pu avoir dans l'inflammation la plus aiguë de cette articulation, et il y avait une certaine chaleur, un certain gonflement, et la température était à 38°5. Tout cela était venu de lui-même depuis trois ou quatre jours, et le malade paraissait très-mal. Naturellement on le traita avec beaucoup de prudence, et tout céda tellement vite qu'on fut certain qu'il n'existait aucune affection organique grave, si même il y en avait une. C'était une neuromimésie consécutive à un travail excessif et ingrat.

CINQUIÈME LEÇON

De la neuromimésie des affections du rachis

Étude de la douleur, de la raideur, de la faiblesse, de la déformation rachidiennes
et de la paraplégie dans leurs rapports avec les affections du rachis.

Pour former le groupe suivant des cas de neuromimésie,
ou de simulation nerveuse, je prendrai ceux des affections
du rachis. Ils sont presque aussi fréquents que les imitations
des affections articulaires, et leur diagnostic, dont je parlerai
seulement, peut être étudié de la même manière, en pesant
la valeur de chacun des principaux symptômes locaux, puis
y ajoutant ou en retranchant ce que l'on peut tirer de la
constitution du malade ou de l'histoire de la maladie.

Les principaux symptômes à étudier au rachis sont : la
douleur, la raideur, la faiblesse et la déformation.

Quant à la douleur, le mal à l'épine et le mal de dos, souvent
impossibles à distinguer, sont peut-être les souffrances les plus
communes de toute la classe des hystériques et autres malades
nerveux de ce genre. Peu y échappent. Mais des douleurs semblables sont si communes chez d'autres malades qui ne sont
pas nerveux, et on les trouve dans des maladies si nombreuses
et si diverses, que ce signe à lui seul ne peut que rarement
trancher le diagnostic. Je dois laisser de côté tous les maux
de dos qui appartiennent au lumbago, au rhumatisme gout-

teux, aux affections utérines, ovariennes, rénales, etc., et essayer de résoudre seulement la question suivante : Y a-t-il des caractères par lesquels nous puissions distinguer la douleur qui est l'indice d'une affection réelle de celle qui simule cette affection?

Eh bien, nous ne le pouvons pas toujours. Il n'y a pas de douleur qui soit caractéristique d'une affection rachidienne réelle, aucun genre de douleur qui ne puisse être imité ; mais, dans beaucoup de cas, la douleur mimésique nerveuse a des caractères qu'on ne trouve pas tous ensemble dans une affection réelle du rachis.

On décrit souvent la douleur mimésique du rachis comme très-intense — violente, déchirante, comme si le dos était brisé, ou quelque chose d'approchant. A vrai dire, cette douleur ne survient pas dans une affection rachidienne réelle, si ce n'est lorsque la douleur de quelque affection légère est immensément exagérée dans une constitution nerveuse, ou dans la forme la plus aiguë d'inflammation des vertèbres, affection très-rare, toujours associée à un état général morbide sérieux et à une gêne des mouvements du rachis. S'il n'y a pas coïncidence d'un état général grave, une douleur intense, horrible du rachis ou du voisinage n'est pas un indice d'une affection sérieuse de cette région. Je ne dis pas que cette douleur soit toujours purement nerveuse lorsque c'est la seule chose dont on se plaigne. Elle peut être due à un anévrysme, à un cancer, ou à une affection éloignée quelconque chez une personne de constitution nerveuse ; mais, excepté dans les deux cas que je viens de mentionner, ce n'est pas un signe d'une affection rachidienne.

Mais ce signe négatif devient le plus important lorsque avec cette douleur il y a une sensibilité excessive en un ou plusieurs points du rachis. On peut rencontrer une certaine

sensibilité à la pression sur les apophyses épineuses dans
une affection réelle du rachis ou des membranes cérébro-
spinales ; mais une sensibilité excessive n'existe que dans les
cas rares de périostite d'une ou plusieurs apophyses épineuses,
qui, d'après moi, se lie ordinairement à la syphilis. Elle est
plutôt caractéristique d'un désordre purement nerveux, de ce
qu'on appelle irritation spinale, et vous la rencontrerez habituellement, non en un seul point, mais en deux ou plus
du rachis, le plus souvent entre les omoplates et les
lombes.

Les malades nerveux ne peuvent supporter d'être touchés
en ces points sensibles ; ils reculent et se tordent lorsque le
doigt les percute ou les presse doucement. En voyant cela, vous
pouvez être presque certains qu'il n'y a pas d'affection du
rachis, ou encore lorsque les points sensibles du rachis ne
sont pas douloureux pendant les mouvements, l'éternument
et la toux. Et je pense que vous pouvez en être entièrement
sûrs lorsqu'une pression ou un coup légers produisent plus de
douleur que lorsqu'ils sont forts, ou lorsque vous trouvez la
même douleur et la même crainte en pinçant la peau qui
recouvre le rachis sans presser sur le rachis lui-même.

D'autre part, la douleur purement nerveuse est ordinairement variable, bien qu'elle ne soit jamais entièrement
absente, et ces variations paraissent plus dépendre que celles
des affections réelles d'altérations d'organes éloignés, comme
les ovaires ou l'utérus, le côlon ou le rectum. Dans ces variations la douleur peut paraître paroxystique, mais je crois
qu'il n'en est pas souvent ainsi d'elle-même.

Un autre caractère habituel de cette douleur est son augmentation extrême survenant fréquemment dans la fatigue,
non-seulement dans la fatigue corporelle, comme dans la
station debout gardée longtemps, mais dans toute occupation

de longue durée, même l'occupation intellectuelle si elle n'est pas très-agréable.

Avec ce caractère, il est aussi commun de voir la douleur s'accompagner de nausées ou même de vomissements, et c'est presque un signe certain de désordres purement nerveux, si la pression sur le rachis produit des frissons ou des nausées, ou une sensation d'être sur le point de se trouver mal.

Enfin, c'est un signe que la douleur n'est que nerveuse lorsqu'elle a duré plusieurs semaines ou plusieurs mois sans que rien d'autre se soit manifesté : ni immobilité du rachis ou des côtes, ni paralysie, ni fièvre, ni amaigrissement, ni troubles sérieux de la santé générale.

Je crois que vous pouvez être sûrs qu'un patient chez lequel la douleur rachidienne aura tous ces caractères ou la plupart d'entre eux, n'a pas d'affection du rachis. Mais vous en rencontrerez beaucoup chez lesquels la douleur ressemblera assez à la précédente pour éveiller le soupçon, bien que ce ne soit pas tout à fait assez pour vous convaincre ; beaucoup chez lesquels le diagnostic doit se baser bien plus sur d'autres symptômes que sur la douleur. Parmi ces cas, laissez-moi vous prévenir que le plus grand danger est celui de penser avoir affaire à des mimésies d'affections musculaires ou seulement rhumatismales, lorsque ce sont réellement des affections organiques sérieuses du rachis ou des organes qu'il renferme. J'essaierai de diminuer le danger de tomber dans l'une ou l'autre erreur en mentionnant quelques-uns des genres les plus fréquents de cas de diagnostic difficile.

Les courbures du rachis, qui surviennent fréquemment chez les personnes jeunes, sont souvent indolentes, rarement très-douloureuses, et n'ont pas de douleur caractéristique;

cependant une douleur quelconque doit toujours vous conduire à rechercher une courbure et à soupçonner, s'il en
existe déjà une, qu'elle est en voie d'accroissement. La
même règle doit être observée avec des sujets plus âgés,
car il n'est pas extrêmement rare qu'une courbure latérale
commence après l'âge moyen, ni qu'elle augmente à une
période quelconque de la vie. Dans les deux cas, il peut y
avoir de la douleur, et alors il faut examiner souvent le
rachis pour voir s'il n'y aurait pas d'autres signes plus caractéristiques que la douleur seule.

Les douleurs rachidiennes sont communes chez les
hommes doués d'une constitution nerveuse, et que l'on
pourrait appeler hystériques avec autant de raison que
beaucoup de femmes. Elles sont surtout communes chez
les hommes de trente à cinquante ans et plus, et chez les
femmes qui conservent leur constitution nerveuse ou entièrement hystérique jusqu'à la vie moyenne ou plus tard,
et chez lesquelles, très-probablement, elle est mélangée à
la goutte.

On rencontre beaucoup plus de cas de ce genre que l'on
ne pourrait le supposer dans les classes cultivées de la
société : chez des hommes et des femmes d'âge mûr ou au
delà, et dont les douleurs rachidiennes les rendent impropres à la vie active, au moins quant à l'activité corporelle;
car, chez certains d'entre eux, la vie mentale est aussi active
que si elle prenait réellement toute leur force nerveuse
pour son propre usage. Ils souffrent considérablement, sont
douloureusement fatigués par l'exercice, n'ont de bien-être
qu'à condition d'être couchés ou penchés en arrière, le dos
bien soutenu; le plus léger travail manuel les lasse : et toutefois, chez quelques-uns, l'esprit semble infatigable, ou
n'accuse sa fatigue que par une certaine augmentation de

leur mal de reins, ou des nausées et des vomissements. Dans la plupart de ces cas, le diagnostic n'est pas difficile; la constitution nerveuse est fortement marquée, et, après des mois ou des années de fatigue et de douleur, vous trouvez le rachis aussi droit, fort et flexible que jamais.

Cependant, c'est dans ces cas qu'il faut que vous soyez surtout sur vos gardes, de peur de méconnaître une affection rachidienne réelle; car, parmi les personnes d'un certain âge, vous pouvez non-seulement, comme je viens de vous le dire, trouver des cas de courbure latérale au début ou en voie d'accroissement, mais, parfois, un cas de maladie conduisant à une courbure angulaire, se manifestant très-insidieusement comme s'il s'agissait d'une douleur nerveuse ou d'un rhumatisme chronique.

Le premier signe de cette affection est habituellement une douleur constante, qui est quelquefois même intense, fixée en un point du rachis, ou s'irradiant, ou s'étendant en ceinture; il peut y avoir aussi une certaine sensibilité. Mais vous pouvez la reconnaître principalement à la diminution de la mobilité de la partie affectée du rachis et des côtes adjacentes. Le malade maintient la région atteinte aussi immobile que possible, lorsqu'il se tourne ou se penche. S'il tousse, il le fait avec précaution, et l'éternument est très-douloureux. Si c'est la région dorsale qui est affectée, les côtes correspondantes se meuvent à peine. Si c'est la région cervicale, la pression sur le sommet de la tête est souvent douloureuse. Après quelques semaines de ces souffrances, la flexion du rachis peut devenir évidente. Si le sujet est le premier à s'en apercevoir, il se sent se courber, ou obligé de se supporter avec les mains, on n'est plus aussi grand qu'autrefois; et, en le déshabillant, vous pouvez trouver deux ou trois vertèbres projetées en une courbure angulaire incurable.

Vous voyez que ces symptômes ressemblent beaucoup à ceux par lesquels vous reconnaissez les progrès de nombreux cas de carie du rachis chez les enfants et les jeunes gens, et je suppose que cette affection chez des personnes plus âgées est de la même nature. Mais je n'ai pas encore rencontré de cas fatal (1), ni fait d'examen après la mort; et je n'en ai encore vu qu'un où l'abcès était en relation avec la courbure angulaire.

Vous pouvez faire un autre groupe avec d'autres patients chez lesquels une entorse d'un point quelconque du rachis est suivie par une douleur persistant longtemps. Certains d'entre eux vous diront qu'au moment de l'entorse, ils ont senti ou entendu quelque chose craquer, et que depuis lors ils ont eu de la douleur et de la faiblesse, une douleur vive, énervante, augmentée par l'exercice ou certaines positions. Ici encore, je dois vous recommander l'attention, surtout lorsque la lésion est récente.

Dans une grande majorité de ces cas, la longue durée de la douleur, et d'autres signes d'affection rachidienne, peuvent être rapportés à la même mimésie que nous avons vue chez les personnes dont le genou ou le coude restaient pendant des semaines douloureux et faibles, sans qu'il y eut cependant de maladie. Mais, dans quelques cas, la douleur continue parce que, comme cela peut arriver à une jointure blessée, la blessure a été suivie d'inflammation ; et celle-ci peut revêtir une forme grave. La douleur seule ne prouve rien ; mais vous pouvez être effrayés lorsque vous trouvez une diminution de la mobilité du rachis ou des côtes, une

---

(1) Voyez *Essai sur la scrofule sénile*, chapitre xv.

grande douleur en toussant, et une plus grande encore en éternuant; votre crainte augmentera encore lorsque vous trouverez une fièvre rémittente ou continue, avec perte des forces et de la santé générale. En résumé, pour établir le diagnostic entre les affections réelles et apparentes consécutives à des blessures du rachis, vous pouvez les étudier d'après les règles que l'on apprend plus facilement dans les affections semblables consécutives aux lésions articulaires.

Il est heureux pour les besoins du diagnostic que les altérations de la mobilité et de la force du rachis soient plus significatives que la douleur. Le rachis ou une de ses parties, lorsqu'il y a une affection réelle, est souvent raide et faible, bien que d'autres signes morbides soient absents ou peu marqués; dans la mimésie, la mobilité est souvent parfaite, bien que d'autres signes soient très-intenses.

La fixité du rachis ou d'une de ses parties est extrêmement rare dans toute neuromimésie. Je ne veux pas dire qu'on ne la voit jamais; mais c'est si rare que, lorsque vous rencontrez un patient qui maintient avec soin (non par un spasme musculaire, mais volontairement) la tête et le cou, ou une partie quelconque du dos très-raide, se tournant et se penchant avec précaution, vous devez rechercher une affection rachidienne. Ce peut être un rhumatisme musculaire, une inflammation du tissu cellulaire, un abcès ou toute autre chose qui cause de la douleur dans les mouvements; mais il n'est pas probable que ce ne soit qu'une imitation d'une affection spinale.

Cette fixité du rachis est le signe le plus caractéristique d'une affection réelle; le moins, c'est la douleur concomitante. Cela est encore plus vrai lorsque les côtes correspondant à la partie suspecte du rachis sont aussi immobiles ou trop peu mobiles dans la respiration, surtout quand celle-ci est principalement diaphragmatique. Il peut y avoir, dans ce cas, une affection thoracique, peut-être cette pleurésie qui est souvent liée à une inflammation aiguë de la partie dorsale de l'épine; ou bien on peut être très-incertain sur la nature de l'affection rachidienne qui existe; mais il est presque sûr, autant qu'on peut l'être d'une maladie qu'on ne voit pas, que ce n'est pas une pure mimésie. Toutes les fois que l'on veut parler d'irritation spinale, d'affection hystérique du rachis, ou d'une autre affection apparente de la colonne vertébrale, quel que soit le nom qu'on lui donne, examinez soigneusement la mobilité du rachis et des côtes; si elle est altérée, examinez-la encore avec soin avant de conclure que la maladie n'est que nerveuse.

L'état contraire du rachis, dans lequel il est sans résistance, de sorte que, lorsque le patient essaie de se lever, il, ou plus souvent *elle*, plie ou tombe de ça, de là, comme un nouveau-né, indique presque à coup sûr qu'il n'y a pas d'affection organique. Il peut y avoir paraplégie réelle; s'il n'y en a pas, vous pouvez croire que ce rachis faible, si facile à plier, est sain, bien qu'il puisse renfermer la moelle épinière d'un idiot, de même qu'un crâne bien constitué peut contenir un cerveau très-déréglé.

Une sensation de faiblesse ou d'affaissement dans un point du rachis est un indice douteux. On la ressent souvent dans la neuromimésie ; mais souvent aussi elle se rencontre dans la carie ou autre affection réelle de la colonne vertébrale. Il faut toujours la considérer comme un symptôme grave probable si le malade s'aide habituellement et presque inconsciemment à maintenir le rachis avec les mains ou les coudes sur les côtés. Naturellement cette position peut être imitée, soit involontairement, soit à dessein, dans une neuromimésie;

mais, elle a si souvent une signification réelle, qu'elle ne peut servir alors à éclairer le diagnostic, à moins qu'il n'y ait d'autres signes évidents de neuromimésie.

Vous trouverez souvent que cette faiblesse dans un point du rachis s'accompagne d'une certaine gêne dans ses mouvements.

Le patient ne se lève ni ne se tourne volontiers dans son lit, et, s'il marche, c'est lentement, souvent courbé ou penché en avant, allant avec raideur ou en traînant, sans hésiter et sans chanceler, à moins que la moelle ne soit comprise dans la maladie. Ce signe est, je pense, moins rarement imité que le précédent; lorsque les deux sont réunis, ils sont d'une certaine importance en faveur d'une affection réelle du rachis, et, s'il s'y ajoute une gêne des mouvements des côtes, il est plus probable que la colonne vertébrale est certainement malade, que ce soit par le fait de la strume, du rhumatisme, ou de toute autre affection.

L'autre signe important pour le diagnostic entre les maladies réelles et les maladies simulées du rachis en est la forme. Est-il contrefait, courbé anormalement, ou déformé d'une façon quelconque? Il est probable qu'il est ou a été atteint d'une affection réelle; et cependant même là il y a de la place pour une erreur.

Une courbure angulaire du rachis — j'entends la saillie en arrière d'une ou plusieurs vertèbres, comme celle qui est due à l'amincissement ou à une perte de substance de leurs corps ou des disques intervertébraux — est, je pense, totalement inimitable par un état nerveux ou musculaire quelconque. Mais il n'est pas rare de rencontrer une ou deux apophyses épineuses naturellement un peu saillantes, ou placées un peu sur le côté de la ligne ou de la courbure où elles devraient être exactement. Cela existe le plus souvent à

la partie inférieure de la région dorsale et à la région lombaire, mais ressemble si peu à une maladie qu'on ne s'en
apercevrait pas si la douleur rachidienne et une certaine
inquiétude touchant la courbure n'appelaient pas l'attention
sur elle. Je pense que vous aurez rarement quelque difficulté
à distinguer cette anomalie naturelle de l'effet d'une maladie.

Une courbure latérale du rachis peut être imitée par une
action musculaire mal équilibrée ; non pas, il est vrai, parfaitement, mais presque assez pour tromper souvent. Le
torticolis spasmodique est bien connu, et peut imiter la distorsion d'une affection considérable des vertèbres cervicales.
Aux région dorsale et lombaire cette courbure latérale de
nature musculaire est beaucoup plus rare, mais vous pouvez
vous attendre à la rencontrer ; et vous pourrez souvent reconnaître la mimésie en notant que la courbure s'est formée très-
rapidement ou même soudainement, et qu'elle est devenue
marquée ou aussi prononcée que possible en un temps plus
court que celui qu'aurait exigé la production d'une courbure réelle. En quelques jours il se fera une imitation de
courbure plus forte que de longs mois n'auraient fait en réalité. De plus, la courbure simulée n'est pas d'une ressemblance parfaite. Elle est quelquefois simple, quoique très-
marquée ; les courbures latérales réelles, si elles sont très-
prononcées, sont au moins doubles ; et les vertèbres ne sont
que peu ou pas du tout tournées, tandis qu'elles le sont
dans les courbures latérales réelles bien marquées. Si ces
signes différentiels ne vous suffisent pas, l'éther ou le chloroforme vous viendra en aide. Vous pourrez redresser la
courbure simulée lorsque les muscles seront dans l'inaction ;
vous ne pourrez pas redresser ainsi une courbure réelle.

D'autres déformations du rachis peuvent encore être imitées par des personnes hystériques ou autres de ce genre. Le rachis peut être contourné sans courbure, ou tiré d'un côté, de façon à s'élever obliquement sur le bassin; ou chez les personnes dont la colonne est très-faible, sans résistance, il peut y avoir, lorsque le tronc devrait être droit, une apparence de courbure uniforme en arrière. Mais je pense que vous pourrez facilement découvrir la mimésie chez toutes ces personnes. La plupart d'entre elles sont extravagantes, outrant presque toutes les difformités réelles qu'elles peuvent avoir, et presque toujours le mal peut disparaître en faisant mettre le malade dans une position inaccoutumée, comme de le coucher tout à fait à plat sur le dos ou sur le ventre, ou de lui faire toucher les pieds avec les mains, ou de le pendre à une balançoire. Par ces moyens et d'autres semblables, vous pourrez parer à la supercherie des muscles.

Ce n'est pas tout encore : vous serez souvent consultés pour des irrégularités des omoplates. Les mères sont toujours à surveiller les épaules de leurs filles (heureusement pour les garçons, on ne s'occupe pas des leurs) et toute différence entre les omoplates, comme lorsque l'une est plus élevée, ou plus en arrière, ou plus petite que l'autre, fait craindre une courbure du rachis. L'alarme est habituellement prématurée ou fausse.

Une différence entre les épaules peut être due à une action intempestive ou maladroite des muscles, à l'habitude d'écrire trop avec l'épaule portée en haut, ou à beaucoup d'autres causes; mais, si vous ne pouvez trouver dans le rachis ni dans les côtes de courbure, de rotation anormale, ni d'autre déformation, la situation de l'épaule ne prouve rien. Ces cas et autres semblables sont souvent difficiles à débrouiller, car la haute éducation des jeunes filles est faite pour développer tout ce qui est favorable à la production et des maladies réelles et des maladies simulées du rachis. Occupation intellectuelle fatigante ; écriture de longue durée, avec la colonne vertébrale contournée et l'épaule élevée ; station debout durant longtemps ; gymnastique et callisthénie (1) fatigantes, privation des exercices les plus naturels, et de repos à volonté, ou dans toute position que l'on croit disgracieuse, — ces éléments et autres semblables de l'éducation des jeunes filles sont également favorables au développement de la constitution nerveuse, à la production de maux de dos variés, et aux déformations du rachis. Il faut que vous fassiez de votre mieux dans tous ces cas pour distinguer ce qui est réel et ce qui est imité. Mais je ne puis vous donner de règles générales à ce sujet.

En essayant de vous apprendre à faire le diagnostic entre les affections apparentes et les affections réelles, je n'ai parlé à dessein que des signes qui se montrent ordinairement dans les premières périodes des affections réelles, car c'est seulement alors que le diagnostic peut être difficile. Une déformation bien marquée, persistante du rachis, ne peut laisser soulever l'hypothèse de mimésie, à moins que ce ne soit relativement à la nature d'une douleur concomitante.

L'apparition d'une grosseur, semblable à un abcès chronique, sur les côtés du rachis ou dans l'aine, ne peut vous rendre sûrs d'une affection de la colonne vertébrale, mais du moins résout quelques questions touchant la mimésie ; il en est de même de la fièvre hectique, d'une élévation habituelle de la température et d'un marasme continu.

---

(1) Exposé des procédés de somascétique qui conviennent dans l'éducation physique des jeunes filles, et des moyens efficaces pour corriger les déviations de la colonne vertébrale occasionnées par une action irrégulière des muscles. (Dict. de Littré et Robin.)

Cela n'a pas besoin d'explication ; mais je dois parler d'un autre groupe de symptômes : les paralysies, les pertes de sensibilité ou plus fréquemment de force musculaire dans les membres, qui peuvent être associées aux affections du rachis. Je dois les mentionner, bien que je pense qu'ils soient rarement utiles dans le diagnostic. Car la paralysie due à une affection qui s'étend du rachis à la moelle épinière est rare, excepté dans les dernières périodes de la maladie, et alors l'évidence est assez nette sans elle. Et lorsque la paralysie survient dans ce que vous pouvez soupçonner être le début d'une affection rachidienne, elle ne peut que rarement vous aider, car vous ne pouvez reconnaître ce qui est dû à une affection commençant dans le rachis de ce qui est dû à une affection qui débute dans la moelle. Et enfin, si vous soupçonnez une affection mimésique du rachis, là encore la paralysie ne peut vous aider dans le diagnostic, car elle aussi peut être une mimésie.

Ainsi votre seule sûreté pour bien diagnostiquer les affections réelles des affections mimésiques du rachis réside dans l'examen d'abord du rachis lui-même, ensuite de la constitution du malade.

SIXIÈME LEÇON

Simulation nerveuse (neuromimésie) de tumeurs.

Tumeurs musculaires. — Tumeurs pulsatiles abdominales. — Tumeurs simulant des anévrysmes, des cancers du sein et de la langue. — Traitement de la neuromimésie.

J'ai dit, dans ma première leçon, que je ne traiterais la simulation nerveuse qu'au point de vue chirurgical seul. On peut voir encore bien des choses rentrant dans ce cadre limité, et que je dois omettre, comme la paraplégie, le tétanos, l'aphonie, etc., simulés. Quant à ces affections, vous pouvez en trouver les éléments de diagnostic dans les meilleurs ouvrages sur l'hystérie. J'aborderai maintenant un groupe de cas sur lesquels on a beaucoup moins écrit, — les simulations nerveuses de tumeurs.

Il y en a trois formes principales : les tumeurs musculaires ou tumeurs-fantômes (*phantom-tumours*), les imitations d'anévrysmes, celles de cancer.

Dans ce que j'appelle tumeurs-fantômes, l'imitation est due au gonflement d'une partie d'un muscle pendant sa contraction. Cette partie, se gonflant et devenant plus dure, ressemble à quelque chose comme une tumeur lisse, ronde ou ovale, ou à un kyste, placé dans les muscles ou dans leur intervalle. Le reste du muscle paraît naturel, qu'il soit relâché ou contracté. Dans le premier cas, la tumeur apparente est sentie plus distinctement ; dans le dernier, elle peut être presque dissimulée, comme si elle siégeait dans le muscle.

Cette condition si étrange n'est imitée, que je sache, dans aucun autre état musculaire, si ce n'est dans le pincement ou dans les tressaillements et contractions passives des muscles des mourants, ou dans les saillies qui, dit-on, peuvent se former dans ceux que l'on percute aussitôt après la mort apparente dans les fièvres aiguës. Si on peut la comparer à quelque chose chez les muscles vivants, c'est aux crampes qui produisent comme des nœuds ou des grosseurs; mais, dans les tumeurs-fantômes, il n'y a pas de douleurs comme dans les crampes. Quel qu'il soit, cet état paraît dû à une perversion du pouvoir nerveux dans le muscle ; car une forme des tumeurs-fantômes, celle des muscles abdominaux, se voit le plus fréquemment chez les femmes évidemment hystériques, et dans d'autres cas que j'ai observés, il y avait certainement un état anormal du système nerveux, et dans d'autres il était très-probable.

Trois cas que j'ai eu la chance de voir dernièrement peuvent servir ici d'exemples.

Dans l'un, un gentleman âgé d'environ soixante ans vint me trouver pour une tumeur, pensait-il, du mollet droit. Je trouvai au milieu de la substance du gastrocnémien ce qui semblait être une masse lisse, arrondie, d'un diamètre d'environ deux pouces. Pendant que je l'examinais, il me sembla parfois la perdre entièrement, comme si elle glissait entre mes doigts ou s'enfonçait dans la profondeur du mollet, et au bout d'un moment, je me convainquis qu'il n'y avait pas réellement de tumeur, et qu'elle pouvait disparaître par friction, ou par relâchement complet du muscle, ou par certaines positions du membre.

Elle me parut causée par un défaut ou une perversion de
la force nerveuse du muscle; car le malade était devenu
progressivement très-faible dans les membres inférieurs, et
il avait cette démarche lente, à petits pas, traînante, cette
voix faible et monotone, et cette parole sourde qui,
je pense, annoncent une dégénérescence sénile des centres
nerveux.

Le second cas a trait à un ecclésiastique, d'environ
trente ans, qui vint me consulter pour faiblesse des membres inférieurs, et chutes fréquentes, qu'il était porté à attribuer, dans une certaine mesure, à une grosseur située
près du genou gauche, et à une autre, moins proéminente,
près du genou droit. Les mollets étaient très-volumineux
et bien musclés, les cuisses petites et faibles (1) ; les grosseurs étaient des tuméfactions des extrémités inférieures des
vastes internes et formées par leur contraction, les autres
muscles de la région antérieure des cuisses étant atrophiés
et affaiblis. On aurait pu les prendre, il est vrai, pour des
kystes lisses, ovales, situés près des genoux; mais ils dispa-
raissaient si rapidement et si complétement lorsque l'action
des muscles cessait, qu'il n'était pas difficile de voir ce qu'ils
étaient. Là aussi le mal était nerveux.

Dans le troisième cas, il s'agissait d'une dame d'environ
soixante ans, qui avait eu une tumeur au niveau de la parotide gauche. On l'avait enlevée huit ans environ avant
l'époque où je la vis, et dans l'opération on blessa le nerf
facial, de sorte que les muscles du côté gauche de la face
étaient en partie paralysés et sujets parfois à des contractions lorsque la malade avait des émotions. Dans la dernière année, il s'était formé une nouvelle tumeur superfi-

(1) Dans certains de ses traits, ce cas ressemble à la paralysie musculaire pseudo-hypertrophique de Duchenne.

 cielle au niveau de la parotide, et en même temps les
contractions de la face avaient augmenté. Mais ce qui alar-
mait beaucoup plus la patiente, c'était l'apparition de ce
qu'elle croyait une tumeur, au-dessous de la clavicule gauche.
C'était la portion claviculaire du grand pectoral, contractée
en partie et dure, et peut-être rendue irritable, ou attirant
plus l'attention en éveil par les contractions fréquentes du
peaucier. Toute apparence de tumeur s'évanouissait en élevant
le bras au-dessus de la tête; lorsque le muscle était complétement relâché, on le sentait aussi mou et naturel que son
congénère.

Cette dernière malade était excessivement sensible et
irritable, et augmentait probablement l'action désordonnée
de ses muscles par l'attention trop constante qu'elle y portait. La direction seule de l'esprit, peut, en effet, suffire
pour déterminer, chez certaines personnes, une imitation
éloignée d'une tumeur dans un muscle. Je vis une fois un
gentleman qui était possédé de la crainte de mourir d'un abcès
du psoas, parce que son frère en était mort; et, pendant un jour
ou plus, il fut constamment à presser son abdomen dans la
direction du psoas, près du rachis, jusqu'à ce qu'une partie
du muscle oblique externe devint si irritable qu'elle durcit et
gonfla à chaque pression, et que l'on sentit quelque chose
comme une tumeur. Tout cessa lorsque le muscle fut complétement relâché par la position.

Mais, en général, l'esprit semble n'avoir rien de
commun avec le fantôme. Les deux premiers faits furent
observés chez des personnes très-ordinaires, et l'influence
mentale ne pouvait être raisonnablement invoquée comme
cause de simulation des tumeurs.

Il ne peut y avoir de grandes difficultés de diagnostic
dans les cas ordinaires de ce genre. Une tumeur réelle, qui

siége profondément dans un muscle épais ou au-dessous,
peut être nettement circonscrite par la palpation, lorsque
le muscle se contracte et durcit; et il peut être difficile de
sentir les limites d'une tumeur veineuse ou nœvus dans
un muscle profond ou épais. Mais les faits dont il s'agit
ne vous tromperont pas si vous les étudiez assez longtemps
pour être assurés de l'inconstance de leur apparition. Si, pendant une minute, une tumeur apparente reste sous les doigts
et disparaît la minute d'après; si elle passe d'une partie
d'un muscle à une autre, et si un faisceau de fibres se
contracte après un autre; si elle disparaît complétement
lorsque le muscle est longtemps relâché, — c'est un fantôme, une simple mimésie de tumeur.

La difficulté est plus grande pour certains cas de tumeurs
fantômes qui surviennent dans les muscles abdominaux des
femmes hystériques. Elles sont quelquefois étendues, dures,
sont presque mieux déterminées comme siége, dimensions
et forme, que celles des membres, et l'erreur peut en être
plus facile encore, dans ces cas, par la coexistence de conditions anormales des intestins, de l'aorte, ou d'autres
organes abdominaux ou pelviens. Mais, dans chaque cas,
quelle que soit la difficulté du diagnostic, l'éther ou le chloroforme vous donneront tout l'aide dont vous aurez besoin.
Par l'insensibilité et le relâchement musculaire complets,
tous les signes de tumeur disparaissent,— le fantôme s'évanouit.

Laissez-moi vous rapporter le cas le plus frappant de ce
genre que j'aie vu.

C'était chez une femme d'une bonne santé apparente,
d'environ trente ans, couchée dans la salle Sitwell. Je
l'avais admise pour une tumeur de la partie supérieure de
l'abdomen à gauche, siégeant en apparence derrière la pre-

mière division du muscle droit, mais paraissant plus large
que ce muscle. Elle était arrondie, ferme, presque dure, de
siége et de caractères constants, souvent douloureuse et
distinctement pulsatile, comme un anévrysme. On y entendait un léger bruit. De ses antécédents, je ne me rappelle
bien qu'une chose, c'est que rien ne pouvait m'aider à poser
le diagnostic. Dans une consultation approfondie avec mes
collègues de médecine et de chirurgie, on se demanda si
c'était une tumeur avec pulsations communiquées par
l'aorte, ou un anévrysme. Si c'était une tumeur, où, dans
quoi siégeait-elle? Si c'était un anévrysme, de quelle artère?
Les opinions étaient nombreuses et variées, en partie peut-
être parce que l'examen était douloureux, et par conséquent incomplet. Aussi un jour je donnai du chloroforme à
la malade, et la tumeur, l'anévrysme, et les doutes disparurent; tous n'étaient que fantômes.

Ce cas, dans lequel un état nerveux anormal d'un
muscle et un état analogue de l'aorte abdominale paraissaient combinés, peut nous conduire au groupe suivant
de tumeurs simulées : les simulations d'anévrysmes, par ce
que je suppose être des conditions nerveuses anormales des
artères. Les symptômes de cet état ne sont pas complets,
il est vrai; mais, au moins, la mimésie d'anévrysme est plus
fréquente chez des personnes de constitution nerveuse que
chez d'autres. Elle est quelquefois associée à une hystérie
manifeste, et la ressemblance de l'anévrysme varie souvent
avec l'état du système nerveux du patient.

Cette simulation est le plus fréquente à l'aorte abdominale, où elle a été souvent décrite sous le nom de battements nerveux abdominaux; mais, autant que je sache, on
ne l'a pas décrite comme survenant aux artères sous-
clavières, innominées, ou carotides, bien qu'elle n'y

soit pas très-rare, ni quelquefois d'un diagnostic facile.

Le principal caractère de la mimésie est que l'artère affectée semble beaucoup plus volumineuse qu'elle ne devrait
être, bat largement au moins dans une direction, se dila-
tant d'une manière incroyable, et souvent tellement plus
visible que chez une personne ordinaire, qu'il est difficile
de ne pas croire qu'elle est très-dilatée. Et cependant il n'y
a certainement pas de dilatation considérable; c'est plutôt
comme si les parois artérielles étaient minces et avaient
trop peu de résistance musculaire, comme nous pourrions
supposer qu'elles seraient si elles présentaient une paralysie
partielle de leur tissu musculaire.

Dans le cas le plus marqué d'imitation d'anévrysme
abdominal que j'aie vu, l'examen *post mortem* ne démontra
pas de lésion.

Une dame de constitution très-nerveuse avait beaucoup
souffert du mal de mer dans un voyage en Irlande. Le mal
s'apaisa à peine pendant son séjour à terre et s'aggrava
pendant la traversée de retour; elle continua ensuite de vomir presque toute sa nourriture jusqu'à sa mort, survenue
par suite d'épuisement quelques semaines après.

Durant cette dernière période, il y eut des battements si
prononcés et si vigoureux dans l'aorte abdominale que plusieurs personnes furent convaincues qu'il y avait là un anévrysme. Lorsque la malade était étendue sur le dos, on pouvait voir l'artère battre derrière la paroi abdominale; la
main posée sur elle était soulevée, les doigts repoussés par
un fort battement avec thrill, et on entendait un choc faible,
mais distinct, lorsqu'on appuyait légèrement le stéthoscope
sur l'artère. Cependant il n'y avait pas d'anévrysme. Après
la mort, l'artère fut trouvée absolument saine dans ses dimensions et dans sa structure.

Je le répète, je ne sais pas quel est exactement l'état des artères dans ces cas. On a peu d'occasions de les examiner après la mort, et je n'ai entendu parler d'aucune autre que celle que je viens de vous mentionner. Mais, cliniquement, ces cas sont très-nets; l'artère paraît volumineuse, large et pleine, mais molle et compressible, et même, si on peut ainsi dire, bouffie, sans rien présenter de la dureté ou de la fermeté perçue dans les anévrysmes. La pulsation est pleine, mais plutôt molle, comme celle d'une artère dans la réaction qui suit une grande perte de sang; et, ce qui est principalement caractéristique de l'absence de dilatation ou d'anévrysme, cette pulsation exagérée ne se fait que dans une direction. Il n'y a pas de dilatation latérale inaccoutumée, le battement excessif n'a lieu qu'en avant.

La ressemblance avec l'anévrysme dans ces cas est quelquefois plus grande qu'on ne pourrait s'y attendre; car beaucoup d'autres signes que l'excès d'amplitude des pulsations peuvent y contribuer. A l'aorte abdominale il peut y avoir une apparence inaccoutumée de saillie produite par une courbure antérieure anormale des vertèbres lombaires, et par la minceur avec concavité des parois abdominales et un état de vacuité de l'estomac. La dureté ou la fermeté du pancréas, ou des ganglions lymphatiques voisins de l'aorte, peuvent encore augmenter davantage la ressemblance avec un anévrysme abdominal.

De même, l'imitation d'un anévrysme de la sous-clavière est rendue plus marquée lorsque l'artère atteinte de battements nerveux est entourée de ganglions, et plus encore lorsqu'elle repose sur une côte cervicale, qu'elle est quelque peu élevée, et, je suppose, élargie. Pour la partie supérieure de la carotide, l'imitation est exagérée par la forme très-bulbeuse de la première portion de la carotide interne et par son trajet parfois tortueux. Celle de la carotide inférieure peut être augmentée par l'hypertrophie d'un lobe sus-jacent de la glande thyroïde.

Malgré le secours que peuvent vous procurer ces notions, vous pouvez être quelquefois embarrassés dans le diagnostic de battements artériels purement nerveux. Dans presque tous les cas que je vis on soupçonna un anévrysme; mais quelques règles mettront en garde contre l'erreur.

L'artère nerveuse n'a pas d'expansion latérale; elle ne sépare pas l'index et le pouce lorsqu'on la comprime latéralement sans y mettre de force; vous pouvez tracer les lignes droites de ses bords; pour l'aorte abdominale, la pulsation cesse d'être perçue, ou presque, lorsque le patient, étant assis, s'incline en avant; pour les autres artères, lorsqu'on relâche les parties qui les recouvrent. Toujours l'artère a au moins sa mollesse et sa compressibilité naturelles, souvent plus. Il n'y a pas de paroxysmes de douleur, et si le patient a été observé pendant plusieurs mois, ou même des années, il n'y a que peu et souvent pas d'augmentation de volume. D'autre part, l'étendue de l'artère que l'on peut sentir dilatée peut augmenter beaucoup, de sorte que nous puissions voir et sentir, par exemple, un battement anormal de l'innominée, des carotides, et des sous-clavières du même malade, — chose inconnue dans les anévrysmes.

Avant de quitter ce sujet, je dois vous mentionner les cas dans lesquels vous trouverez, chez certains patients, de l'anémie, de l'engorgement de la glande thyroïde, de l'exophthalmie et des battements des carotides. L'étude de ces cas pourrait éclairer la pathologie si obscure des anévrysmes simulés; mais je n'ai pas à m'en occuper; aussi je les quitte, et j'arrive au dernier genre de tumeurs dont j'aie à parler.

Il peut sembler absurde de dire que des tumeurs cancéreuses puissent jamais être simulées par des troubles nerveux; et, en effet, elles ne le peuvent. Cependant vous rencontrerez peu de cas nécessitant un diagnostic plus positif que ceux dans lesquels vous aurez à affirmer, sans laisser de doute, qu'un patient n'a pas de cancer, mais une névralgie.

Les cas dans lesquels le diagnostic est le plus souvent nécessaire sont ceux que l'on soupçonne être un cancer du sein et de la langue. Naturellement toute région peut être sujette au même soupçon; mais, si on prend toutes les autres régions ensemble, elles ne fourniront pas, au moins dans la pratique chirurgicale, un aussi grand nombre de cas que les deux susdites.

Pour le sein, le cas habituel est qu'une malade se plaint de toutes les souffrances décrites communément comme caractéristiques du cancer. Elle a une douleur sourde, pouvant siéger dans tout le sein ou dans une partie seulement, et souvent la douleur s'étend dans le bras, et plus souvent va droit dans l'épaule; quelquefois elle est lancinante, prenant une direction ou une autre, ou brûlante, et je pense que vous ne rencontrerez pas de douleur du cancer du sein qui ne vous soit décrite par les malades avec cette imitation névralgique de la maladie.

Mais quelque intense que soit la douleur, et de quelque mal qu'on puisse la supposer caractéristique, votre diagnostic peut toujours être clair. Ce que vous ne pouvez pas sentir n'est pas du cancer. Le cancer est une tumeur, ce n'est pas une douleur, quelle qu'elle soit, et à la vérité il s'accompagne rarement de douleur dans ses premières périodes; de sorte que, si la douleur est très-marquée et qu'il soit très-difficile ou impossible de sentir une tumeur quelconque, ou une masse dans le sein, vous pouvez être certains qu'il n'y a pas de cancer.

Dans la plupart de ces cas, la douleur a une origine entièrement mentale. Les malades ont vu un cancer, ou en ont entendu parler, et leur cerveau s'est rempli de pensées relatives à la douleur et à la misère de cette maladie, jusqu'à ce que l'idée ait engendré des sensations analogues à celles dont elle est dérivée.

J'ai dit : « leur cerveau s'est rempli » ; mais cela n'est pas nécessaire. J'ai vu ces douleurs simulant les douleurs du cancer chez des personnes qui avaient, il est vrai, pensé souvent à cette maladie, mais jamais vivement, et sans crainte continuelle. De même que, en rêvant, on peut avoir des impressions vives d'objets qu'on a vus rarement, peut-être une seule fois, et auxquels on a à peine pensé, de même ces douleurs imitatives peuvent être ressenties vivement, et souvent chez des personnes qui les ont rarement craintes ou qui n'y ont même pas fait attention.

Dans ces cas purement psychiques, l'assertion de votre jugement, faite avec assurance, suffira en général pour les guérir. Quelquefois, il est vrai, il sera nécessaire de répéter votre affirmation à certaines personnes, surtout à celles qui sont hystériques. Leur confiance semble s'évanouir au bout de quelques semaines ou de quelques mois, et certaines d'entre elles préfèrent la maladie, ou la pitié à laquelle elle leur donnerait droit.

Il y a des cas, cependant, dans lesquels la douleur n'est pas entièrement mentale. La névralgie du sein survient quelquefois après un coup. Ce qui chez les personnes ordinaires serait suivi d'une souffrance de peu de durée, est susceptible de provoquer chez les personnes nerveuses une douleur interminable, que l'imagination revêtira de tous les caractères de ce qu'on suppose être la douleur du cancer. Et, d'autre part, la névralgie du sein n'est pas rare chez les personnes goutteuses ou *douloureuses* d'une autre façon, et la plupart d'entre elles sont disposées à craindre que leur souffrance soit due au cancer, et à lui attribuer les caractères que l'on suppose être pathognomoniques. De même que la crainte peut donner à une forme inoffensive l'aspect et la substance de ce qu'elle redoute le plus, et peut voir des spectres terrifiants dans un épouvantail, de même elle peut donner aux douleurs névralgiques ordinaires tous les caractères de celles du cancer. Elle y est surtout portée lorsque la névralgie siége dans un point notoirement sujet au cancer. Dans ce point, la crainte fera cancéreuse la douleur, alors même que des douleurs névralgiques, tout aussi intenses, surviennent communément dans d'autres parties du corps, et sans que l'on s'en effraie.

Le diagnostic est plus difficile lorsque, avec la douleur décrite comme appartenant au cancer, il y a, ou il parait y avoir, quelque changement dans la structure du sein; car une malade très-nerveuse peut attribuer à toute affection mammaire toute espèce de douleur.

Dans ces cas, — qui sont cependant de beaucoup plus rares que ceux de névralgie sans changement de structure, — vous pouvez faire votre diagnostic d'après les caractères de la tumeur elle-même, s'il y en a une. Mais défiez-vous d'une ou deux causes d'erreur. Beaucoup de seins névralgiques sont un peu plus volumineux que celui de l'autre côté, qui est indolent. Mais excès de volume n'est pas tumeur, encore bien moins cancer. En outre, beaucoup de glandes mammaires, qu'elles soient ou non névralgiques, sont un peu plus fermes et plus dures dans un point que dans d'autres; et lorsque la partie résistante est saisie et, pour ainsi dire, pliée entre le pouce et l'index, on peut sentir quelque chose comme une tumeur dure. Permettez-moi de vous conseiller de ne pas employer cette manière d'examiner une tumeur du sein, Je l'ai vue souvent trompeuse, et jamais utile. Si vous ne pouvez sentir une tumeur par la palpation et la pression au niveau et autour d'elle, vous pouvez croire qu'il n'y en a pas; vous pouvez penser que ce n'est pas un cancer dur.

Et si vous pouvez sentir une tumeur, n'allez pas croire qu'elle est cancéreuse, simplement parce qu'elle est douloureuse. Jugez d'après ce que vous sentez, non par ce que le malade ressent; rappelez-vous toujours que dans les premières périodes du cancer du sein, les seules dans lesquelles il y ait quelque difficulté à le reconnaître par ses caractères tangibles, la douleur est rarement très-vive. Toutes les idées populaires sur les douleurs du cancer sont venues des cas d'affection avancée, ou de cancers à marche rapide, enflammés, ou ulcérés. Dans les premiers cas, et dans presque tous ceux dans lesquels le diagnostic est obscur, plus la douleur est grande moins il y a de probabilités pour le cancer. Et, laissez-moi ajouter, la névralgie, même d'espèce très-grave et de durée très-longue, ne conduit pas au cancer du sein. Je dois avoir vu plus de cent cas de névralgie et, dans un cas seulement, elle fut suivie de cancer; mais je ne pense pas que cette suite (*sequence*) fût une conséquence (*consequence*).

La plupart de ce que j'ai dit du sein pourrait être appliqué, en changeant le nom, à la mimésie du cancer de la langue. Des gens nerveux entendent parler de cancer, et alors, après y avoir plus ou moins pensé, éprouvent des douleurs, ont mal à la langue, ordinairement sur le bord, et dans ce point qui est si fréquemment le siége du cancer, la réunion du tiers moyen avec le tiers postérieur. D'autres ont de la névralgie de la langue, une douleur sourde, pesante, siégeant sur l'un des bords, — chose qui est loin d'être rare chez les personnes habituellement névralgiques, surtout, je crois, chez les goutteux, — et ils trouvent à leurs névralgies des caractères qu'ils pensent être ceux du cancer. D'autres encore, qui sont dyspeptiques, ont à la pointe ou aux bords de la langue une sensibilité particulière que leur imagination grandit.

Il est curieux d'observer la ténacité avec laquelle certains de ces malades s'attachent aux idées les plus tristes touchant leur cas. Bien qu'on ne puisse ni voir ni sentir rien de mauvais, et que des mois ou même (comme je l'ai vu) des années puissent s'écouler sans qu'il apparaisse de maladie, ils ne s'en croient pas moins sur le penchant de la misère que détermine le cancer de la langue. Mais votre diagnostic peut être aussi fixé que leurs craintes, et il a plus de chance d'être plus positif. Ce que vous ne pouvez ni voir ni sentir n'est pas du cancer. Ne vous laissez pas tromper par un amas plus volumineux que de coutume de papilles caliciformes, ou par un épaississement circonscrit dû à l'irritation d'une dent, par une fissure ou du psoriasis. La crainte d'un malade peut donner à chacune de ces lésions les sensations du cancer; mais, comme je vous l'ai dit pour le sein, là aussi il faut établir votre diagnostic non d'après les sensations du malade, mais d'après les vôtres.

Il n'est guère possible d'écrire utilement sur le traitement du groupe des affections au diagnostic desquelles ces leçons ont été consacrées. Le fait capital dans chaque cas, c'est-à-dire la simulation nerveuse, dépendante d'une constitution nerveuse, peut être constant; mais tout ce qui l'entoure peut différer dans chaque cas. Pour le point capital il n'y a pas de remède direct; mais il peut y en avoir pour les conditions accessoires qui l'accompagnent.

Dans chaque cas il est bon de considérer quel traitement a été dirigé, au moins contre trois éléments différents : les symptômes locaux, l'état constitutionnel qui peut coexister ou être combiné avec l'état nerveux, et la constitution nerveuse elle-même. Chacun des deux premiers peut être traité comme si les malades n'étaient pas nerveux, pourvu que le traitement ne soit pas nuisible à l'état général du système nerveux.

1° Ainsi, pour la douleur, les narcotiques généraux font plus de mal général que de bien local ; il ne faut les employer que dans le cas d'absolue nécessité. Un sujet nerveux, qui prend habituellement ou fréquemment des narcotiques, est, d'après moi, pour longtemps sans espoir de remède. Il faut toujours employer des adoucissants locaux, qui produisent quelquefois de très-bons effets, comme les frictions avec des solutions d'opium, d'aconit, de belladone, ou des emplâtres belladonés ou opiacés. Il faut faire précéder toutes ces frictions par un lavage de la région avec une éponge et de l'eau très-chaude, afin que la peau, au moment de la friction, soit, comme on peut dire, rouge-brûlante.

Ce lavage à l'eau chaude est souvent par lui-même très-utile. En effet, je n'ai rien trouvé d'aussi bon pour les maux de reins douloureux, si communs dans les simulations de maladies, que de faire asseoir le malade dans l'eau tiède et de lui mouiller à plusieurs reprises la région rachidienne avec de l'eau aussi chaude qu'il pouvait la supporter, puis de le couvrir chaudement et de le laisser au repos. Ces applications d'eau exprimée d'éponges ou de draps valent mieux que les douches chaudes les plus violentes, qui peuvent frapper trop fort. Cet emploi d'eau chaude et de cataplasmes très-chauds convient aussi pour les jointures et autres régions imitant les douleurs d'une affection réelle ; et je pense qu'il serait difficile de trouver un cas dans lequel des applications froides, lotions, douches, ou de glace, etc., n'aient pas été nuisibles. Si j'avais à faire une exception, ce serait, sans aucun doute, pour la pulvérisation d'éther faite de temps en temps dans les cas de simulation névralgique intense.

Pour les parties qui sont *nerveusement*, ou à la suite d'un repos intempestif, raidies, contracturées ou déformées, on peut employer les mouvements forcés, comme je l'ai dit dans les dernières leçons, et dans le chapitre relatif aux rebouteurs (page 148). En outre, d'une manière générale, il faut donner à ces parties un exercice régulier, sans dépasser un certain degré, celui qui à la longue produit une douleur ou une fatigue épuisantes, ou dont on se ressent encore après une nuit de repos. Quand on n'en pourrait faire que très-peu, il faudrait le faire, ne serait-ce que d'élever un doigt dix fois par jour. En général, du reste, il faut se servir des parties affectées *nerveusement* peu à la fois et plusieurs fois par jour, et chaque exercice doit être suivi d'un repos d'une durée beaucoup plus longue.

Cette règle, relative au long repos après l'exercice, doit être observée encore avec l'emploi de frictions, massages, douches, et autres choses analogues. Le repos doit les suivre toutes.

Parmi d'autres moyens locaux de traitement, je crois pouvoir certainement dire que la saignée locale est toujours inutile ou nuisible; qu'une contre-irritation violente, ou toute autre qui peut produire un état général fébrile, fait habituellement du mal, et jamais de bien réel; qu'une contre-irritation légère et de peu de durée paraît souvent utile et peut être très-souvent répétée.

Le galvanisme est, je n'en doute pas, utile dans beaucoup de cas. Certainement, il en est ainsi dans ceux d'inaction musculaire. que ce soit par manque de volonté ou par manque de force. Mais, comme on l'emploie ordinairement à l'aveugle, il est quelquefois nuisible et souvent inutile, à moins que ce ne soit par son influence morale. Sa valeur réelle ne pourra s'obtenir que lorsqu'on étudiera avec plus de soin qu'on ne le fait d'habitude.

2° Je pense que tout autre état constitutionnel peut coexister ou être combiné avec l'état nerveux, et peut rendre très-difficile non-seulement le diagnostic, mais encore le traitement. Quel que soit celui qu'on emploie, il faut tenir compte de chaque constitution. La constitution scrofuleuse, la tuberculeuse, la goutteuse, la rhumatismale, peuvent avoir besoin d'un traitement tout autant que la nerveuse. C'est à cause de cette grande variété de conditions, compliquant les troubles nerveux, qu'une si grande variété de traitements passent pour être utiles.

Beaucoup de patients sont anémiques, et le fer leur fait du bien ; d'autres sont tuberculeux, d'autres scrofuleux, et ont besoin de préparations iodées, d'huile de foie de morue, ou de divers toniques ; quelques-uns ont la diathèse lithique ou oxalique, et les médicaments qui leur sont utiles peuvent être nuisibles à d'autres.

Un principe unique de traitement gouverne ce que l'on peut dire de toutes ces complications et d'autres encore ; tout désordre, local ou général, qui complique le principal, celui qui atteint le système nerveux, doit être traité si c'est possible ; car il agit sur le système nerveux comme un irritant ou une perturbation qui en augmente le désordre.

Ce principe explique comment, dans certains cas de simulation nerveuse, le traitement d'une affection utérine a paru guérir tous les accidents ; tantôt ce sont les purgatifs répétés, tantôt le zinc, l'arsenic, ou le phosphore. Je sais que, dans beaucoup de cas, tous ces médicaments sont inutiles. Je pense donc que, lorsqu'ils ont eu de bons effets, c'est parce qu'ils ont guéri quelque complication des troubles nerveux qui, étant enlevée, permet au système nerveux de guérir ensuite.

3° Enfin, nous arrivons au traitement du système nerveux lui-même. Il n'y a pas de moyen médical, ni, je pense, de médicament qui puisse être réputé utile dans tous les cas. Le fer, le zinc et divers toniques paraissent souvent avoir de bons effets pendant un moment, même chez les personnes où il n'y a pas de signes des complications dont je viens de parler; mais ils ne guérissent pas.

Ce dont il faut toujours se préoccuper, d'après moi, c'est de la *nutrition* parfaite du système nerveux, au moyen de nourriture, sommeil, repos, chaleur convenables et autres exigences communes de la vie.

Les aliments doivent être abondants, nutritifs, variés. Je ne connais pas de cas plus difficiles à traiter que ceux de patients nerveux qui disent ne pas pouvoir manger. Pour beaucoup d'entre eux, c'est tout simplement qu'ils n'ont pas la volonté de manger; pour d'autres, c'est qu'ils sont restés si longtemps sans vouloir manger, qu'alors le désir et toute sensation de faim ont cessé. Mais, jusqu'à ce qu'ils mangent, je pense qu'on ne fera rien de bien.

S'il y a des cas plus mauvais que les précédents, ce sont ceux dans lesquels les malades, qui ne peuvent manger, ne veulent que boire. Ceux qui rejettent la nourriture et qui cependant prennent des stimulants souvent dans la journée, — des stimulants de tout genre, — n'ont pas de chance de guérir. Ils peuvent survivre à leur maladie, mais c'est tout ce qu'on peut espérer de mieux pour eux.

Quant à ce qu'on peut manger ou boire, je pense qu'on ne

peut donner que très-peu de règles générales. De grandes
quantités de thé, de café, de sucre, sont, je pense, généralement nuisibles aux patients nerveux, de même que le tabac
à fumer fort; mais pour le reste, si l'on doit faire un choix
dans les aliments, c'est à cause des autres troubles ou altérations de la santé plus que pour ceux du système nerveux.

Il faut régler avec beaucoup de soin le sommeil et le repos. Comme règle, je pense que les patients nerveux peuvent
dormir au moins huit heures sur vingt-quatre, et qu'ils
peuvent dormir une ou plusieurs heures dans la journée aussi
bien que dans la nuit. Mais je suis porté à croire que l'absence de sommeil est moins nuisible que l'usage fréquent ou
habituel de narcotiques. En outre, avec ou sans sommeil,
tout exercice doit être suivi d'un repos de longue durée.

La chaleur convient toujours, — celle de l'air, des vêtements ou du lit. Dans certains cas, l'air très-frais des
montagnes semble produire tout son effet fortifiant; mais je
pense que c'est seulement chez les malades qui peuvent
prendre de l'exercice; les autres doivent se tenir au chaud.

Mais la partie la plus importante peut-être du traitement
dans ces cas est la partie mentale. J'ai déjà mentionné la
rareté de la pondération intellectuelle chez les malades neuromimétiques, les uns étant fort au-dessus, les autres fort
au-dessous, de toute manière variant beaucoup, du niveau
moyen considéré comme l'idéal. Ce serait probablement une
bonne condition pour le traitement de la neuromimésie si
l'on pourrait ramener l'esprit à un niveau moyen et uniforme,
à un juste milieu de sensibilité commune et de sens commun. Quelques excellentes et sages personnes seraient probablement les moins propres à ce changement; mais pour
tous les malades, excepté ceux-là, le changement intellectuel
serait la meilleure et la principale étape vers la guérison.

La volonté, plus que tout le reste, a surtout besoin d'éducation dans ces cas. Elle a besoin d'être formée au point de vue de la cure de la mimésie, de la tolérance de la douleur, du contrôle des mouvements, de la direction de l'attention sur toute autre chose que la maladie supposée. Et très-souvent, dans les cas les plus mauvais, cette éducation de la volonté n'est possible que si le patient est séparé des personnes et des choses qui ont un certain rapport avec l'affection. Beaucoup de patients ne peuvent aller bien chez eux : certaines personnes de leur entourage leur sont trop sympathiques; d'autres trop dures pour eux; d'autres leur cèdent trop ou trop souvent; aucune ne leur est complétement indifférente, et la volonté du malade devient progressivement plus faible ou se pervertit davantage. Dans ces conditions, le patient devrait vivre avec des étrangers calmes, sensés, qui pourraient former la volonté, l'exercer et la diriger.

L'effet d'une éducation judicieuse de la volonté, dans les cas les plus mauvais de neuromimésie, est quelquefois très-remarquable; une guérison complète n'est pas rare, surtout dans les cas de perte des forces dans le rachis et les membres, d'affections articulaires, de troubles gastriques et d'apepsie mimésiques. Mais il faut choisir avec soin l'instituteur; car, parmi ces sujets nerveux, il en est qui sont exposés à devenir les esclaves de personnes douées d'une volonté ferme, ou qui se vantent d'avoir une science ou une autorité à laquelle on ne peut résister. C'est ainsi que les cas les plus mauvais sont quelquefois guéris par les personnes les plus ignorantes, qui, par la simple assurance de leurs assertions, donnent assurance et volonté; mais les conséquences de pareils traitements peuvent être aussi fâcheuses que la maladie.

IX

HYPOCHONDRIE SEXUELLE

Ce qu'il faut entendre par hypochondrie sexuelle. — Ignorance des choses sexuelles. — Troubles sexuels en rapport avec l'hypochondrie : mucus uréthral pris pour du sperme dans l'urine. — Du varicocèle considéré comme cause d'impuissance. — Des pertes séminales. — Impuissance. — Rêves et pertes séminales. — Erreurs des opinions de Lallemand et autres. — Traitement moral. — Des affections nerveuses attribuées aux pertes séminales.

Les cas que je me propose de réunir sous ce terme sont ceux dans lesquels les hommes malades regardent des affections insignifiantes ou même des actes naturels de leurs organes génitaux avec la terreur, la tristesse et la surveillance déraisonnables qui sont caractéristiques de l'hypochondrie. Ce sont ceux qui sont accusés ou s'accusent eux-mêmes de spermatorrhée, ou des autres maladies des organes génitaux que les charlatans font profession de traiter.

Vous trouverez que des hommes dont le système nerveux est sain, ou qui sont indifférents, ou sensés, ou très-instruits, vous consulteront très-rarement sur quelqu'une des prétendues affections fonctionnelles des organes génitaux ; lorsqu'ils en sont atteints, ils les endurent sans se plaindre. Parmi ceux qui vous consulteront, quelques-uns sont simplement ignorants de ce que les actions naturelles de ces organes sont ou peuvent être; d'autres ont le cerveau trop facile à émouvoir, ou la moelle épinière trop irritable; ils précipitent la sécrétion du fluide séminal et troublent son émission; mais les plus nombreux sont ceux qui ont l'esprit malsain, en ce qui concerne leurs organes génitaux. Cet état morbide peut ne pas être suffisant pour qu'on l'appelle folie; appelons-le hypochondrie; et si vous voulez étudier ses caractères généraux en vous aidant des meilleurs travaux sur la matière, et en particulier de l'article *Hypochondriasis* de sir William Gull et du docteur Anstie dans *Reynolds's system of medicine*, je pourrai me borner à vous parler des conditions des organes sexuels qui sont associées aux désordres du système nerveux.

Pour celles-ci, je vous en parlerai avec beaucoup de détails; mais d'abord permettez-moi d'appeler votre attention sur l'ignorance concernant les choses sexuelles dont il va être question; car c'est la source d'une espèce d'hypochondrie chez des individus qui, par pure ignorance, se rendent malheureux ou le deviennent pour avoir été induits en erreur.

L'ignorance des choses sexuelles semble être une caractéristique remarquable de la partie la plus civilisée de la race humaine. — Les animaux, même ceux qui sont le plus changés par notre domesticité, coïtent aussi naturellement qu'ils mangent ou défèquent. De même que leur instinct pour la nourriture les porte à manger, et comprend avec lui toute la connaissance nécessaire pour le choix et la préhension des aliments, de même l'instinct sexuel renferme en lui la connaissance de la manière dont il faut copuler. Il en est de même, je pense, pour les parties les moins civilisées de notre race; mais il n'en est pas ainsi pour les plus civilisées. Il semble que, dans le cours des générations, la transmission du pouvoir intellectuel gagné par l'éducation a eu pour effet d'abaisser ou de remplacer celui de l'instinct.

A partir de quel degré de civilisation ce changement commence, je ne le sais; mais chez nous il est certain que la manière de copuler a besoin d'être enseignée, et que ceux auxquels on ne l'enseigne pas restent tout à fait ignorants sur ce point; aussi ignorants, je pense, que nous le serions sur la manière de manger et de boire si on ne nous l'apprenait pas. Je sais bien que très-peu de personnes, j'entends très-peu de notre sexe, grandissent sans l'apprendre, soit par le dire des camarades de classe, soit par les livres, soit de toute autre manière; mais il y en a qui grandissent et se marient dans une ignorance complète; et cette ignorance, qui est très-rare chez les hommes, est très-commune chez les femmes bien élevées.

Ce fait est d'un grand intérêt relativement à l'histoire naturelle de notre race, et à la fréquence des désordres sexuels dépendant de l'esprit ou du système nerveux. Car les désirs sexuels naissent et grandissent sans la connaissance de la manière de les satisfaire; et cette connaissance entre dans l'esprit accompagnée d'erreurs, de fantaisies, de choses à demi comprises, qui deviennent pour quelques hommes des sources de malheur et de crainte, et pour d'autres les sujets de tristesse et de surveillance hypochondriaques.

Parmi les personnes simplement ignorantes vous en rencontrerez auxquelles, si elles sont d'ailleurs sensées, il suffira de dire la vérité sur les désordres, réels ou imaginaires, pour lesquels elles vous consulteront. Le savoir les guérira. Mais si elles étaient ou sont devenues hypochondriaques, elles n'accepteront pas ou ne retiendront pas vos explications; leurs idées erronées seront plus fortes sur leur esprit que vos vérités.

Je vous en reparlerai à propos de tous les troubles sexuels dont elles se plaignent.

Ce dont se plaignent certains malades, c'est que le sperme s'écoule avec l'urine et que toute leur force s'en va ; et ils vous en donnent différents symptômes qui, s'ils sont réels, sont dus à tout autre chose. Car l'opinion générale d'après laquelle le sperme s'écoulerait avec l'urine est erronée, et provient habituellement de conseillers malhonnêtes qui se basent sur elle pour exploiter leurs clients.

Il arrive en effet très-rarement qu'après la gonorrhée ou autre maladie affectant une vésicule séminale, une partie de celle-ci paraisse former une poche et puisse se remplir de telle sorte que le mucus, et peut-être le sperme, puissent en être chassés par les derniers efforts des muscles qui agissent pour expulser l'urine. Et cette émission peut s'accompagner de sensations de malaise, de frissonnement, de tremblement ; mais elle est sans danger. Dans les cas ordinaires, et chez les hypochondriaques, le prétendu sperme est du mucus vésical qui, lorsqu'il existe en quantité normale, petite, dans l'urine, apparaît comme un nuage pâle, obscur, au fond du vase, quelquefois comme étincelant lorsque la lumière passe à travers.

Quant au sperme qui s'écoule avec l'urine, je suis presque sûr que cela n'arrive que lorsqu'une éjaculation vient d'avoir lieu, qu'elle ait été provoquée d'une manière ou d'une autre, ou lorsqu'il y a eu une affection d'une vésicule séminale. Dans le premier cas un peu de sperme a pu rester sur les parois de l'urèthre ou passer dans la vessie, d'où il est chassé à la première miction, et on peut le retrouver au microscope dans l'urine.

J'ai une fois examiné, pendant plusieurs jours de suite, l'urine d'un malade qui était persuadé que le sperme s'écoulait avec elle; et l'on trouvait toujours du sperme lorsqu'il avait eu une émission nocturne, mais jamais dans d'autres occasions; un de mes collègues m'assura qu'il avait souvent remarqué la même chose après la copulation. Et c'est là, je pense, toute la vérité touchant le passage du sperme avec l'urine, quelle que puisse être la chance d'en rester dans l'urèthre après une éjaculation.

Mais ce n'est pas même cela qui effraie l'ignorant et l'hypochondriaque; c'est le mucus des voies urinaires, qu'il soit tout à fait sain ou changé d'une façon insignifiante. Cette forme de ce qu'on appelle spermatorrhée pourrait donc être traitée par l'instruction, qu'accepteront ceux qui sont simplement ignorants, mais probablement pas ceux qui sont hypochondriaques.

Très-semblable à cette interprétation vicieuse de la présence du mucus vésical dans l'urine, en est une autre qui rend malheureux certains individus d'âge moyen, ou un peu plus âgés, et dont la puissance sexuelle diminue. Ils trouvent dans leur urine de petits flocons ou filaments de mucus flottant, qui, disent-ils, sont toujours rejetés de l'urèthre au commencement du jet d'urine, spécialement le matin. Ils les guettent avec la plus grande anxiété et vous les envoient sur un morceau de papier ou de verre, vous demandant de les examiner avec le plus grand soin. Je pense que ce sont des fragments de mucus prostatique sécrété pendant la nuit et entraîné par l'urine du matin. Mais, quoi qu'ils soient, ils n'ont pas la moindre importance. Vous les rencontrerez chez des hommes qui les rendent sans le savoir et sans y prêter la moindre attention, et auxquels ils ne font jamais de mal; et même les hypochondriaques en émettent pendant de longs mois sans souffrir d'autre chose que de leurs tourments moraux.

Il n'y a réellement rien de plus sérieux dans ces flocons de mucus que dans celui que certains hommes, et même ceux dont je parle, rendent par le nez plus souvent que d'autres ; ou dans la sécrétion qui le matin fait coller les paupières de certaines gens. Il semble étrange que le mucus d'une région rende un homme plus malheureux à un si haut degré que celui qui provient d'une autre région. Mais c'est là le caractère ordinaire de l'hypochondrie ; c'est comme si un élément morbide de l'esprit pouvait se localiser, comme fait un élément du sang, dans un certain lieu d'élection (1).

D'autre part, certaines des mêmes personnes sont malheureuses parce que, disent-elles, le sperme s'écoule pendant la défécation. Mais en cela encore elles ne font que ce que font souvent des hommes sains. Lorsque le rectum est vidé avec grand effort musculaire, et en particulier lorsque les fèces sont solides et volumineuses, le contenu des vésicules séminales, des conduits prostatiques, et je dirai même des glandes de Cooper et des autres glandes muqueuses, est susceptible d'être évacué ; aussi n'est-il pas rare que des hommes sains trouvent du mucus ou quelque fluide analogue, sortant de l'urèthre pendant la défécation accompagnée d'efforts. Et, lorsque les vésicules séminales sont remplies de sperme, comme cela peut arriver lorsqu'il n'y a pas eu d'éjaculation depuis longtemps, ou que celle-ci ne les a pas vidées, leur fluide réuni à la semence peut être chassé de l'urèthre avec une sensation ressemblant un peu à celle de

---

(1) La prostatorrhée, blennorrhée prostatique, ou tout autre nom que l'on puisse donner à l'affection qui s'accompagne d'une sécrétion continue et excessive de la prostate, ou des vésicules, ou des deux à la fois, n'a rien à faire ici. Celle-ci est une affection réelle et très-ennuyeuse, qu'elle soit associée ou non à une irritation spinale ou à l'hypochondrie.

l'émission. Tout cela arrive à des hommes sains sans danger; cela n'a rien d'extraordinaire; certainement il n'y a là ni effet ni cause de maladie; et lorsque quelqu'un vient s'en plaindre à nous, c'est son cerveau, et non ses organes sexuels, qui demande un traitement.

Un autre sujet de tristesse et d'alarme pour certains hommes, c'est que, pendant l'excitation sexuelle, et, ce qui est encore pis d'après eux, en s'éveillant le matin, ils trouvent un liquide clair, incolore, qui s'écoule de l'urèthre ou que l'on en fait sortir facilement. Là encore on ne se plaint que d'une chose naturelle, et il serait aussi juste de s'étonner de pleurer quand on a du chagrin.

L'urèthre sécrète naturellement du mucus pendant l'excitation sexuelle; il en secrète plus ou moins suivant les individus, mais un peu, je pense, chez tous; quant à la sécrétion du matin, elle est due soit à quelque excitation survenue pendant le sommeil et oubliée avant le réveil, soit à la condition générale de turgescence ou d'érection qui, chez les personnes les plus saines, existe pendant le sommeil ou une partie de la nuit. Dans aucun cas ce mucus uréthral clair n'est ni signe ni conséquence de maladie, à moins il est vrai que le superflu ne soit un reste de gonorrhée. Il est, je pense, plus abondant et plus rapidement formé chez ceux dont les organes sexuels sont plus irritables que puissants; mais c'est tout ce qu'on peut en dire de plus défavorable; et même alors ce n'est pas dans les organes sexuels, mais dans quelque partie du système nerveux, le cerveau ou la moelle épinière, que réside la lésion. Dans aucun cas la sécrétion ne doit être ni considérée ni traitée comme maladie.

D'autre part, il y a certains individus pour qui, soit ignorance, soit fausse éducation, ou hypochondrie, un varicocèle est une source de chagrin et d'épouvante. Ils le considèrent comme un avant-coureur d'impuissance, de perte des testicules, et je ne sais quoi encore. Toutes ces craintes sont sans fondements.

Le varicocèle est gênant à cause de la sensation de pesanteur et de douleur dont il s'accompagne quelquefois, et il s'en faut que ce soit toujours, et qui est quelquefois augmentée beaucoup par une longue station debout ou une marche prolongée. En outre, dans certains cas, les veines dilatées, comme les varices à la jambe, sont susceptibles de s'enflammer ou de devenir très-sensibles. Mais ce sont là, je pense, les limites les plus larges du mal que le varicocèle puisse jamais causer. Je ne crois pas qu'il ait jamais amené la perte d'un testicule ni l'impuissance.

Il est assez commun de rencontrer un varicocèle chez des hommes tout à fait sains qui, étant suffisamment indifférents ou sensés pour s'en faire une juste idée, n'en souffrent ni moralement ni physiquement. Quelques-uns, qui en ont pendant qu'ils sont encore innocents et chastes, en guérissent par le mariage ; et chez d'autres il cesse de causer même une légère douleur de temps en temps lorsqu'ils commencent à vieillir. En un mot, les cas dans lesquels le varicocèle est plus qu'une chose insignifiante sont très-rares ; et dans ces cas rares ses inconvénients ne sont pas ce que les hypochondriaques sexuels se l'imaginent. Ils sont en effet entièrement distincts des fonctions des organes sexuels ; ce sont des sensations douloureuses et agaçantes comme celles que l'on peut ressentir dans les varices des jambes. Ils peuvent suffire pour faire dispenser un homme du service militaire ; mais ils n'ont pas d'importance sexuelle, et chez ceux qui leur en accordent une, c'est une erreur mentale, non physique, et qui n'exige pas de traitement.

Je puis très-positivement vous donner la même assurance touchant ceux qui vous consulteront sur plusieurs autres points : sur ce que le scrotum est trop pendant, ou le pénis froid et ratatiné, ou les testicules trop petits lorsque en réalité ils sont de volume ordinaire.

Je dois vous parler maintenant de quelque chose qui, à son degré le plus élevé, peut avoir le caractère d'une maladie réelle, sinon sérieuse ; je veux dire les émissions nocturnes et d'ailleurs involontaires de sperme. Je dis, au degré le plus élevé ; car, au plus bas, les émissions sont naturelles, et c'est un signe d'ignorance ou d'hypochondrie si l'esprit y attache une idée défavorable. Et je puis ajouter que de tous les cas d'émission de ce genre au sujet desquels vous serez consultés, il n'y en aura pas plus d'un sur cinquante qui demandera une sérieuse considération, si ce n'est au point de vue de l'état mental du patient et de son système nerveux.

Pour ceux qui mènent une vie chaste, et pour certains d'entre ceux qui ne vivent pas ainsi, les pertes séminales sont choses naturelles. Je n'ai jamais rencontré un homme chaste, en bonne santé, sans que, en lui demandant s'il en avait quelquefois, il me réponde affirmativement. Leur fréquence est très-variable suivant les individus ; elle varie avec beaucoup de choses, comme le climat, le régime, les habitudes sociales, et, par-dessus tout, avec le degré auquel l'esprit de ceux qui n'ont pas de rapports sexuels est dirigé vers cette idée. Ainsi les pertes séminales peuvent varier de une à deux par semaine, à une tous les deux ou trois mois, ou, à des moments d'épuisement ou d'excitation inaccoutumés, dépasser cette moyenne en plus ou en moins ; mais dans ces deux limites et dans les intermédiaires elles sont compatibles avec une bonne santé. Les hommes qui sont indifférents ou suffisamment instruits n'en disent rien, et n'en souffrent pas. C'est pourquoi lorsqu'une personne dont le système nerveux est sain a des pertes nocturnes, dans les limites que je viens d'indiquer, et vient vous consulter pour cela, le mieux est de lui dire que ce sont des choses naturelles auxquelles il faut laisser suivre leur cours, et vous pouvez ajouter qu'on ne peut y mettre fin et qu'on ne le devrait pas si c'était possible.

Mais le cas est différent chez les sujets qui ont le système nerveux trop sensible ou chez lesquels on peut penser au moins que cette partie de la moelle épinière qui est en rapport intime avec les organes sexuels est trop irritable. Dans cette condition l'émission du sperme est susceptible d'avoir lieu avec une excitation bien moindre que la normale. Ainsi elle peut survenir trop vite pendant ou même avant le rapport sexuel, quelquefois sans érection et presque sans sensation; quelquefois par le simple frottement des habits en montant à cheval ou en marchant, ou pendant des pensées sensuelles; et fréquemment la nuit avec ou sans rêves érotiques. Si quelque chose peut être appelé spermatorrhée, c'est bien cela; mais ce n'est pas là à proprement parler une maladie des organes sexuels; c'est une maladie ou une altération du système nerveux, et peut très-probablement être rapportée, comme je l'ai dit, à un état d'irritabilité excessive de la moelle épinière ou d'une certaine portion de cet organe. Car avec les émissions trop fréquentes et trop rapides il y a toujours d'autres signes d'altération nerveuse qui, quoique regardés communément comme dus aux pertes, ne le sont aucunement.

Les principaux de ces signes sont des douleurs dans le dos et les membres inférieurs, surtout après les pertes; une facilité à se fatiguer, et de la souffrance dans la fatigue; de la faiblesse du rachis et des membres; pas de disposition ou

une incapacité apparente pour les exercices intellectuels;
manque de volonté et de puissance d'attention ; souvent insomnie pendant la nuit, et pas de sommeil réparateur; accès
ou sensations hystériques. Beaucoup de malades, en outre,
sont atteints de palpitations; beaucoup de constipation; les
uns d'excès de lithates et les autres d'oxalates dans l'urine;
quelques-uns de vessie irritable; d'autres de diverses indigestions nerveuses; d'autres enfin de froideur des pieds et
des mains.

Mais ni ces signes ni ceux que l'on énumère communément avec eux ne sont caractéristiques d'une affection des
organes sexuels; ce sont des signes de troubles des centres
nerveux; ce sont les mêmes que ceux que l'on rencontre
dans beaucoup de cas d'irritation spinale et de prétendue
hystérie dans lesquels il n'y a pas d'indices de troubles
sexuels, mais, s'il en existe, de troubles au cœur, à la vessie,
à une articulation ou à toute autre région. De plus, ces
symptômes nerveux ne sont pas proportionnés aux pertes,
et, quoiqu'ils soient communément aggravés par elles, ils ne
le sont que dans la même mesure que chez les femmes
nerveuses aux époques menstruelles, ou à la suite d'une
dépense brusque ou considérable de force nerveuse (1).

La prostration complète que les femmes (et même certains hommes) atteintes d'irritation spinale accusent après
la marche est le pendant de ce dont se plaignent ces patients

---

(1) Cette leçon a été faite avant celles relatives à la *neuromimésie*;
mais les points de ressemblance entre les sujets atteints d'hypochondrie
sexuelle et ceux qui présentent des troubles du système nerveux dont traitent ces leçons sont très-nombreux et évidents. En particulier il y a de
l'analogie entre les hommes qui ont cette maladie et les femmes atteintes
de troubles utérins; et la différence dans leur état mental est d'accord avec
le fait général que l'hypochondrie est beaucoup plus commune chez les
hommes que chez les femmes.

nerveux après leurs pertes ; et j'ai entendu des malades s'en plaindre même pendant la digestion, ou après leur défécation quotidienne, bien que celle-ci se fasse sans peine et sans effort. Il est vrai que peu de ces cas sont plus mauvais que ceux dans lesquels l'altération nerveuse, que je soutiens être l'affection primaire, est dirigée vers les organes sexuels, ou y a été portée volontairement par une masturbation fréquente ou des rapports sexuels irréguliers ; mais, chez un assez grand nombre de ceux qui rejettent la faute de leurs troubles nerveux sur leurs pertes séminales, les organes sexuels agissent normalement.

L'un des cas les plus mauvais que j'aie jamais vus fut celui d'un homme marié qui, à cause de la douleur de dos et de beaucoup d'autres sensations que j'ai énumérées, restait, comme beaucoup de femmes hystériques, constamment couché sur le dos, voyageait sur son lit, ou tout au plus se mouvait lentement à l'aide de béquilles. Il avait parfois un rapport sexuel, et toujours à la suite son dos était plus douloureux, et il se sentait misérable, épuisé et abattu ; mais il en était ainsi après une promenade ou toute autre dépense inaccoutumée de force nerveuse.

Dans un autre cas il s'agissait d'un homme de trente ans, qui, sans force, sans volonté, la vue affaiblie, épuisé au dernier point, un vrai type de prétendue victime de la spermatorrhée, n'avait que rarement des émissions nocturnes. Elles étaient suivies d'une augmentation de la douleur de dos et d'autres accidents, mais pas à un degré plus élevé qu'à la suite de tout effort inaccoutumé de l'esprit ou du corps ; ce malade n'avait jamais eu de rapports sexuels, ne s'était masturbé que deux ou trois fois dans sa vie, et n'avait eu que de rares pertes nocturnes.

Dans certains de ces cas d'émissions rapides et fré-

quentes, la conséquence, comme je vous prie de le croire, et
non la cause, des troubles nerveux, il n'y a pas d'altération
mentale; les malades ne sont pas affectés plus que de raison de l'inconvénient qu'ils éprouvent. Mais dans beaucoup
de cas l'hypochondrie est associée aux autres accidents et
augmente considérablement et l'état lamentable du patient
et la difficulté de la cure. Les malades sont remplis d'appré-
hension, incapables de détourner leur esprit de leurs fonctions sexuelles, constamment attentifs à leurs sensations
et les rendant constamment de plus en plus intenses. Un
autre inconvénient survient encore; car la direction de la
pensée sur les organes sexuels rend ces organes et les
parties du système nerveux qui sont en rapport avec eux
de plus en plus irritables; elle augmente la sécrétion du
fluide séminal et hâte son écoulement. L'esprit multiplie
ainsi continuellement les sources de ses propres misères.

Peu de conditions sont plus dignes de pitié que celle des
hypochondriaques qui souffrent ainsi, et peu sont plus
difficiles à guérir. Votre chance de bien faire dépendra principalement de l'habileté avec laquelle vous pourrez acquérir
de l'influence sur l'esprit du malade : car parmi les éléments
de son cas la condition mentale est le plus mauvais, l'irritabilité de la moelle celui qui vient après, et l'état des organes
sexuels le dernier, par ordre de gravité. Il ne faut pas
négliger le traitement local, car si la sensibilité anormale
des organes sexuels peut être diminuée, l'esprit pourra moins
souvent être affecté par les émissions.

Dans ce but, les lavements froids sont quelquefois utiles,
d'autres fois le galvanisme, et dans certains cas le passage
de bougies ou de cathéters, avec ou sans caustique pour la
portion prostatique de l'urèthre. Mais tous ces moyens
échouent souvent; et, pour le dernier, j'ai vu tant de cas

dans lesquels il a été nuisible, que je suis sûr qu'il faudrait l'employer rarement, et jamais sans une habileté plus qu'ordinaire. Dans ces conditions je ne puis douter qu'il soit quelquefois utile.

Pour l'état nerveux vous devrez employer, comme pour tout autre cas d'*irritation spinale*, le fer, une bonne nourriture, un bon air, et les correctifs de tout désordre coïncidant des organes digestifs ou autres; et vous devrez persuader au malade de s'habituer à une vie rude, sage, très-occupée, à dormir beaucoup et à acquérir le plus d'empire possible sur lui-même.

Mais faites ce que vous pourrez, l'hypochondrie n'en restera pas moins dans les cas les plus mauvais; et même si les troubles sexuels cessaient, l'altération mentale continuerait, en ne changeant que son sujet, ou en s'arrêtant sur le passé aussi tristement que lorsqu'il était présent; et chez quelques-uns, l'hypochondrie dégénérera progressivement en une folie plus évidente.

Maintenant, quand un de ces malades devient fou, on jette communément le blâme sur ses organes sexuels, ou sur des habitudes de masturbation. Avant de terminer, je vous dirai où est le mal en cela; mais je dois vous parler d'abord d'une autre des conditions sur lesquelles les hypochondriaques ont des idées fausses, je veux dire l'impuissance.

Cette impuissance, ou même une diminution considérable du pouvoir sexuel, est tellement à charge à ceux mêmes que l'on peut appeler des hommes raisonnables, que vous pouvez quelquefois être exposés à attribuer à une altération mentale ce qui est une affection ou un vice matériel. C'est pourquoi vous devrez vous efforcer, dans chaque cas, de vous assurer si l'impuissance complète ou incomplète est réelle, ou due à l'ignorance ou à quelque désordre nerveux; ou s'il n'y a pas d'impuissance du tout, mais seulement une crainte hypochondriaque ou une persuasion mal fondée de sa réalité.

Quant aux cas réels d'impuissance, je ne puis que vous en énumérer les formes principales. Elle peut être due à une affection ou à une atrophie des testicules; mais cette forme est très-rare, à moins que l'affection ou l'atrophie ne soit extrême. (Remarquez que je ne parle pas de la stérilité qui signifie seulement inaptitude à procréer, mais de l'impuissance, qui veut dire inaptitude à copuler.) Elle peut suivre un abcès ou une autre affection aiguë de la prostate. Très-rarement, et cette étiologie est inexplicable, elle est quelquefois une suite de fièvre; quelquefois de blessures du cerveau ou de la moelle. On la rencontre pendant l'épuisement que cause un travail intellectuel excessif et ardent, chez les cerveaux surmenés ; et dans certaines formes de dyspepsie, avec oxalurie; mais dans ces cas elle n'est que temporaire. Elle n'est pas rare dans les périodes avancées du diabète, et elle est commune dans plusieurs formes de dégénérescence de la moelle. Dans la vieillesse elle n'est heureusement pas rare. A tout âge elle peut commencer et continuer pendant très-longtemps chez ceux qui ont fait des excès de coït ou de masturbation; et qui plus est, tout pouvoir et désir sexuels peuvent cesser chez des hommes sains en apparence, et sans cause apparente, à un âge peu avancé : vers 35 ou 40 ans, dans les cas que j'ai observés, même chez des hommes qui ne s'étaient jamais masturbés et n'avaient eu que très-rarement des rapports sexuels.

Mais quoique les causes physiques de l'impuissance et d'une grande diminution de la force sexuelle puissent être

ainsi nombreuses, malgré toutes ces causes réunies, les cas
sont encore moins fréquents que ceux qui sont dus à des
troubles nerveux ou à une altération mentale; et l'impuissance dont on se plaint ou que l'on craint sans raison réelle
est encore plus commune. Les altérations mentales et nerveuses qui peuvent rendre un homme impuissant varient
suivant les personnes; les unes empêchant ou interrompant
l'érection; les autres s'opposant à l'éjaculation; elles sont
aussi variables en degré; certaines ne sont que passagères,
d'autres, en petit nombre, sont habituelles ou presque constantes. On peut les traiter, en supposant qu'on le puisse, par
les moyens qui s'adressent à l'intelligence ou au système
nerveux; mais elles sont toutes difficiles à guérir; aussi difficiles que de guérir le bégaiement, que ce soit de la parole
ou de toute autre fonction, ou de guérir un des désordres
de ces fonctions pour l'accomplissement desquelles la
volonté doit agir en harmonie parfaite avec les parties qui
ne sont pas sous son influence directe.

J'ai énuméré toutes les causes d'impuissance pour vous
aider à vous mettre en garde contre le risque de traiter
comme un simple hypochondriaque un individu qui a cette
maladie par suite de causes mentales ou physiques. En
règle générale la distinction n'est pas difficile. Ceux qui se
plaignent d'impuissance seule en sont fort chagrins, et très-
anxieux sur son traitement: plus que de raison, d'après le
jugement froid de n'importe qui; mais il y a une limite à
leur malheur; ils ne parlent ni ne se créent d'avance d'autres
tourments et n'ont pas constamment l'esprit fixé sur leurs
maladies. De plus, ceux qui sont impuissants, ou presque,
par suite d'autres causes qu'une altération mentale ou nerveuse, ont perdu le désir sexuel aussi bien que la puissance.

L'hypochondriaque sexuel peut être ou non impuissant par cause mentale; mais dans la grande majorité des cas il ne l'est pas. La plupart de ceux qui vous consulteront vous diront que bien qu'ils aient des désirs sexuels ils sont cependant impuissants, ou craignent de l'être, et c'est pourquoi ils redoutent de se marier, parce qu'ils sont atteints de l'un quelconque des accidents dont j'ai parlé : pertes nocturnes de temps en temps, mucus uréthral, varicocèle ou toute autre chose sans plus d'importance. Mais un homme dont les organes sexuels, y compris la prostate, ne sont pas manifestement malades ou altérés, qui a des érections et parfois des pertes nocturnes, et des désirs sexuels, n'est pas impuissant, vous pouvez en être sûrs, à moins de données très-claires prouvant qu'il l'est. Les raisonnements que font les hypochondriaques pour démontrer qu'ils sont ou deviennent impuissants sont des preuves habituelles qu'ils ne le sont pas. Et ce qui est vrai des hypochondriaques l'est également de ceux qui sont effrayés par une simple ignorance des choses sexuelles, ou qui ont été trompés par de faux renseignements.

Vous pouvez remarquer que, à propos de l'hypochondrie sexuelle, j'ai parlé de trois classes différentes d'hommes ou de garçons chez lesquels les désordres fonctionnels des organes sexuels peuvent avoir besoin d'être traités. Ce sont d'abord ceux qui sont simplement ignorants ou mal renseignés; ensuite, ceux qui ont un système nerveux trop sensible ou trop irritable; et enfin les hypochondriaques. Les conditions qui caractérisent respectivement chacune de ces classes peuvent être mélangées à différents degrés, mais elles méritent de rester dans votre esprit comme guides du traitement. Les patients de la seconde catégorie sont les seuls qui aient besoin de médicaments, et je viens de dire ce qu'elle comprenait; les autres doivent être traités par le raisonnement.

A l'aide de conseils éclairés et très-positifs vous traiterez les ignorants, et tous s'en trouveront bien, excepté ceux dont l'hypochondrie est voisine de la folie complète. Mais pour certains sujets sur lesquels porteront vos conseils, il faudra que vous soyez très-clairs dans l'exposition des faits; en particulier, par exemple, sur la pratique de la masturbation, à laquelle beaucoup de vos patients attribueront leurs principaux accidents.

Quant à cela, je crois que vous pouvez dire positivement que la masturbation ne fait ni plus ni moins de mal que le coït pratiqué avec la même fréquence dans les mêmes conditions de santé générale, d'âge et de circonstances. Pratiquée fréquemment par les très-jeunes gens, c'est-à-dire avant ou au commencement de la puberté, la masturbation est très-capable de produire l'épuisement, le féminisme, une sensibilité et une nervosité exagérées, tout autant que la copulation fréquente les produirait probablement au même âge. Ou encore, pratiquées chaque jour, ou plusieurs fois par jour, quel que soit l'âge, la masturbation ou la copulation sont susceptibles de produire des désordres semblables ou même plus grands.

Ces désordres sont spécialement aptes à arriver ou arriveront presque sûrement, et seront le plus considérables, lorsque les excès sont commis par ceux qui, par hérédité ou par circonstances, sont sujets à une affection nerveuse quelconque : irritation spinale, épilepsie, folie, etc. Mais les accidents sont dus à la quantité des excès, non à la manière de les faire; et la quantité doit être estimée d'après l'âge et la puissance du système nerveux. J'ai vu des accidents aussi nombreux et aussi grands à la suite de rapports sexuels excessifs qu'après la masturbation portée à l'excès; mais je n'ai vu ni entendu rien dire qui me fasse penser que la masturbation, faite de temps en temps, ait d'autres effets sur celui qui s'y livre que sur celui qui a de temps en temps des rapports sexuels, ni rien qui justifie la crainte qu'elle inspire aux hypochondriaques sexuels lorsqu'ils la pratiquent parfois. Je voudrais pouvoir dire quelque chose de plus grave d'une pratique aussi immonde; une saleté, une impureté réprouvée de Dieu, une bestialité méprisée par les hommes.

Un autre point sur lequel vous pouvez avoir à donner des conseils est relatif aux rêves associés aux pertes séminales nocturnes. Des hommes de conscience scrupuleuse sont profondément affligés par la pensée que ces émissions sont dues à des sensations sexuelles qu'ils se croient capables de supprimer même de leurs rêves; ils les regardent comme des signes d'une impureté prédominante de leur esprit dont ils doivent se corriger. Eh bien, vous pouvez leur dire que, d'après tout ce que vous savez des rêves, ce n'est pas le rêve qui excite l'éjaculation, mais l'érection et l'éjaculation naturelles et involontaires qui déterminent le rêve, et que personne ne peut avoir d'influence directe sur l'érection et l'émission qui peuvent survenir pendant le sommeil ou au moment du réveil; pas plus que l'on ne peut, en dormant, avoir d'empire sur le ton du ronflement ou la position des membres.

On peut avoir une certaine influence indirecte sur toutes ces choses, et, relativement à la partie sexuelle, on peut tenir pour sûr que plus l'esprit, pendant la veille, est occupé d'autres choses que de pensées érotiques, et tellement occupé qu'il n'est même pas nécessaire d'employer aucun effort pour supprimer ou chasser ces pensées, moins il y aura de sécrétion de semence, de sensibilité des organes génitaux, et par suite moins seront fréquentes les excitations et les émissions pendant le sommeil.

Mais, chez certains sujets, et je pense, dans la grande majorité de ceux qui sont chastes, les pertes nocturnes et les rêves lubriques qui s'y joignent sont purement irrépressibles; ils sont dus à une sécrétion naturelle de sperme que nous n'avons ni les moyens ni le droit de supprimer. Aussi devez-vous dire aux hommes dont le système nerveux est sain que leurs pertes séminales sont plutôt des preuves de bonne santé que de maladie. Et à ceux chez lesquels des pertes trop fréquentes sont liées à trop d'irritabilité de la moelle épinière, vous pouvez dire qu'elles ne peuvent et ne doivent pas être entièrement supprimées; mais qu'on peut y remédier par le mariage et qu'elles pourront, très-probablement, être diminuées par les moyens propres à améliorer l'état de la moelle épinière.

A tous les malades de ce genre vous pouvez conseiller une sage indifférence à l'endroit des choses sexuelles : état qui serait un bienfait inestimable pour beaucoup d'autres personnes que les hypochondriaques dont je viens de vous parler.

Beaucoup de vos malades vous consulteront sur les rapports sexuels, et quelques-uns s'attendront à ce que vous les leur prescriviez. Je leur prescrirais tout autant le vol, le mensonge, ou toute autre chose que Dieu a réprouvée. Si des individus veulent pratiquer le coït ou l'impureté, ce doit être de leur propre choix, sous leur seule responsabilité. Nous n'avons pas à conseiller ce qui serait moralement mal, même si nous avions quelque raison de penser qu'en agissant ainsi la santé d'un malade s'en trouverait mieux. Mais dans les cas que nous avons sous les yeux, et je ne puis m'imaginer qu'il y en ait d'autres dont je penserais différemment, il n'y a pas de raison suffisante pour soulever la question de mal faire. La chasteté n'est nuisible ni à l'esprit ni au corps; sa discipline est excellente; on peut attendre le mariage sans danger, et parmi les nombreux malades nerveux et hypochondriaques qui m'ont parlé du coït, je n'en ai pas entendu un seul dire qu'il se soit trouvé après mieux ou plus heureux; beaucoup m'ont dit qu'ils étaient plus mal; et d'autres, très-nombreux, ayant échoué, ont vu leur état s'aggraver considérablement (1).

Le traitement moral que j'ai indiqué sera suffisant dans beaucoup de cas. Il sera plus ou moins utile, suivant le degré de bon sens que possédera le malade. Un homme sensé, qui n'est qu'ignorant des choses sexuelles, qui peut comprendre le raisonnement, et qui est disposé à croire ceux qui sont le plus en mesure de lui dire ce qui est vrai, guérira lorsqu'on lui dira la vérité. A l'extrême opposé, les plus mauvais des hypochondriaques seront presque incapables de guérir; ils n'admettront aucune raison d'espérer; ils seront sourds à tous les arguments du sens commun; beaucoup d'entre eux préféreront les conseils des fripons à ceux des honnêtes gens.

Entre ces extrêmes vous rencontrerez divers degrés de succès, et dans l'immense majorité des cas le temps agit favorablement. Quelques malades, dont l'hypochondrie est une forme de folie héréditaire, deviennent tout à fait fous; d'autres, bien qu'ils se marient et aient des rapports sexuels

---

(1) Le professeur Humphrey a démontré très-justement que les fonctions des organes sexuels, et nous pouvons y joindre les parties du système nerveux qui s'y rattachent, « peuvent être suspendues pendant une longue période, et même toute la vie, et que cependant ils peuvent être sains et capables de rentrer en activité. » On peut presque dire la même chose de tout autre organe. (*Holmes's system of Surgery*, vol. V, p. 151.)

entièrement réguliers, conservent leurs autres symptômes nerveux, et continuent à être hypochondriaques; mais l'immense majorité va bien. Les uns deviennent amoureux, se marient, et sont guéris; d'autres, entrant dans la vie avec de graves responsabilités, ont à penser à des choses plus importantes que leurs organes sexuels, et chez tous, à mesure qu'ils avancent en âge, la moelle épinière devient moins irritable, de sorte que les émissions, si elles les tourmentaient, deviennent moins fréquentes et s'accompagnent d'une sensation d'épuisement moins marquée.

Je vais vous parler maintenant, comme je vous l'ai annoncé, de l'opinion d'après laquelle les accidents précités, outre ce que j'en ai dit, seraient les suites fréquentes de prétendues altérations des fonctions sexuelles. L'épilepsie, toutes les formes de paralysie, la paralysie atrophique, l'amaurose, l'impuissance, la folie, l'idiotie, l'émaciation, les affections du cœur, la phthisie, et tout ce qui peut effrayer les timides, ou entraîner la crainte maladive des hypochondriaques, sont représentées par les charlatans comme devant être les conséquences certaines des troubles sexuels, à moins qu'on ne les prévienne par un traitement secret. Et ces hommes vivent des fous et des insensés qu'ils peuvent attirer. Ils feraient moins de mal, et seraient moins encouragés dans leur fourberie, s'ils ne pouvaient s'appuyer sur les ouvrages de quelques membres de notre profession pour des opinions justifiant ce qu'ils prétendent être les leurs.

Le premier, parmi ces auteurs d'opinions erronées, est Lallemand. Sa peinture de la spermatorrhée, sous sa forme complète, est une description de quelque chose que je pense être inconnu parmi les Anglais. Il se peut qu'il n'y ait pas de maladie pareille en France; une imagination bizarre peut l'avoir suggérée; mais qu'on puisse ou non la rencontrer en France, je crois que vous ne la verrez jamais ici. Je n'ai pas encore vu de fait analogue à l'un des cas les plus mauvais que décrit Lallemand, ni qui justifierait le ton général de ses descriptions. Beaucoup d'autres personnes ont eu comme moi l'occasion de voir des cas rares et graves, mais ceux de Lallemand leur sont complétement inconnus; et je remarque que les auteurs anglais qui écrivent sur ce sujet, lorsqu'ils veulent décrire les accidents les plus graves qui pourraient être attribués à la spermatorrhée, en parlent, non d'après leurs observations personnelles, mais d'après ce qu'ils pensent avoir été celles de Lallemand.

Mais à côté de cet ouvrage, vous trouverez, même dans les bons écrivains anglais, qu'on attribue aux désordres sexuels des accidents plus sérieux que ceux que, d'après moi, on peut justement leur reprocher.

En parlant des symptômes d'irritabilité de la moelle associés aux pertes séminales fréquentes, j'ai indiqué la fausseté de l'argument d'après lequel on soutient que ces symptômes sont la conséquence des pertes. Celles-ci, comme je l'ai dit, et comme j'espère l'avoir démontré, sont les conséquences, non les causes des désordres du système nerveux; elles peuvent aggraver l'état d'où elles naissent elles-mêmes, mais c'est seulement dans ce sens qu'on peut leur attribuer la maladie dans une certaine mesure.

On peut dire presque la même chose des conséquences supposées des désordres et excès sexuels de toute sorte. Prenons par exemple l'aliénation mentale, et ce que l'on en dit peut être appliqué à l'épilepsie et aux autres affections décrites comme conséquences de la spermatorrhée et de la masturbation.

La masturbation et les excès sexuels sont communément désignés comme causes d'aliénation mentale chez une proportion considérable des aliénés renfermés dans les asiles. Mais je pense que vous admettrez que l'on ne peut essayer d'évaluer jusqu'à quel point il est probable que ceux qui passent pour être devenus fous par cette cause le seraient devenus sans elle ou tout autre excès. Sans doute, chez tout homme qui hérite d'une prédisposition à la folie, tout excès, soit de luxure, soit de boisson, de jeu, etc., hâtera ou déterminera l'apparition de la folie; mais les excès ne rendent pas fous les hommes qui ont le cerveau sain. Pensez au nombre de buveurs habituels que nous voyons mourir ici; les pauvres diables ne sont pas fous, à moins que leur ivrognerie ne soit un signe, une suite et non une cause de folie. Voyez encore le nombre de sensualistes que l'on trouve dans toutes les classes de la société, et qui, arrivés à la période extrême de la vie, stimulent leurs appétits sexuels et s'y livrent par tous les moyens possibles. Ils ne deviennent pas fous dans une proportion plus grande que les joueurs, les hommes politiques surexcités, et même que les hommes qui se livrent avec ardeur aux études scientifiques. Pour déterminer l'influence des excès sur la production de la folie il ne faut pas tenir compte seulement des fous, mais de ceux qui, ayant commis des excès, ont conservé leur puissance intellectuelle.

Et, même parmi les aliénés, il en est beaucoup dont il serait plus vrai de dire qu'ils se masturbaient parce qu'ils étaient aliénés, que de dire qu'ils le sont devenus parce qu'ils se masturbaient. Il en est de même pour l'ivrognerie. L'ivrognerie habituelle et paroxystique me paraît être plus fréquemment la conséquence de la folie, que celle-ci de celle-là. Certainement les cas les plus marqués s'observent chez ceux qui sont membres de familles parmi lesquelles règnent la folie et d'autres affections des centres nerveux, et chez ceux qui par leurs antécédents, ou à d'autres points de vue, passent pour ne pas jouir de tout leur bon sens ou n'avoir qu'un esprit moyen.

Étant donnée une prédisposition à l'aliénation mentale, toutes ces causes excitantes, ou épuisantes, comme il vaudrait mieux les appeler, peuvent sans aucun doute la produire; elles peuvent hâter ou déterminer son apparition. Et plus la prédisposition est grande, moins l'épuisement nécessaire a besoin de l'être; tandis que chez les sujets chez lesquels elle est la moindre, ou n'existe pas, il ne faut rien moins que l'épuisement le plus complet à la suite d'excès pour déterminer la folie, si même il y arrive. Les buveurs et les sensualistes qui vivent et meurent sensés sont trop nombreux pour nous permettre de parler de l'ivrognerie, de la masturbation ou des excès sexuels, comme causes d'aliénation mentale, à moins de beaucoup de réserves et de conditions particulières.

Et ce qui est vrai pour l'aliénation mentale l'est aussi pour les autres conséquences prétendues des désordres sexuels. Ces désordres ne sont les causes excitantes effectives que des maladies auxquelles les patients sont prédisposés; et la tendance ou prédisposition a beaucoup plus d'affinité avec l'essence de la maladie que la cause excitante.

X

TRAITEMENT DE L'ANTHRAX

aitement local, avec ou sans incisions. — Comment on incise d'ordinaire. — Raisons que l'on donne en faveur de l'incision : elle arrête l'extension de l'anthrax, fait cesser la douleur, accélère la cicatrisation; cela est faux : inutilité presque absolue des incisions. — L'anthrax étant l'expression d'un état général morbide, il faut insister sur le traitement général : régime, aliments, toniques, pansements, milieu. — Mortalité. — Considérations sur l'anthrax des lèvres.

Vous avez eu récemment l'occasion de voir quatre cas d'anthrax traités dans mes salles d'après des méthodes que vous décririez probablement, si l'on vous demandait de le faire, en disant *qu'on n'y a rien fait*. Voici le cahier d'ordonnance des malades, et il n'y a, pour sûr, aucun médicament inscrit pour eux; vous avez pu voir d'ailleurs qu'on n'a pratiqué sur eux aucune opération; — et cependant on a fait beaucoup pour eux, bien que le traitement n'ait été que ce que l'on désigne communément par le terme de *rien faire*.

Les malades furent soigneusement alimentés, baignés, nettoyés et couchés; leur anthrax fut très-habilement pansé, lavé avec les topiques convenables, et l'on prit bien soin d'écarter d'eux toutes les influences nuisibles (1). Et s'il était

---

(1) Répétition inévitable de ce qui a été dit page 213.

survenu quelque complication dans leur affection, on y aurait immédiatement remédié. Mais il n'en survint aucune, et c'est pourquoi les cas restèrent sans traitement, comme on dit, — c'est-à-dire sans médicaments, sans chirurgie active, sans incisions ni rien de ce genre. Et puisque tous ces cas ont évolué très-favorablement, que tous les patients sont ou seront renvoyés à une époque relativement peu éloignée de leur admission à l'hôpital, je saisirai cette occasion de vous présenter quelques observations sur la manière de traiter l'anthrax.

Bien que vous puissiez n'en avoir pas vu beaucoup, vous devez tous avoir entendu parler de la manière ordinaire dont on traitait autrefois l'anthrax et dont certains chirurgiens le traitent encore; méthode qui consiste principalement à y faire de larges incisions, à donner de grandes quantités de nourriture et de stimulants, et des doses considérables de quinine, de quinquina et d'autres toniques. Je ne veux pas dire le moins du monde que, dans ces cas, les choses que je ne fais pas auraient été nuisibles; mais ce que j'en dis, c'est qu'elles auraient été complétement inutiles, et que certaines auraient été pour les malades la source de grands désagréments.

D'après la manière dont je vous parle de ces moyens, vous pouvez remarquer que je mets en pratique la règle dont j'ai toujours voulu vous pénétrer, savoir, de vous demander, lorsque vous paraissez avoir obtenu quelque succès avec un médicament : « Que serait-il arrivé, si je ne l'avais pas donné? » La conséquence apparente de l'administration du médicament peut être assez évidente; mais vous ne pouvez vous répéter trop souvent la question (comme règle, je ne dirai pas de pratique, mais d'étude de votre pratique) : « Que serait-il arrivé, si je n'avais pas fait ceci ou cela, qui paraît avoir eu du succès? »

Je parlerai d'abord des incisions faites dans l'anthrax. Le procédé ordinaire, recommandé encore par quelques chirurgiens, est, aussitôt que l'on voit un anthrax, de faire deux incisions en croix d'un bord à l'autre. On dit qu'elles doivent aller même au delà des limites de l'anthrax, dans les tissus sains adjacents. Je n'ai pas suivi cette méthode très-souvent, mais bien assez pour être sûr qu'elle ne produit pas les effets qu'on lui assigne communément.

On dit, en effet, qu'en faisant ainsi des incisions cruciales dans un anthrax, on prévient son extension. Si vous trouvez un anthrax deux ou trois jours après son début et si vous l'incisez dans les deux directions, je crois qu'il n'est pas improbable que vous préveniez son extension. Mais même en cela il y a une erreur; car il n'y a pas de signe à l'aide duquel, en examinant un anthrax commençant, on puisse dire qu'il s'étendra ou non, qu'il aura un diamètre d'un, de trois, de six ou de dix pouces.

La question dont je parlais tout à l'heure revient donc ici : Que serait-il arrivé, si je n'avais pas fait ces incisions? Et la réponse à cette question sera plutôt faite d'après le tempérament que d'après le savoir. Celui qui est toujours content de lui-même dira : « J'ai sauvé la vie de cet homme; » celui qui est toujours mécontent dira, au contraire : « Je ne lui ai pas fait de bien. » L'homme doué d'un tempérament vraiment scientifique se tient dans un juste milieu et dit : « J'attendrai de nouvelles informations sur la matière, jusqu'à ce que j'aie vu des cas plus nombreux, et je déciderai alors si, dans les premières périodes de l'anthrax, les incisions sont utiles ou non. »

Après cette période de trois ou quatre jours, j'ai vu un nombre suffisant d'anthrax incisés de cette manière, et j'en ai assez incisé moi-même, pour dire que ce moyen n'arrête pas leur extension. J'ai vu des anthrax à marche envahissante dans un nombre de cas aussi grand après l'incision que sans elle.

Je me rappelle un exemple frappant qui m'arriva dans les premiers temps de ma pratique, alors que je suivais la routine, et, chez un de mes amis, j'incisai un anthrax le plus largement possible. Je l'incisai d'après la manière le plus à la mode, en profondeur, en longueur et en largeur, et néanmoins il s'étendit. Au bout de deux ou trois jours, toute la partie nouvelle fut incisée aussi largement que la première; l'envahissement continua, et on incisa encore aussi largement. L'extension continua encore, mais on n'incisa plus. Alors, dans un temps naturel, elle s'arrêta, et tout alla bien.

Je ne vous donne là que des impressions générales, parce qu'on ne peut compter les cas dans lesquels l'incision a été faite, et les cas analogues dans lesquels on ne l'a pas pratiquée; on ne peut pas dire non plus si ceux dans lesquels on a incisé se seraient étendus si on les avait abandonnés à eux-mêmes. D'après une impression générale très-forte, cependant, je dis que les anthrax s'étendront après l'incision dans une proportion de cas aussi considérable que sans l'incision.

On dit encore que l'on soulage la douleur de l'anthrax en incisant ainsi très-largement. Ceci encore n'est vrai qu'en partie. Un anthrax de deux ou trois jours de durée, qui est dur, tendu et charnu, est très-douloureux, et l'incision enlèvera, dans beaucoup de cas, une grande partie de la douleur. Mais dans la suite, lorsque l'anthrax commence à se ramollir, des pustules à se former à sa surface et du pus à son intérieur, il devient moins douloureux de lui-même, et sans incisions.

Il y a ainsi deux périodes distinctes dans l'anthrax relativement à la douleur; la première, dans laquelle il est dur, s'étend encore, est généralement très-douloureuse; dans la seconde, la douleur cesse presque entièrement ou tout à fait. Un anthrax incisé dans la première période, dans les deux ou trois premiers jours après son début, peut être soulagé d'une certaine partie de sa douleur; si on l'incise dans la dernière période, le peu de douleur qui peut exister encore n'est nullement influencée par l'incision. Incisez même comme vous pourrez, il ne vous sera pas toujours possible de faire cesser la douleur intense qui accompagne souvent un anthrax, même à sa dernière période.

Il y a environ deux ou trois ans, je fus appelé près d'un membre de notre profession atteint d'un vaste anthrax du milieu du dos. Ses amis avaient été très-alarmés de l'état de son intelligence, parce qu'il avait souffert d'une grande anxiété mentale depuis un certain temps, et qu'ils craignaient que la souffrance excessive de l'anthrax ne produisît une altération permanente, de son cerveau déjà troublé. Ils me persuadèrent donc de l'inciser, ce que je fis d'après le procédé ancien, très-largement, et jusque dans les tissus adjacents, aussi profondément que je pus. Je ne le soulageai pas le moins du monde. Je n'ai jamais vu un anthrax aussi douloureux pendant toute sa durée, et jusqu'à la fin, au moment où la cicatrisation était presque terminée, le malade souffrit plus ou moins. De sorte que la conclusion relative à la douleur peut être celle-ci : si un anthrax peut être incisé dans les trois ou quatre premiers jours, pendant qu'il est encore dur et charnu, on peut apaiser la douleur dans une certaine mesure; à une période plus avancée les incisions n'ont aucune influence sur elle.

En troisième lieu, on prétend que par l'incision de l'anthrax on accélère sa cicatrisation, en facilitant l'élimination des parties mortifiées. Mais là est la plus grande erreur de toutes. Lorsque l'incision des anthrax était plus à la mode dans cet hôpital que maintenant, lorsque je ne les incisais pas et qu'un de mes collègues le faisait, il m'était possible de comparer la marche des cas incisés et non incisés, et plusieurs fois il fut évident que les derniers se cicatrisèrent plus rapidement que les premiers.

J'ai fait apporter ici un malade de l'hôpital, qui peut me servir à vous démontrer l'exactitude de ce que je viens de vous dire.

Voici cet homme, Timothée C., âgé de 55 ans. A son entrée, son anthrax avait une longueur de plus de 6 pouces, et une largeur de trois et demi; il formait la masse dure, compacte, tendue et charnue de l'anthrax ordinaire. Il avait à ce moment déjà commencé à suppurer, et quelques pustules étaient apparues à sa surface. Si j'avais suivi la pratique des incisions, j'aurais été obligé d'inciser d'environ 7 pouces dans un sens, et de 5 environ dans un autre, et ensuite j'aurais eu non-seulement des plaies largement ouvertes, bâillantes, et qu'il aurait fallu faire cicatriser, mais mis à découvert une grande partie de la substance de l'anthrax, qui aurait exigé également la cicatrisation. Mais vous remarquerez que tout ce qui reste maintenant à cicatriser est une série d'ouvertures au centre de l'anthrax, à travers lesquelles presque toute la substance mortifiée s'est écoulée, et qui ne sont plus maintenant que comme les cavités de petits abcès.

De cette manière vous diminuez considérablement l'étendue de la plaie à cicatriser. En effet, il n'arrive pas toujours que la totalité de l'anthrax, ou de sa base, se sphacèle. Les anthrax, si on ne les incise pas, suppurent assez souvent seulement autour de leurs centres, et ne se sphacèlent que dans leurs parties centrales, puis les bords se nettoient par le ramollissement et la résorption des produits inflammatoires infiltrés dans leur épaisseur.

Dans chaque cas de ce genre, vous épargnez considérablement le travail de la cicatrisation; je dirai plus : dans certains cas l'anthrax avorte complétement.

Un de ces faits, dont j'ai l'observation sur cette table, est relatif à une femme âgée de soixante-quatre ans, qui était entrée à l'hôpital avec un anthrax presque aussi large que celui de cet homme, et dans des conditions qui, pourrait-on dire, demandaient l'incision immédiate; mais, à l'exception de deux ou trois petits points, il ne s'ensuivit ni suppuration, ni sphacèle. L'anthrax se résorba, avorta, disparut.

Le cas de cet homme montre ce qui se passe le plus ordinairement : le sphacèle de la partie centrale, l'issue graduelle des parties mortifiées, et la petitesse relative des cavités qui restent au centre de l'anthrax, et qui sont les seules où la cicatrisation ait besoin de se faire.

Sur ces trois points, sur lesquels sont basées les raisons pour inciser l'anthrax, je vous ai démontré pourquoi j'avais rejeté cette pratique. Je suis pleinement convaincu que les incisions cruciales ne préviennent pas l'extension de l'anthrax, — qu'il n'y a qu'un groupe limité de cas dans lesquels les incisions diminuent la douleur; — et que, relativement au temps exigé pour la cicatrisation avec ou sans incisions, celle qui se fait sans incisions est bien évidemment et certainement la plus rapide.

Les incisions dont je viens de parler sont celles que l'on fait d'après le procédé ancien : les incisions cruciales.

Un autre procédé que j'ai parfois essayé, mais dont je n'ai constaté que les mêmes résultats généraux, est celui de l'incision sous-cutanée. On a supposé que celle-ci avait le même effet que l'autre, et je pense que l'on peut tirer les mêmes conclusions générales en ce qui la concerne : que c'est une mesure inutile dans le traitement de l'anthrax, et qu'elle retarde plutôt qu'elle n'active la cicatrisation.

En vous parlant ainsi de l'incision de l'anthrax, je ne veux pas dire cependant qu'il n'y ait pas de circonstances dans lesquelles elle ne puisse être utile. Quelquefois un anthrax se sphacèle à sa partie centrale, avec mortification progressive du tégument retenant une certaine quantité de pus. Dans ce cas, on inciserait à travers l'eschare, ou dans les parties voisines de l'anthrax, pour faire sortir le pus, comme on ouvrirait un abcès ordinaire. Mais ce n'est pas là la mesure qui est communément désignée sous le terme d'*incision d'un anthrax*.

Si vous demandiez pourquoi vous pouvez ne pas inciser un anthrax, quoique l'incision ne puisse pas faire de bien, je vous répondrais que l'intervention n'est jamais seulement inutile, et qu'il y a certains cas dans lesquels l'incision fait un mal considérable. Les anthrax, pour la plupart, surviennent chez des personnes dont la santé est affaiblie, épuisée par l'excès de fatigue, ou par une mauvaise nourriture, ou dont la santé générale est détériorée, comme quelquefois dans le diabète ou l'albuminurie; et chez toutes ces personnes, c'est une règle générale excellente de ménager le sang pour favoriser la cicatrisation. La perte de sang, par l'anthrax lui-même, ne serait pas considérable; la substance dure de l'anthrax, lorsqu'on l'incise, ne saigne que peu ou pas. Mais pour faire une incision parfaite, il faut la faire porter

sur les tissus sains adjacents ; et ceux-ci saignent quelquefois très-abondamment, au point d'en arriver à toute la
détresse et la souffrance que cause le tamponnement
de la plaie, avec telle ou telle substance, pour arrêter le
sang.

Une autre mesure que l'on suppose nécessaire dans le
traitement de l'anthrax est l'alimentation avec de grandes
quantités de stimulants. J'ai appris à faire le contraire dans
un de ces cas que vous ferez toujours bien d'étudier, c'est-à-
dire ceux dans lesquels le patient se refuse à faire ce que
vous lui conseillez. C'est avec des cas semblables que
vous pourrez apprendre souvent ce qu'on appelle communément l'histoire naturelle d'une maladie, lorsque
sa marche n'est pas troublée par le traitement.

Un gentleman, âgé de quatre-vingts ans, avait un anthrax
aussi gros qu'il pouvait l'être sur la nuque ; il s'étendait
d'une oreille à l'autre, et de la protubérance occipitale aux
vertèbres cervicales inférieures. Il le mesura pour sa propre
satisfaction, et lui trouva quatorze pouces transversalement
et neuf pouces de haut en bas ; c'était donc un anthrax de la
plus grande étendue, et s'accompagnant, comme on peut
le supposer, de risques considérables pour la vie. Je le
priai très-instamment de prendre une grande quantité
de ce que l'on appelle *soutien*, car à ce moment il en
éprouvait la nécessité. Le malade refusa absolument, et
rien ne put le déterminer à en prendre. Je dus me con-
tenter d'assister à ce spectacle et d'étudier l'histoire naturelle de la maladie sur cet énorme anthrax ; et l'histoire
naturelle de celui-ci fut une histoire dont on voudrait être
témoin dans tout anthrax de cette dimension, car aucun
cas ne pourrait se comporter, du commencement à la fin,
d'après une meilleure méthode. Le patient continua sa vie

sobre ordinaire, prit une quantité modérée de nourriture et de stimulants, traversa toutes les phases d'un anthrax de la plus grande gravité, puis enfin guérit complétement, et vécut encore plusieurs années.

Un autre cas qui me fit une très-grande impression fut celui d'un de mes collègues et amis qui eut sur la nuque un anthrax d'un volume très-considérable. Sir Benjamin Brodie et M. Stanley m'assistèrent auprès de lui, et d'après leur avis on incisa l'anthrax. J'observai sa marche à la suite, et je suis sûr que l'incision ne fit ni bien ni mal. Il en fut de même que lorsqu'on n'incise pas. Mais le malade était sujet à des maux de tête intenses, et il savait par expérience que le seul remède possible était de ne prendre presque pas de nourriture et de s'abstenir absolument et entièrement de stimulants. Un de ces maux de tête survint dans le cours de l'anthrax, au moment où nous l'avions mis à un régime très-nourrissant en y ajoutant beaucoup de toniques. Il dit alors qu'il devait cesser les stimulants et la nourriture, et nous nous demandions avec inquiétude quel serait l'effet de cette résolution sur la marche de l'anthrax. Je me rappelle M. Stanley lui disant de sa manière si nette : « Mon cher confrère, si vous ne prenez pas de nourriture, vous mourrez. » — « Très-bien, dit-il, alors je mourrai, mais je ne veux pas manger et augmenter mon mal de tête. » D'après sa volonté, nous réduisîmes donc son régime à peu de chose. La marche de l'anthrax n'en fut pas modifiée le moins du monde, si ce n'est peut-être en bien ; et au bout de trois ou quatre jours de ce qu'on pourrait appeler une inanition relative, il se dépeignait comme aussi gai qu'un *garçon à sable* (sand-boy) (1).

____

(1) Nous disons : *gai comme pinson.*

Depuis ce temps j'ai examiné soigneusement tous les cas que j'ai vus, et je suis certain que l'on n'obtient aucun avantage d'une nourriture abondante ou de stimulants en quantité dans les cas ordinaires d'anthrax. La totalité des cas que j'ai vus dernièrement à l'hôpital furent mis au régime ordinaire de la viande, avec une pinte de porter par jour; et je vois que deux de ces malades eurent 120 grammes de vin par jour, mais l'un avait soixante-quatre ans et l'autre soixante-trois, et tous deux étaient atteints d'un anthrax de dimensions considérables. Vous trouverez que, pour les malades de la clientèle, il sera très-bien de leur dire qu'ils peuvent prendre environ les deux tiers de leur nourriture ordinaire, et à peu près la même proportion de leur quantité ordinaire de stimulants. Mais à la vérité on n'a que peu de raisons de changer quoi que ce soit à la manière ordinaire de vivre d'un malade atteint d'anthrax. Autant il peut prendre avec plaisir ce dont il a l'habitude, autant on peut le lui permettre. Si son régime est habituellement simple, il doit le rester; s'il est ordinairement chargé, il peut le rester encore, mais réduit dans de certaines limites.

Vous pouvez maintenant demander ce que j'admettrais comme choses à faire contre l'anthrax. Ces tableaux, si peu chargés, peuvent vous le dire.

Dans le traitement local, une des meilleures choses que vous puissiez faire, si l'anthrax est petit, est de le recouvrir d'un emplâtre de plomb étendu sur du cuir, avec un trou au milieu pour permettre au pus et aux parties sphacélées de sortir facilement : changé de temps en temps, c'est tout ce qu'exige un petit anthrax.

Il est difficile de recouvrir ainsi toute la surface d'un anthrax volumineux et de la tenir propre; c'est pourquoi je pense que ce que l'on peut appliquer de mieux est le cérat commun à la résine. Il faut l'étendre assez largement pour recouvrir tout l'anthrax, et appliquer par-dessus un cataplasme de farine de graine de lin et de mie de pain. Et si vous voulez exercer votre habileté, apprenez à bien faire le cataplasme, à le bien appliquer, et à le bien maintenir en place.

Cette manière de panser l'anthrax, en ce qui concerne les substances employées, sera conservée pendant toute sa durée; mais pendant les périodes de régression et d'élimination des parties mortifiées, vous trouverez largement matière à vous exercer à devenir habiles en le pansant, et en remplissant sa cavité d'une substance molle enduite de cet onguent. En outre, les anthrax demandent à être soigneusement lavés, spécialement avec quelque substance désinfectante, comme la liqueur de Condy, ou l'acide phénique faible, et l'on peut en injecter dans leurs cavités. L'importance de la propreté est très-grande. Vous avez remarqué, chez cet homme que je viens de vous présenter, les clous et boutons d'acné qui se trouvent autour des bords de l'anthrax. Cela démontre la nécessité de prendre le soin, que je suppose n'avoir pas été pris ici, de tenir la surface de la peau adjacente à l'anthrax parfaitement sèche, et préservée de tout contact avec le pus, qui paraît réellement avoir la propriété d'infecter la peau voisine, et de produire ainsi les clous qui sont sujets à faire éruption, quelquefois en groupes, autour de l'anthrax.

Je vous ai déjà parlé du régime. Je ne dis rien des médicaments. La quinine, le quinquina, et autres médicaments de la même classe, peuvent être donnés si cela vous plaît, ou en cas de besoin évident; il en est de même des apéritifs; mais on n'a réellement pas besoin d'eux dans les cas ordinaires d'anthrax. Il y a toutefois un médicament qui vous sera très-utile; c'est l'opium, surtout dans toutes les premières périodes douloureuses de l'anthrax, dans lesquelles il apaise la souffrance aussi complétement que les incisions ou que tout ce que je connais. Après les premières périodes, l'opium lui-même n'est pas nécessaire, excepté pour certains patients qui peuvent être atteints d'insomnie.

Il y a encore un autre moyen que l'on emploie rarement dans le traitement de l'anthrax, bien qu'il soit d'une grande importance, je veux dire l'exposition du malade en plein air. L'idée générale que les anthrax sont des affections très-dangereuses a conduit à confiner entièrement les malades au lit, et à les tenir enfermés dans leur chambre.

C'est une précaution inutile, et je l'ai appris d'un malade qui avait refusé de se soumettre à cette injonction. Ce malade, atteint d'un anthrax volumineux sur le derrière de la tête, ne voulut pas rester dans sa chambre à coucher. Il avait été accoutumé à une vie active, et au bout de soixante-dix ou quatre-vingts ans de cette habitude, il n'était pas du tout disposé à garder la chambre. De sorte qu'avec son anthrax il descendait journellement les escaliers, changeant de pièce et allant dans la maison aussi bien que la douleur et la faiblesse le lui permettaient. Aucun anthrax ne se termina mieux; toutes les périodes furent traversées sans risque ni accident d'aucune sorte, et la cicatrisation se fit avec une rapidité inaccoutumée.

Après ce cas j'en observai un encore plus frappant. Une dame vint à Londres, *pour la saison*, comme elle disait; et elle n'y était pas depuis plus de huit ou dix jours, lorsqu'il lui vint un anthrax sur le derrière de la tête, immédiatement sous sa chevelure. Ç'aurait été un grand ennui pour elle de mettre fin à ses plaisirs; aussi, comme elle ne s'occupait pas de la douleur, elle continua à sortir. Et c'est alors que,

pour la première et dernière fois, je trouvai quelque valeur
à un chignon. Elle pansait son anthrax sous son chignon, et s'en allait aux parcs, au théâtre et au bal sans
inconvénient; l'anthrax resta entièrement inaperçu, sans
qu'aucun accident s'ensuivît; il se cicatrisa de la manière
habituelle et à peu près dans les délais ordinaires.

Mais, il est vrai, vous verrez des cas de ce genre sur une
échelle beaucoup plus large si vous observez les anthrax qui
nous viennent à la salle de consultation. Là nous en voyons
souvent d'un volume considérable, et ils vont aussi bien
chez les malades du dehors que chez ceux de l'hôpital;
cependant ces malades du dehors sont toute la journée en
plein air, et beaucoup d'entre eux continuent leur travail.
Ainsi vous pouvez admettre comme un point dont il faut
tenir compte dans le traitement de l'anthrax, qu'il ne faut
pas confiner les malades dans leur chambre. Il faut au moins
renouveler l'air dans leur appartement, et, à moins qu'ils ne
soient très-faibles, il ne faut pas éviter de les laisser exposés
à l'air libre et frais.

En traitant vos cas d'anthrax d'après cette méthode, je
pense que vous trouverez que la grande majorité en tra-
verseront bien toutes les périodes. Je ne puis vous dire
quelle est la proportion ordinaire de morts à la suite d'anthrax; mais je sais que cette affection est communément
regardée comme très-dangereuse par les chirurgiens, et
qu'un anthrax volumineux sur le derrière de la tête est
considéré comme rempli de risques pour la vie du patient,
mais c'est loin d'être le cas dans ma pratique.

En me rappelant, autant que je puis, ou en supputant plutôt le nombre d'anthrax que j'ai eus à traiter, je dirai qu'il
n'y a pas d'autre affection semblable en étendue et en gravité qui s'accompagne d'aussi peu de risque pour la vie.

Pendant 20 ans de pratique hospitalière et privée, je ne puis avoir traité moins de 200 anthrax; et sur ces 200, quatre seulement furent suivis de mort, ce qui donne une mortalité, d'après une juste appréciation, de 2 pour 100 seulement; — mortalité qui est moindre que celle de certaines petites opérations de la chirurgie, et réellement moindre que celle de toute maladie d'égale gravité que nous pourrions nommer.

De ces quatre morts, l'une survint chez un malade âgé de 78 ans, qui mourut d'érysipèle alors que l'anthrax était presque cicatrisé. Un autre malade était un gentleman de 55 ans, qui mourut de pyohémie chronique. Le troisième était un gentleman de 50 ans, qui mourut de pyohémie aiguë; et le quatrième un patient d'environ 50 ans qui mourut rapidement de marasme. Les trois premières morts survinrent par des causes que l'on pourrait presque appeler accidentelles; car c'est ainsi que nous les appelons lorsqu'elles arrivent après une opération, et il serait déraisonnable de supposer qu'une autre méthode quelconque de traitement en aurait prévenu les conséquences. L'autre malade mourut, probablement, par défaut de stimulation, car c'était un homme qui avait vécu largement, et pendant le traitement il prit moins de nourriture que d'habitude.

Toutefois le point principal sur lequel je voudrais attirer votre attention, est que la mortalité peut être aussi minime que 2 pour 100. Je ne puis douter que la mortalité était plus grande lorsqu'on incisait largement les anthrax; car les grandes incisions entraînent souvent l'idée de perte de sang considérable, et s'accompagnent de toutes les conséquences des grandes plaies. Ainsi, bien que je ne connaisse pas la proportion exacte, je pense que la réputation générale du danger de l'anthrax était bien fondée, et que, parmi les raisons qui expliquent la diminution de la mortalité dans cette

affection, on peut établir comme la principale la désuétude
de la coutume des incisions.

En parlant de la mortalité de l'anthrax, je dois cependant
vous rappeler que je n'ai pas parlé d'une affection que l'on
décrit quelquefois sous le nom d'anthrax : c'est l'inflammation anthracoïde de la lèvre qui survient quelquefois chez
des personnes jeunes, maladie que vous pouvez n'avoir pas
vue, et que vous pouvez passer beaucoup d'années sans voir.
Elle fut décrite par un ancien chirurgien de cet hôpital,
M. Harvey Ludlow (1), comme pustule maligne de la lèvre.
M. Budd, de Bristol, l'a aussi décrite de cette manière.

Commençant par un bouton, l'inflammation de toute la
lèvre s'ensuit et s'étend à la face, puis s'empare des lymphatiques, avec la pyohémie comme conséquence. C'est une affection si différente de l'anthrax qu'elle doit ne pas être connue
sous le même nom ; mais elle ne me semble pas répondre à
la description de la pustule maligne à l'étranger, et je n'ai
pas vu d'autre maladie semblable en Angleterre.

Elle attaque spécialement les jeunes gens de 15 à 21 ans ;
et des quinze cas que j'ai vus un seul guérit. Cette affection
n'est pas l'anthrax ordinaire, et sa mortalité ne doit pas entrer en ligne de compte lorsqu'on évalue la mortalité de
l'anthrax. L'anthrax ordinaire de la lèvre et de la face n'a
aucun de ces caractères spéciaux, et il n'est pas plus fatal
dans ces régions que dans d'autres.

[Mon expérience du traitement de l'anthrax dans les six
dernières années ne m'a pas conduit à m'écarter du mode
de traitement que je viens de décrire dans la précédente leçon.

(1) *Trans. of Abernethian Soc.*, et *Med. Times and Gaz.*, sept. 1852.
Voir aussi un excellent mémoire sur ce sujet par M. Thomas Smith, *Clin.
Soc. Trans.*, t. III.

J'ai vu une proportion beaucoup plus considérable de cas mortels; mais c'est parce que, depuis que je suis retiré de l'hôpital, et que je suis devenu plus âgé, j'ai été consulté plus rarement pour des anthrax qui ne paraissaient pas dangereux. Et, des 7 ou 8 cas mortels que j'ai observés, il n'y en eut aucun sans complication sérieuse, comme le diabète à une période avancée, une dégénérescence graisseuse du cœur, la bronchite ou la pyohémie aiguë. Tant de morts peuvent justifier une plus large estimation de la mortalité dans l'anthrax que la *juste appréciation* que j'ai faite dans la leçon précédente; mais elles permettent encore à bon droit de dire que la mortalité de l'anthrax non compliqué d'affection sérieuse serait moindre que celle d'une autre maladie égale en étendue et en gravité.

Une expérience plus récente m'a rendu presque certain que l'affection de la lèvre, mentionnée dans le dernier paragraphe de cette leçon, est l'anthrax vrai qui, à cause d'une certaine particularité dans la structure de la lèvre, surtout chez les jeunes gens, est spécialement apte à infecter le sang et à engendrer la pyohémie aiguë.

Sa différence d'avec l'anthrax ne réside que dans la fréquence extrêmement plus grande de la pyohémie; cette différence n'existait pas chez un garçon de dix-huit ans, que je vis avec un anthrax ordinaire situé au milieu du dos et chez qui il survint une pyohémie aiguë et rapidement fatale, avec des phénomènes exactement semblables à ceux que j'ai maintenant vus au moins 20 fois dans des cas d'anthrax de la lèvre.] (James Paget, 1875.)

XI

PHLÉBITE GOUTTEUSE

La phlébite goutteuse est une variété de la phlébite adhésive. — Symptômes :
symétrie, métastases apparentes, récidives fréquentes. Hypertrophie musculaire
probable dans la région œdémateuse. — Terminaisons : guérison commune,
mais la mort par embolie est possible. — Elle est héréditaire comme les autres
formes de la goutte. — Traitement, rien d'actif; régime approprié. — Siége
commun : membre inférieur. — Siége rare : veines caves. — Phlébite *post-fébrile*.
— De la phlébite chez les enfants.

J'ai rencontré certains cas de phlébite tels que je ne me
rappelle pas en avoir déjà lu de semblables. C'est pourquoi
je me propose de vous en dire quelques mots. Ce sont tous
des exemples de la phlébite dite adhésive; maladie dans laquelle l'inflammation des tuniques d'une veine est associée
à la coagulation du sang dans son canal, mais non avec la
suppuration ou la pyohémie. De beaucoup d'entre eux, à la
vérité, je ne puis dire, pas plus que de certaines autres formes
de phlébite, si l'affection a débuté par l'inflammation ou
la coagulation, ni, par conséquent, s'il vaut mieux les rapporter à la phlébite ou à la thrombose. Mais je leur donne à
tous la première dénomination parce qu'elle est employée
plus communément parmi nous; et elle est probablement
exacte au moins pour une partie ou période de chaque cas.

Beaucoup des variétés de la phlébite adhésive ont été si bien décrites, que je n'ai besoin d'en parler que comme termes de comparaison (1). Telles sont :

1° La traumatique, comprenant celles qui sont dues à la dilatation;

2° Celles qui surviennent dans le marasme, pendant ou après les affections aiguës ou chroniques;

3° Celles dues à l'extension d'une inflammation ou de la coagulation du sang ayant pour point de départ des ulcères, des tumeurs morbides ou des parties atteintes de gangrène ou d'inflammation aiguë.

4° Celles de la forme dite idiopathique, ou rhumatismale, que le docteur Mackenzie a bien décrites, mais parmi lesquelles je suis convaincu qu'une étude minutieuse amènerait à distinguer différentes formes associées à autant de variétés d'affections constitutionnelles.

5° Les pyohémiques.

6° Les puerpérales, parmi lesquelles il est probable que sont rangés des exemples de tout genre, modifiés seulement par l'état puerpéral.

Toutes ces formes de phlébite peuvent être modifiées lorsqu'elles affectent des veines déjà variqueuses; mais, sans m'y arrêter davantage, j'arrive à celle qui fait surtout le sujet de cette note.

Phlébite goutteuse. — L'emploi de cette dénomination

(1) On en trouvera la description dans, ou au moyen de : CALLENDER, Art. *Pyœmia*, in *Holmes's Syst. of Surgery*, vol. I, et *Diseases of Veins*, dans le même, vol. III; — S. WEBER, *Handbuch der Chirurgie*, de Pitha et Billroth, t. III; — HUMPHREY, *On the coagulation of the Blood in the Venous system during life*, 1859; — MACKENZIE, *Pathol. and Treatment of Phlegmasia dolens*, 1862; — HENRY LEE, *Diseases of the Veins*, 1866; — VIRCHOW, *Cellular Pathology*, traduit par Chance, X° leçon, 1860; — ROKITANSKY, *Pathologische Anatomie*, t. III.

est, je pense, justifié par le nombre des cas dans lesquels la phlébite est associée à l'inflammation goutteuse ordinaire siégeant au pied ou aux articulations, et survient, sans provocation évidente ou sous l'influence d'une cause légère, chez des personnes de constitution goutteuse marquée ou atteintes de goutte héréditaire. Dans ces cas la phlébite peut n'avoir aucun caractère intrinsèque qui permette de la distinguer; cependant, assez souvent, elle a son cachet particulier, spécialement par sa symétrie, ses métastases apparentes, et ses récidives fréquentes.

La phlébite goutteuse est de beaucoup plus fréquente dans les membres inférieurs que dans toute autre région, mais elle n'est pas limitée au membre qui est ou a été le siége de la goutte ordinaire. Elle affecte les veines superficielles plutôt que les profondes et survient souvent par places, affectant (par exemple), un jour une portion de la saphène, et le lendemain une autre partie séparée de la même veine ou une partie correspondante de la veine opposée, ou de la veine fémorale. Elle dénote par là une disposition évidente à la métastase et à la symétrie ; caractères qui, je le fais remarquer en passant, plaident fortement en faveur de l'opinion que l'affection essentielle et primaire n'est pas une coagulation du sang, mais une inflammation de portions des parois veineuses.

Les portions enflammées de veine paraissent ordinairement dures ou très-fermes ; elles sont douloureuses spontanément, et très-sensibles au toucher ; cette douleur, il est vrai, précède souvent les signes plus évidents de la phlébite, et commence parfois brusquement.

Les téguments qui recouvrent les veines affectées (lorsqu'elles sont superficielles) sont légèrement épaissis, et présentent souvent une coloration d'un rouge foncé. Lorsque des veines superficielles sont seules affectées, il peut y avoir peu d'œdème; mais lorsque ce sont des troncs veineux, comme la fémorale, le membre entier prend les caractères d'une obstruction veineuse complète. Il devient gros, maladroit, informe, lourd et raide; sa peau est froide et peut être pâle, mais plus souvent elle a une légère teinte livide partielle, que l'on peut reconnaître par comparaison avec l'autre membre, et présente des marbrures formées par de petites veines cutanées visiblement distendues. Le membre ainsi augmenté de volume paraît œdémateux dans toute son épaisseur, mais ferme, la peau tendue, ne cédant pas facilement à la pression, et ne se déprimant pas profondément.

Cet état presque seul permet de reconnaître facilement la maladie, car il peut être très-marqué lors même qu'il n'y a qu'une petite portion de veine d'affectée, et que (comme la partie inférieure de la poplitée), elle est si profondément située qu'on peut à peine la sentir.

La perturbation générale associée à cet état est au plus celle d'une fièvre légère, ou d'une attaque ordinaire de goutte, plus ou moins aiguë dans différents cas. Je n'ai jamais eu l'occasion d'examiner par la dissection les effets de la maladie, car dans le seul cas fatal que j'aie vu, l'autopsie ne fut pas permise. Autant que l'on puisse en juger par les symptômes observés pendant la vie, après la phlébite les veines qui peuvent avoir été obstruées deviennent, dans quelques cas, de nouveau perméables; car dans certains cas la disparition de l'œdème et la *restitutio ad integrum* du membre sont complètes.

Cependant les veines demeurent évidemment très-susceptibles : — elles sont très-sensibles pendant la fatigue ou une maladie insignifiante, ou aux changements de saison, et j'ai observé la phlébite provoquée par des causes légères, dans les mêmes veines, trois ou quatre fois. Dans d'autres cas cependant (mais je pense qu'ils sont plus rares que dans les autres formes de phlébite) l'obstruction des veines paraît complète et permanente; et alors, si ce sont des troncs veineux, le membre demeure hypertrophié pour toujours, gênant et lourd. Les veines superficielles peuvent, au bout d'un certain temps, devenir variqueuses; et d'autres peuvent se dilater pour recevoir le sang des branches collatérales; et je pense qu'il peut y avoir une augmentation de développement dans certains tissus, les muscles en particulier.

De même que dans les autres formes de phlébite, mais aussi rarement que dans ces formes, celle qui survient dans la goutte peut être fatale ou très-dangereuse par embolie. Je pense avoir observé une embolie pulmonaire incomplète dans deux cas dans lesquels, pendant une phlébite goutteuse ou rhumatismale, il survint presque subitement un embarras de la respiration et des mouvements désordonnés du cœur; tout cela disparut lentement, mais complétement. Un autre cas analogue d'embolie fut fatal.

Un membre de notre profession que je vis avec le docteur Ferguson et M. Morgan, souffrait d'une attaque de goutte grave et prolongée, comme il en avait eu plus d'une auparavant. Pendant son cours, il avait présenté des signes de phlébite dans des portions limitées des veines de la cuisse et de la jambe droites (antérieurement il avait été atteint trois fois de phlébite par différentes causes). Il était suffisamment guéri pour descendre l'escalier, et s'occuper à écrire, et lui-même se croyait convalescent; mais ayant monté les escaliers pour se rendre à sa chambre à coucher, il tomba comme dans une syncope profonde et y resta presque une heure, respirant très-faiblement, à peine conscient, et avec le pouls petit et agité.

Au bout de quelques heures il paraissait tout à fait remis, et le lendemain et le surlendemain nous ne pûmes rien trouver de pire dans son état morbide, sinon une nouvelle attaque de phlébite pareille à la précédente, dans le membre opposé. Nous examinâmes la poitrine, et ne découvrîmes qu'une légère crépitation avec faiblesse du murmure respiratoire à la racine d'un des poumons.

Tout parut aller bien pendant trois jours, et le malade n'eut aucun signe ni menace de malaise sérieux; mais cinq ou six jours après l'attaque précédente, comme il s'asseyait sur sa chaise percée, il tomba en avant et mourut rapidement avec de nouveaux signes de syncope et de faiblesse de la respiration.

On ne fit pas d'autopsie, mais d'après l'analogie du genre de mort avec ce que j'ai vu dans des cas d'embolie confirmée venant du système veineux à l'artère pulmonaire, je ne puis douter qu'il en fut de même ici. Il est probable que dans la première attaque l'obstruction de l'artère pulmonaire fut partielle, ou que le caillot se brisa et que ses fragments furent dispersés; et que, dans le second, un autre caillot s'arrêta dans l'artère principale, ou se fixa sur les fragments adhérents du caillot précédent (1).

La phlébite goutteuse est souvent héréditaire. Un malade qui avait eu une phlébite goutteuse par poussées successives dans les deux saphènes pendant une attaque de goutte aiguë, me dit que son père et sa grand'mère maternelle étaient goutteux; et que, parmi ses parents du côté maternel, sa mère, deux oncles, sa grand'mère et deux cousins avaient eu des inflammations veineuses. Et je ne puis douter que parmi

____

(1) M. Prescott Hewett, in *Clin. Soc. trans.*, vol. VI, 1873, p. xxxvii, a donné une description très-claire de cas de phlébite goutteuse, confirmant et amplifiant la description précédente.

les cas de phlébite qui sont appelés communs, et qu'on croit pouvoir attribuer au froid, ou à quelque cause entièrement externe, beaucoup pourraient être rapportés à la diathèse goutteuse, quoique diluée et modifiée par sa transmission héréditaire.

Dans le traitement de la phlébite goutteuse, il ne me paraît pas qu'il y ait besoin de rien faire d'actif. Les sangsues ne font pas de bien; le mercure, je pense, serait nuisible s'il faisait quelque chose; les purgatifs paraissent inutiles; le colchique a la même valeur limitée que dans les autres formes de goutte, et son utilité semble en rapport direct avec la gravité des symptômes. Les boissons alcalines sont certainement bienfaisantes, et très-probablement utiles; et certainement utiles aussi sont la diminution des aliments et des stimulants, et l'augmentation des boissons aqueuses. Mais le repos, avec le tronc et les membres un peu élevés, est beaucoup plus important que tout ce qui précède; car en cela résident les conditions les plus favorables à l'adhésion du caillot, et à son union avec les parois de la veine; par suite, il y a moins de chance pour qu'il se détache. Parmi les applications locales, aucune ne me paraît plus utile que les fomentations et frictions des membres avec des morceaux de flanelle chaude (1).

Parmi les affections les plus rares, je dois citer une phlébite qui s'étend aux branches importantes des deux veines caves inférieure et supérieure. Je n'ai vu qu'un cas bien marqué de ce genre.

(1) Dernièrement (1874), j'ai vu un autre cas d'embolie mortelle pendant la convalescence d'une phlébite goutteuse, et j'ai vu et entendu parler d'autres cas de gêne de la respiration. Voyez, en outre, un mémoire remarquable du docteur Tuckwell dans le dernier volume (le Xe) des *St-Bartholomew's Hospital Reports*.

Un homme âgé de quarante-deux ans était malade depuis trois semaines, lorsqu'il vint demander mes soins le 19 octobre 1864. Je le trouvai très-agité, très-anxieux, respirant environ trente fois par minute, mais sans accuser de gêne et couché dans son lit sur le côté droit. Les mouvements du bras et surtout de la jambe étaient douloureux et difficiles. Les deux bras étaient gonflés et œdémateux, les mains entièrement enflées; il en était de même des deux jambes, surtout de la gauche au-dessous du genou. La veine céphalique, à l'épaule, et plusieurs autres veines sous-cutanées du bras gauche donnaient la sensation de cordes dures, moniliformes; il y avait à leur niveau des plaques sombres, rougeâtres, mais elles étaient à peine sensibles. Aux jambes toutes les veines saphènes étaient également dures, et sur certaines branches de la saphène droite, à la cuisse, il y avait des bandes et des pustules rouges, diffuses et ramifiées, très-sensibles au toucher et douloureuses dans les mouvements des membres.

La langue était large, un peu saburrale, sèche au milieu et à la pointe; le malade était altéré et sa bouche toute pâteuse; il avait du dégoût pour les aliments, mais n'avait pas d'autre malaise. Le pouls était à 120, petit, et plutôt faible; la respiration était comme ci-dessus. Les bruits du cœur étaient naturels, et il en était de même de la percussion et de la respiration en avant de la poitrine. A la moitié inférieure du poumon droit, en arrière, la percussion était entièrement mate, et on entendait une crépitation modérément fine dans la même étendue. Le même genre de crépitation siégeait au tiers inférieur et postérieur du poumon gauche, mais il y avait un peu moins de matité. La peau était moite; à la tête elle était plutôt chaude et transpirante, et fraîche aux mains. L'intestin paraissait disposé à agir régulièrement,

mais était constipé par les opiacés que prenait le malade.
L'intelligence était entièrement nette. Tous les signes d'une
pneumonie, avec augmentation du pouls de 80 à 120,
s'étaient manifestés dans les vingt dernières heures. Je lui
conseillai de prendre quinze grains de poudre de Dower en
se couchant, et de continuer l'usage du chlorate de potasse
et de l'ammoniaque, avec un peu de quinquina; environ
dix onces de vin, du thé de bœuf, et de rester parfaitement
en repos.

20 *octobre*. — Il a passé une nuit tout à fait sans sommeil, avec délire fréquent. Cette nuit le pouls était très-mou
et faible, la respiration plus libre, mais presque aussi rapide.
L'abdomen était plutôt distendu; il y avait eu un hoquet
fréquent pendant tout le jour, et des nausées quelquefois.
Sueurs profuses presque constantes, surtout à la tête; court
frisson dans la matinée. Les forces paraissaient très-affaiblies.
Le gonflement des jambes avait augmenté, et la partie antérieure du pied gauche était d'un bleu sombre, froide, insensible, évidemment sphacélée. Il en était ainsi depuis douze
heures à peu près. Le pouls fémoral correspondait au radial,
mais on ne pouvait sentir le battement des artères tibiales à
cause de l'œdème; à partir de ce moment il devint rapidement
plus faible, et sans aucun nouveau symptôme marqué, si ce
n'est un commencement de sphacèle de la main gauche: il
mourut le 21, à une heure du matin.

L'histoire de ce cas, dont je dois la relation au docteur
Corbould, m'apprit que le patient avait été un homme actif
et généralement sain jusqu'au moment où, cinq ans auparavant, il avait eu à Smyrne la fièvre intermittente, suivie
d'un accès grave de bouton d'Alep. Depuis il avait joui d'une
moins bonne santé, et avait eu souvent des furoncles; et chaque fois qu'il avait été indisposé, il avait été sujet à des fris-

sons, et à des accès fébriles, lui rappelant son ancienne fièvre intermittente. Il n'y avait pas d'affection connue dans la famille, excepté la consomption. De ses enfants, trois étaient morts récemment dans une épidémie de fièvre scarlatine, et on pensa qu'un égout passait sous sa maison (à Sydenham) mais il n'y en avait pas de preuve certaine.

Sa maladie dura trois semaines et commença par des frissons irréguliers, puis une attaque de frisson avec chaleurs et sueurs, qu'il regardait comme une récidive de son ancienne affection. Au bout de quelques jours, il eut une angine qui se termina par la formation d'un abcès de l'amygdale. Il fut ouvert, et le pus s'écoula librement. Toute cette partie de la maladie s'accompagna d'un degré ordinaire de fièvre, de sueurs abondantes, mais sans symptômes inaccoutumés. Environ une semaine avant sa mort, sans apparition de nouveaux symptômes, l'affection des veines cutanées commença. Celles des bras furent atteintes les premières, puis celles des jambes.

D'abord, une partie du trajet ou des branches d'une veine était marquée de bandes vasculaires, plutôt diffusées, rouges, comme celles qui se montrent communément sur les lymphatiques enflammés; et en même temps il y eut des douleurs spontanément et au toucher. Puis la veine sembla devenir comme dure, et à la fin tout à fait dure, et parsemée de nodosités; et avec ce changement la décoloration de la peau tourna graduellement au brun foncé, ou presqu'au noir, puis disparut lentement.

Dans la marche et la distribution générale de l'affection veineuse il y eut symétrie évidente; la marche eut lieu habituellement des veines superficielles aux veines profondes, et l'œdème suivit à intervalle régulier les signes externes de la phlébite.

Le corps fut examiné par M. Morrant Baker, qui me remit à ce sujet la note suivante :

Autopsie. Jambe gauche. — La veine saphène interne était remplie de sang coagulé, en apparence dans toute son étendue. Les veines fémorale, poplitée, tibiales antérieures et postérieures étaient dans le même état ; il en était ainsi de leurs branches musculaires et autres, autant que je pus le voir, soit en les disséquant, soit lorsqu'il m'arriva de les couper en travers. Çà et là la matière colorante du sang avait transsudé de la veine fémorale, et avait teint les parois de l'artère et les autres parties voisines.

Bras gauche. Les radiales et autres veines superficielles de la main et de l'avant-bras étaient obstruées de la même manière que celles de la jambe, et en disséquant l'artère brachiale on trouva ses veines satellites dans le même état. Les veines radiales profondes et cubitales ne furent pas examinées, mais elles étaient probablement dans les mêmes conditions.

Les veines iliaques externes, primitives, et la veine cave inférieure, étaient saines et ne contenaient pas de caillot.

Les tuniques des veines thrombosées paraissaient un peu épaisses, et les caillots, qui les remplissaient complétement et les distendaient uniformément, adhéraient légèrement à leur tunique interne. Les membres droits ne furent pas dis-séqués, mais il n'y avait pas de raison évidente de douter que leurs vaisseaux fussent dans le même état que celui qui a été décrit au côté gauche.

Les artères étaient complétement saines en apparence, et dans tous les points des membres où on les disséqua, en-tièrement dépourvues de caillot. Elles furent suivies en bas jusqu'à la portion gangrenée du pied gauche, et dans cette région elles étaient également perméables.

Le cœur était très-flasque et gras, mais sans autre maladie d'ailleurs, et toutes ses cavités étaient remarquablement vides de sang liquide ou coagulé. Leur membrane interne était profondément teinte de sang. Les artères pulmonaires des deux côtés étaient perméables et vides, excepté une branche de la droite, qui contenait un petit caillot d'apparence récente. Le tissu des deux poumons était çà et là emphysémateux, et partout congestionné et très-œdémateux. On n'y trouva pas de dépôts secondaires. La cavité pleurale droite contenait une quantité considérable de liquide, profondément teinté de sang. Le foie était pâle et gras, mais ne paraissait pas autrement malade. Les reins étaient flasques, mous, pâles et graisseux.

Je ne puis m'aventurer à dire de quel genre d'empoisonnement du sang dépendait le développement de cette singulière maladie. C'est peut-être seulement par hasard que, dans le seul autre cas semblable au précédent que j'aie rencontré, il y avait aussi quelque raison de croire que l'affection avait son origine dans un empoisonnement par l'air vicié provenant d'un égout. Ce fut le cas d'un ecclésiastique, M. A., homme d'une bonne santé habituelle, et sans prédisposition morbide connue.

En 1859, il dirigea l'ouverture d'un vieux puits, qui donna des preuves d'une telle infection qu'on dut le reboucher immédiatement de nouveau. Deux des hommes qui avaient travaillé au puits furent malades pendant quelques jours, avec mal au cœur, céphalalgie, dépression; lui-même eut quelques nausées, pour lesquelles il prit un peu d'eau-de-vie. Quelques jours plus tard, et après une journée de fatigue, il eut ce qui paraît avoir été une attaque de pneumonie, accompagnée de fièvre et de gêne de la respiration, et pour laquelle il fut traité par des sangsues et des cataplasmes. Au bout de 10 jours environ, se trouvant beaucoup mieux, il descendit les escaliers, mais en arrivant au salon, il fut pris brusquement dans la jambe gauche d'une douleur tellement excruciante qu'il fut obligé de retourner à son lit. Le lendemain on lui dit qu'il avait une phlébite. Cette attaque céda bientôt, et le malade retourna à la campagne à petites journées.

Quelques jours plus tard, il fut pris d'une fièvre grave, qui dura six semaines et s'accompagna de symptômes alarmants : pouls rapide, grande chaleur de la peau, perte de connaissance, délire ; et il se fit de légères hémorrhagies par les oreilles, le nez, et par l'estomac, la vessie et l'intestin. Pendant la convalescence de cette maladie qui se fit lentement, il y eut une grande tuméfaction des jambes, surtout de la droite (la gauche ayant été le siége de la phlébite précédente) ; une douleur atroce dans la région du rein gauche ; et l'apparition fréquente, pendant environ dix jours, des accès de frissons les plus violents, suivis de fièvre et de sueurs profuses. Il y eut des accès de hoquet fréquents et intenses, et la gorge était couverte d'une sorte de muguet d'une couleur blanc-jaunâtre.

A la longue M. A. recouvra sa santé ordinaire. Ainsi le cas se termina par la guérison complète en apparence d'une inflammation extensive des veines des membres inférieurs, et, comme nous pouvons l'admettre, de celles des reins, de l'intestin, et des autres parties qui furent le siége d'hémorrhagies. Mais toujours, depuis lors, il resta une singulière disposition à la phlébite, au tronc et aux membres inférieurs. Ainsi, en septembre 1861, après une longue marche inaccoutumée, M. A., en examinant un endroit sensible à la face interne de la jambe droite, trouva une raie rouge à la peau sur le trajet de la veine saphène interne, et ayant la dureté d'une corde, dans l'étendue de deux pouces environ. Par le repos au lit dans la position horizontale, cette phlébite, qui ne s'étendit pas, disparut.

Au commencement de décembre de la même année, une phlébite survint dans les veines de l'aine droite, et s'étendit à celles de l'abdomen, produisant de la sensibilité et de la rougeur de la peau, et laissant, après sa disparition, une décoloration du tégument semblable à une meurtrissure. Les veines affectées dans cette attaque restèrent très-dilatées et variqueuses.

Pendant l'automne de 1864, M. A., après une marche fatigante, découvrit un petit point d'inflammation sur une veine de l'aine gauche, et de ce centre la phlébite s'étendit à toutes les veines de l'abdomen qui étaient demeurées variqueuses depuis l'attaque de 1861. Au bout de trois semaines l'affection quitta brusquement les veines de la paroi abdominale, et se fixa sur celles de la face interne de la cuisse droite, déterminant une douleur considérable et, pendant ce temps, rendit le membre impuissant. Traitée par le repos complet de la partie dans la position horizontale, la maladie s'améliora; M. A. se rétablit de nouveau, et devint capable de reprendre ses fonctions ecclésiastiques jusqu'en janvier 1865. A cette époque, après une douleur prémonitoire, la phlébite se manifesta pour la quatrième fois dans les veines du mollet droit. Celle-ci fut de courte durée, mais laissa le membre fort affaibli.

Comme contraste avec ces cas de phlébite extrêmement diffuse, je citerai ceux dans lesquels une petite portion d'une grosse veine se thrombose. J'ai rencontré quelques-uns de ces cas qui étaient liés à la goutte; mais j'en ai vu d'autres qui, bien qu'il n'y eut pas trace de goutte ni d'autre affection générale, peuvent servir à éclairer certains points de la pathologie locale de la phlébite goutteuse.

Un homme âgé d'environ cinquante ans, maigre, modérément musclé, et d'une bonne santé habituelle, observa, pendant le mois de septembre, que son bras droit devenait plus volumineux, et, comme il pensait, plus robuste et plus propre au travail. Mais, alors qu'il augmentait encore, il devint pesant, au point de gêner le malade, et certainement plus faible; alors il vint me demander conseil.

Je trouvai que la circonférence du bras avait deux pouces de plus que celle du bras gauche, et tout le membre était augmenté dans la même proportion. Il paraissait plein, arrondi, musculeux; il était ferme, et œdémateux au toucher, non-seulement dans le tissu sous-cutané, mais dans toute son épaisseur; la peau était tendue, fraîche et pâle. Dans près de quatre pouces de son trajet la veine axillaire paraissait dilatée et dure au toucher, comme un cordon; et dans un ou deux points la pression était douloureuse, mais sauf cette exception il n'y avait de douleur dans aucune partie du bras. Quelques veines superficielles, au bras et à la partie supérieure et antérieure de la poitrine, étaient dilatées, et lorsque le membre était dans une position déclive pendant longtemps la main devenait sombre. On ne put trouver aucune cause à cet état; ni blessure, ni compression, ni affection héréditaire connue, ni trouble de la santé générale, passé ou présent.

A l'aide de la douche chaude, de la chaleur et des frictions, la tuméfaction du bras disparut peu à peu; et, en même temps, la sensation cordiforme de la veine axillaire oblitérée devint plus distincte. Une année se passa avant que la veine reprît complétement ses conditions normales; mais tout est bien depuis plus de cinq ans maintenant.

Très-semblable à ce cas fut celui d'un domestique de

régiment, âgé de vingt-sept ans, d'une bonne santé antérieure, et très-actif, qui me fut envoyé, le 12 avril 1865, par
M. Bossey, à cause de l'état de son bras droit. Celui-ci était
tuméfié, et lorsqu'il était pendant, il éprouvait une sensation
de pesanteur et de plénitude, comme si le sang ne pouvait
retourner au cœur. Le bras était, à la vérité, d'environ un
quart ou un tiers plus volumineux que l'autre; mais sa principale augmentation paraissait due à un développement
musculaire considérable. En outre, il y avait probablement
une tuméfaction générale qui pouvait avoir pour cause un
léger œdème des tissus profonds; ses veines sous-cutanées
étaient toutes très-distendues; il y avait de petites taches
violacées sur le deltoïde, comme formées par de petits amas
de veines variqueuses, et les veines cutanées siégeant au
niveau des muscles pectoraux droits étaient plus remplies
que celles du côté gauche. Cet état de plénitude s'étendait
jusqu'aux origines du deltoïde; — l'épaule était surtout
remarquablement élargie et volumineuse; et on constatait
une tension et une certaine saillie de la partie supérieure
du grand pectoral droit.

Les battements et les bruits du cœur étaient naturels; il
en était de même du pouls, qui aux deux poignets était
égal et modérément plein. On ne savait au juste depuis
quand cet état du bras existait; on ne l'avait observé que
depuis une semaine; son mode d'accroissement était inconnu.

Le malade demeura à peu près dans le même état jusqu'au 4 mai, où il entra à l'hôpital; il fut mis à la diète
lactée; on prescrivit, en outre, six sangsues toutes les trois
nuits, et trois grains de mercure avec de la chaux le soir et
le matin. Il fut laissé sous ce traitement pendant une quinzaine environ, et son état s'améliora certainement; le bras

diminua, et ses veines étaient moins pleines. Il eut alors une attaque de scarlatine, pendant le cours de laquelle tous les signes de l'affection du bras disparurent. Il reprit son volume naturel; les veines étaient à peine plus remplies que chez un homme en bonne santé; il perdit la sensation d'engourdissement et se trouvait bien lui-même à la fin de mai.

Une particularité remarquable dans ces deux cas fut l'augmentation apparente, et réelle, je crois, des muscles du membre. J'en ai fait mention dans un mémoire publié dans le *Medical Times and Gazette*, de mars 1858, et je reçus bientôt après une lettre de feu le professeur Laurie, de Glascow, dont je vais vous donner un extrait :

« Je suis sujet à une forme de cette particularité, que je soupçonne n'être pas très-commune et qui dépend, comme vous le supposez, d'une affection ou de varices des veines.

» Dans l'année 1831, j'eus une attaque presque fatale de typhus. Pendant la convalescence, je fus atteint d'une phlegmasia alba dolens du membre inférieur gauche, accompagnée d'une douleur intense dans le jarret et le mollet. Lorsque la douleur s'apaisa, et que je commençais à me lever et à m'habiller, je fus étonné de trouver que, tandis que ma cuisse et ma jambe droites étaient émaciées, comme elles sont ordinairement après une telle maladie, ma jambe gauche était presque, si elle ne l'est plus maintenant, aussi volumineuse que lorsque je pris le lit. Elle n'était aucunement déformée, ni œdémateuse : elle était simplement dodue, plus pleine.

Lorsque je fus guéri au point d'être capable de marcher, je trouvai les veines dilatées, et, vers le soir, tout le membre œdémateux; mais au matin la tuméfaction molle avait disparu, et le développement musculaire rond du mollet persistait. L'excès était au moins d'un pouce. Pendant de longs mois je fus incapable de marcher beaucoup; et, à la vérité, sans un bas lacé assez large, j'aurais été obligé d'abandonner ma profession. J'en portai un pendant deux ou trois ans, et je pus ensuite le laisser de côté, mais en avançant en âge je fus obligé d'en reprendre l'usage, et pendant des années j'ai porté un bas élastique. Les veines sont maintenant décidément variqueuses, et le membre devient œdémateux après une fatigue inaccoutumée. La tuméfaction molle disparaît facilement sous l'influence du repos, et, comme auparavant, le développement musculaire persiste. Il est cependant moins gênant aujourd'hui qu'autrefois, car je suis malheureusement beaucoup moins musclé qu'il y a dix ans. »

L'apparition d'une phlébite aiguë pendant le cours ou au début de la pyohémie est bien connue. On remarque moins, je pense, que les cas des formes moins aiguës de phlébite sont fréquents après la cessation de tous les phénomènes suppuratifs de la pyohémie. Des faits de ce genre sont relatés dans le dernier volume des *Reports* (vol. I, p. 5). Je ne voudrais pas soutenir que ces cas sont des suites particulières ou résidus de pyohémie. Ils peuvent plutôt rentrer dans une classe de cas de ce qu'on peut appeler *phlébite post-fébrile;* car après toute maladie accompagnée de fièvre aiguë, et souvent sans épuisement très-marqué, il n'est pas rare de trouver qu'une ou plusieurs veines des membres deviennent presque soudainement douloureuses et dures, et de voir alors une tuméfaction œdémateuse des parties situées au-dessous. Ces attaques de phlébite paraissent spécialement communes après la fièvre typhoïde. Elles cèdent ordinairement sans traitement. Parmi beaucoup d'exemples, je n'ai rien vu de plus fâcheux qu'une interruption ou un retard de la convalescence, suivi d'augmentation permanente du volume du membre, mais sans impotence.

L'hypertrophie des parties dont les veines sont obstruées, et dont j'ai fait mention, est très-notable dans les cas rares de phlébite chez les jeunes enfants. J'ai vu dernièrement un enfant âgé de cinq ans, dont le membre inférieur droit était depuis trois ans plus développé que le gauche. Pendant le jour, et lorsqu'il est depuis longtemps dans une position déclive, il devient œdémateux; mais pendant la nuit l'œdème disparaît, et le membre paraît seulement beaucoup trop volumineux. Certains points de la cuisse sont marbrés, sombres, violacés, et une partie de la peau du genou a une texture épaisse et verruqueuse. L'aspect général du membre est comme celui des membres d'adultes chez lesquels, comme chez le professeur Laurie, les veines fémorale ou iliaque primitive ont été longtemps oblitérées. On pourrait supposer que c'est un cas d'hypertrophie simple, mais le membre est froid, et non trop chaud; ou d'obstruction des lymphatiques, avec développement par rétention de la lymphe; mais les pustules sur la peau sont caractéristiques d'une obstruction veineuse.

XII

ABCÈS RÉSIDUEUX

Abcès qui se forment dans les foyers anciens d'inflammation. — On les rencontre surtout dans les affections du rachis, de la hanche, dans certains cas de nécrose de l'intérieur des os longs ; dans les abcès ganglionnaires. — Intervalle souvent très-long entre les rechutes. — Ces abcès offrent tantôt les caractères des abcès aigus, tantôt ceux des abcès froids. — Difficultés du diagnostic dans ce dernier cas.

Sous le nom d'abcès résidueux (*residual abscesses*) je comprends tous les abcès formés dans les restes d'inflammations anciennes, ou dans les parties voisines. La plupart se forment dans des points où le pus, produit longtemps auparavant, a été retenu en totalité ou en partie, est devenu sec, en d'autres termes a vieilli. Mais il est probable que certains d'entre eux sont formés dans les épaississements, adhérences, ou autres produits d'inflammations très-antérieures lentement organisés.

Les abcès de ce genre sont probablement bien connus de beaucoup de chirurgiens ; mais en donner une dénomination et des exemples particuliers, peut servir à démontrer qu'ils surviennent plus fréquemment qu'on ne le suppose communément, et qu'il est souvent important de les diagnostiquer.

La suppuration qui survient parmi les produits d'une inflammation ancienne est probablement un exemple de ce qu'on peut admettre comme généralement vrai en ce qui concerne des inflammations à rechutes nombreuses, à savoir qu'elles sont dues à une nutrition troublée ou interrompue, non-seulement des tissus détériorés par des inflammations antérieures, mais encore des tissus nouvellement formés dans leur foyer. Ainsi dans les inflammations à rechutes fréquentes des testicules, des articulations, et d'autres parties que l'on voit dans un état constant d'irritation, *la faiblesse, la vitalité lente,* ou *le manque de ténacité de composition,* qui sont les indices d'une inflammation survenant à la plus légère provocation, doivent être attribués plutôt aux restes des inflammations antérieures qu'aux tissus normaux de la région. Ainsi les adhérences s'enflamment, et les résidus du pus, dégénérant sous l'influence de l'irritation, provoquent une nouvelle suppuration ou y prennent part.

Certains des cas les plus remarquables d'abcès résidueux sont liés aux affections du rachis.

Une malade d'environ quarante ans avait eu ce que l'on supposait être une pleurésie aiguë ; mais on peut croire que, avec ou sans pleurésie, elle eut une carie aiguë du rachis, car lorsqu'elle fut guérie de la douleur et des autres signes graves de sa maladie, on trouva une courbure angulaire très-proéminente à la partie inférieure de la région dorsale du rachis. Elle continua à avoir une mauvaise santé, avec diverses manifestations de scrofule, mais il ne survint pas de nouveaux accidents au rachis ou dans le voisinage, dans les six années qui suivirent la formation de la courbure angulaire ; mais alors un abcès lombaire volumineux se forma. Sa formation s'accompagna de très-peu de troubles de la santé générale ; il demeura presque stationnaire pendant près de deux ans, puis disparut et ne donna lieu à aucun trouble dans la suite. Plus tard il survint une nécrose scrofuleuse du tibia, et environ un an après la mort fut causée par une bronchite aiguë.

Je suppose que dans ce cas l'abcès se forma dans les restes ou au voisinage de produits inflammatoires qui étaient restés en repos pendant six années. Cette hypothèse est justifiée par deux cas analogues, mais plus évidents.

Une dame âgée de 30 ans environ avait une saillie angulaire bien marquée des deux dernières vertèbres lombaires, et un abcès du psoas, qui s'étendait en bas à la partie externe de la cuisse, et dont le contenu pouvait être évalué à deux pintes de pus. Elle n'avait pas souffert beaucoup pendant la marche de sa maladie, mais elle était très-faible et amaigrie. Je lui conseillai de garder le repos parfait et constant au lit, de se bien nourrir, et de se maintenir autant que possible dans une bonne santé générale.

Au bout de deux ans, pendant lesquels ce traitement fut ponctuellement suivi, l'abcès, qui avait lentement diminué, avait disparu. On ne sentait rien que ce qui pouvait passer pour la coque rétractée et indurée de l'abcès, et la malade était grasse et robuste. Elle reprit ses habitudes de vie, et parmi d'autres preuves de bonne santé elle fit l'ascension du Righi et de quelques autres montagnes de la Suisse. Elle continua ainsi à être bien portante et vigoureuse pendant quatre années; alors elle eut une bronchite grave et fatigante, et devint très-faible; puis il se forma rapidement un abcès aussi volumineux que le premier.

Elle reprit le repos pendant deux ans, mais sans autre avantage que de regagner les forces qu'elle avait perdues pendant sa bronchite. L'abcès augmenta lentement, mais avec peu de symptômes généraux; et deux ans et demi après son apparition il s'ouvrit spontanément et se vida. Maintenant encore, après plus de deux ans, le pus continue à s'écouler, mais la santé générale paraît bonne et la guérison très-probable.

Un gentleman âgé d'environ 20 ans eut une affection que l'on crut être une inflammation aiguë du bassin ou de la fosse iliaque; sa vie fut quelque temps en danger, mais il guérit et put mener une vie active comme légiste.

Vingt ans après il commença à souffrir de différents troubles intestinaux, et de douleurs dans le dos et les membres, qui, comme il les observait et les décrivait très-scrupuleusement, le firent passer pour hypochondriaque, jusqu'à ce qu'un abcès volumineux apparût à la partie supérieure de la cuisse droite. Il en vint ensuite un autre à la région lombaire, qui s'ouvrit dans l'intestin tandis que l'autre se vida à l'extérieur. Il dépérit lentement, avec fièvre hectique, et mourut au bout de deux ans environ.

L'autopsie démontra que les abcès étaient liés à une carie ancienne des corps des vertèbres lombaires. L'os carié était devenu dur et lisse, et des ponts d'os nouveau avaient réuni les corps des vertèbres; ils étaient si durs et compactes qu'on ne pouvait raisonnablement douter qu'ils aient été formés pendant et après la maladie qui survint plus de vingt ans avant la mort, et qui avait été suivie par au moins quinze ans de santé et d'intégrité apparente des tissus.

L'état des parties, dans les intervalles de suspension du mal, dans ces cas, aussi bien que beaucoup de points de l'histoire générale des abcès résidueux, est mis en lumière par une pièce du musée de l'hôpital (1).

On y voit deux muscles psoas avec des cavités occu-

(1) Série V, n° 30, représenté dans les *Hospital Reports*, vol. V, pl. I.

pant la place de toute la substance intérieure. Les cavités, dont la paroi interne est formée par une mince couche de tissu musculaire persistant, étaient tapissées par de minces membranes et remplies de restes de pus à moitié desséché. Extérieurement les muscles paraissaient sains, sinon qu'ils étaient pâles; ils étaient de volume normal, et les tissus adjacents étaient tous sains, sauf des rugosités peu prononcées et superficielles siégeant sur le corps d'une des vertèbres lombaires.

L'histoire de ce cas n'est pas connue; les pièces furent prises sur un cadavre envoyé aux salles de dissection; cependant il est assez clair qu'il s'était formé deux abcès du psoas, qu'ils ne s'étaient pas vidés, et que le pus retenu s'était desséché, était devenu caséeux et vieilli; et il est tout aussi évident que les parties laissées dans cet état d'altération doivent avoir été très-sujettes à une inflammation nouvelle, et si elles s'étaient enflammées elles seraient devenues le siége d'abcès résidueux, comme cela a eu lieu dans les cas que j'ai rapportés.

Il n'est pas rare de rencontrer des collections semblables de pus desséché, à moitié sec, au voisinage d'articulations qui, malades longtemps auparavant, sont actuellement saines en apparence. On en voit quelquefois en pratiquant la résection du genou, en particulier dans les cas dans lesquels l'opération est faite non par suite d'une gravité considérable de l'affection, mais pour des récidives répétées d'inflammation articulaire, rendant le membre impotent, sans qu'il y ait de suppuration évidente.

C'est ainsi que, dans le cas suivant, on trouva un abcès qui était resté latent pendant de longues années, et dont le pus n'était que peu modifié.

Une femme de trente ans environ, d'une bonne santé générale, fut admise dans le service de M. Stanley avec une tumeur circonscrite, indolente, élastique, et siégeant au niveau et au-dessus de la symphyse sacro-iliaque gauche. On la prit pour une tumeur graisseuse ; mais l'opération, commencée pour son ablation, fit sortir du pus d'une cavité conduisant, par un trajet étroit, à l'articulation coxo-fémorale. Une affection de cette articulation avait existé vingt ans auparavant, et avait disparu sans suppuration apparente après un an de repos. La malade était restée boiteuse, avec raideur de la jointure, mais sans autre accident ; et l'abcès n'avait pas été remarqué plus de deux ans avant son ouverture.

Des cas d'abcès résidueux analogues aux précédents sont quelquefois la cause de méprises dans des cas d'affection articulaire, spécialement dans les affections de la hanche guéries en apparence sans suppuration, et restant, selon toute évidence, guéries pendant une ou plusieurs années.

Une femme de vingt-cinq ans, saine et vigoureuse, vint dans mon service avec un abcès au niveau de la hanche gauche. A l'âge de onze ans, elle avait eu une affection de cette articulation et il s'en était suivi un raccourcissement du membre de près de 2 pouces. A dix-huit ans, après un très-long intervalle de guérison apparente, il se forma sous la gaîne des vaisseaux fémoraux une tuméfaction qui actuellement, à vingt-cinq ans, contenait une demi-pinte d'un liquide qui sans aucun doute était du pus. La tuméfaction était indolente et avait augmenté lentement sans aucun trouble de la santé générale. On attendit que l'ouverture se fît spontanément.

Un étudiant, âgé de vingt ans, raconta qu'il avait eu souvent dans son enfance des manifestations scrofuleuses dans les ganglions cervicaux, et à treize ans une inflammation de la hanche qui, sans suppuration apparente, fut suivie d'un raccourcissement du membre d'environ trois pouces. De ces trois pouces, la moitié était due au développement du membre, le reste à l'ulcération ou à la résorption de la tête et du col du fémur. Mais la jointure de nouvelle formation, s'il y en avait une, était librement morbide et tellement saine que, pendant les cinq dernières années, le membre avait constamment gagné en force et que l'étudiant avait pu mener une vie active sans douleur ni maladie.

Pendant les dix derniers mois, il avait observé une tuméfaction croissant peu à peu, à la partie supérieure et externe de la cuisse; mais elle n'amena ni douleur ni trouble jusqu'au moment où, deux jours avant que je le visse pour la première fois, la peau qui la recouvrait s'enflamma.

La tumeur parut alors faire une saillie comme un abcès chronique et fut ponctionnée après deux jours de traitement. Il en sortit environ dix onces de pus épais. Il ne s'ensuivit ni fièvre ni autre symptôme grave, et les parois de l'abcès se rétractèrent peu à peu, laissant un trajet fistuleux de quatre à cinq pouces de long et conduisant aux restes de l'acetabulum. On injecta de la teinture d'iode pour le faire cicatriser. Trois jours après, il survint des frissons et un violent accès de fièvre suivis de tuméfaction de la peau qui recouvrait le trajet, puis d'un écoulement abondant de matière crayeuse et de pus épais.

Une grande quantité de cette matière crayeuse, que l'on ne pouvait regarder que comme le résidu du pus formé cinq ans ou plus auparavant, dans les premières périodes de l'affection articulaire, s'écoula avec du pus de nouvelle formation et de petits fragments d'os. Après de longs mois, l'écoulement diminua et il ne resta plus qu'un trajet fistuleux assez étendu; mais des signes d'une affection tuberculeuse des organes génitaux et urinaires apparurent, et le malade en mourut, neuf ans environ après les premiers signes d'affection de la hanche, et environ trois ans après l'apparition de l'abcès résidueux.

Un autre groupe de cas qui d'après moi peuvent être rapportés aux abcès résidueux se rencontre parmi les faits de nécrose de l'intérieur des os longs. Deux exemples remarquables ont été récemment observés à l'hôpital.

En février dernier une femme âgée de trente-huit ans était dans mon service, salle Sitwell, pour ce que je crus être un abcès de la tête du tibia. Il y avait une tuméfaction générale de la partie et par moments des douleurs telles, que la malade les appelait épouvantables, une véritable torture.

A l'âge de dix ans, c'est-à-dire vingt ans avant son admission, elle eut une inflammation de la jambe à la suite d'un coup, et il s'ensuivit une exfoliation de plusieurs petits fragments de la partie supérieure du tibia. Leur issue se fit par des abcès ou fistules qui restèrent ouverts pendant cinq ans, et autour desquels il survint plusieurs accès inflammatoires. Au bout de ces cinq ans, la malade paraissait bien ; elle resta ainsi pendant vingt ans, menant une vie active et ne ressentant dans la jambe ni douleur, ni autre symptôme fâcheux. Trois ans avant son admission, probablement par suite d'excès de fatigue, la jambe commença à être douloureuse et à se tuméfier légèrement à la partie supérieure du tibia; et depuis lors elle éprouva, surtout pendant l'hiver, ces accès de douleur atroce pour lesquels elle entra à l'hôpital.

Peu de temps après son admission, je perforai la tête du tibia au point où la douleur était la plus vive, près des cicatrices des ouvertures par lesquelles étaient sortis les séquestres. L'instrument pénétra dans un petit abcès, d'où il sortit quelques gouttes de pus. L'opération fut suivie d'un soulagement complet de la douleur.

Dans le lit voisin de cette malade était une jeune fille de treize ans, qui avait eu une nécrose semblable à la partie supérieure du tibia à la suite d'une blessure, cinq ans auparavant. A diverses époques des séquestres étaient sortis ou avaient été extraits; puis avait succédé un intervalle de santé apparente, et enfin un abcès, que l'on pourrait appeler résidueux, dans la cavité qui avait contenu les séquestres. Cet abcès fut perforé et guérit lentement.

En 1860, je vis, avec M. Edgar Barker, un garçon de quatorze ans, qui, quinze mois auparavant, avait eu une périostite aiguë avec nécrose des deux tibias aux environs de la réunion du tiers moyen et du tiers inférieur. J'enlevai des portions des couches internes des parois des deux tibias; les séquestres étaient presque aussi symétriques que la maladie l'avait été; ils siégeaient tous deux dans des cavités semblables situées dans les parois et avec des cloaques semblables. Les plaies se cicatrisèrent convenablement et tout parut aller bien pendant près de sept années.

Au bout de ce temps, la santé générale du patient ayant été fort détériorée pendant un séjour en Chine, un abcès se forma lentement à la partie inférieure du tibia droit, et j'eus à le perforer. La cavité de l'abcès était évidemment au point d'où l'on avait extrait les séquestres sept ans auparavant, ou dans son voisinage. Les plaies de l'opération se cicatrisèrent, mais le tibia s'enflamme encore fréquemment.

Dans aucun de ces cas je ne retrouvai distinctement des résidus de pus dans les cavités d'où les séquestres avaient été enlevés et dans lesquelles, longtemps après, la suppuration s'établit. Cependant il est très-probable que, par des recherches plus minutieuses qu'il n'est possible d'en faire pendant une opération, on aurait trouvé de ces résidus; car l'état des cavités à séquestres, avec leurs parois rigides et leur membrane suppurante, est justement celui dans lequel nous pouvions rencontrer une réparation incomplète à l'aide de tissu nouveau, et des espaces remplis de résidus de pus.

Beaucoup d'autres cas d'abcès résidueux pourraient être cités avec des détails et des caractères très-voisins des précédents. Ainsi, dans les ganglions lymphatiques qui restent volumineux et indurés après une inflammation scrofuleuse survenue dans la première enfance, il n'est pas rare de voir, beaucoup d'années plus tard, une inflammation suivie d'abcès et d'issue d'une substance épaisse, caséeuse, calcaire, qui constitue les résidus des premiers produits inflammatoires. Et au rectum, les indurations, restes d'inflammations annonçant ou produisant des abcès, suppureront presque à coup sûr, bien qu'il ait pu s'écouler de longues années de guérison apparente. J'ai ainsi observé un intervalle de quatorze années écoulées entre la cicatrisation d'un abcès du rectum et le retour de la suppuration dans les résidus cicatriciels et les tissus morbides qu'il avait laissés.

Pris ensemble, les cas peuvent suffire à confirmer le fait général que les abcès sont très-aptes à se former dans les siéges d'inflammations passées depuis longtemps, surtout lorsqu'il y reste des résidus de pus. Ces abcès résidueux peuvent se former, comme dans les points qui ont été le siége d'une nécrose, avec toute la douleur et les symptômes généraux qui accompagnent communément les abcès aigus; mais, le plus souvent, ils se forment lentement, sans douleur, sans fièvre ni autre accident. Dans ces cas, ils acquièrent un grand intérêt à cause de la difficulté du diagnostic. Ils peuvent ressembler à des kystes, ou à des tumeurs graisseuses ou fibro-cellulaires, et il n'y qu'une recherche attentive des antécédents qui puisse lever les doutes. En ce qui concerne les antécédents, un abcès résidueux peut être soupçonné chaque fois qu'une tuméfaction, qui n'est pas entièrement semblable à un abcès, se montre au niveau ou aux alentours d'un point qui longtemps auparavant a été le siége d'une inflammation, surtout si elle apparaît ou augmente aussitôt après quelque chose qui a altéré la santé générale.

Dans le traitement des abcès résidueux, on n'a pas besoin d'observer d'autres règles que celles qui sont généralement acceptées pour le traitement des abcès aigus et chroniques ordinaires. Je n'ai vu qu'une fois un abcès résidueux disparaître sans issue de pus; et la probabilité d'une telle terminaison est si minime, que je voudrais plutôt hâter que retarder la suppuration. Quant à l'époque où il faut ouvrir ces abcès, à la manière d'opérer et au traitement consécutif, les règles générales relatives aux abcès ordinaires peuvent suffire.

La plupart des cas que j'ai rapportés sont des exemples du très-long temps pendant lequel une partie qui a été une fois atteinte d'inflammation peut rester altérée; et les mécomptes que l'on éprouve lorsque survient un abcès résidueux peuvent, pour certaines personnes, jeter du discrédit sur la pratique qui consiste à permettre ou à aider la résorption ou le dessèchement des abcès chroniques liés à une affection du rachis ou d'une jointure. Mais ce discrédit ne serait pas juste; car beaucoup de malades chez lesquels ces abcès ont disparu n'en ont jamais souffert dans la suite ; et, d'après ce que j'ai vu, la cicatrisation d'abcès résidueux vidés est plus rapide, et s'accompagne de beaucoup moins d'accidents que celle des premiers abcès de même dimension et siégeant aux mêmes points.

XIII

DES VIRUS CADAVÉRIQUES

Différence de gravité des accidents consécutifs aux piqûres anatomiques. Causes : nature du virus, soins immédiats, susceptibilité individuelle, immunité acquise. — Cette immunité peut se perdre : exemple personnel de l'auteur et d'autres anatomistes. — Histoire de la maladie de sir James Paget. Influence de la fatigue, d'une affection antérieure, de la distribution des lymphatiques, de la constitution, sur le développement, la marche et les complications de cette maladie. — Virulence du pus des abcès pyohémiques.

Le sujet des plaies anatomiques (*dissection-wounds*) a, dans ces derniers temps, paru moins important qu'on ne le croyait il y a quelque trente ans. Lorsque j'étais étudiant, on pensait que ces plaies étaient assez souvent mortelles, et qu'elles déterminaient fréquemment des affections graves; mais, maintenant, on en fait souvent peu de cas. Ma récente maladie me porte à croire que cette opinion est erronée. Il est très-peu probable qu'il y ait eu un changement quelconque dans la virulence des poisons engendrés dans le cadavre, et, s'il y en avait eu dans les conséquences de leur inoculation, je penserais qu'elles sont dues aux modifications dans la manière de les traiter. Dans ma vie d'étudiant, les premiers signes d'inflammation consécutive à ces plaies étaient généralement traités par les sangsues, les purgatifs, un régime débilitant et autres moyens déprimants; maintenant, comme depuis beaucoup d'années, on prescrit une bonne nourriture, du vin, le repos et par-dessus tout l'air pur. Vous pouvez être certains que c'est là la meilleure prescription; et je crois que si j'avais pu mettre à profit tous ces moyens, en particulier les deux derniers, je me serais épargné la plupart des accidents dont j'ai souffert dernièrement.

Je vais vous parler maintenant de ces accidents. Et d'abord, de leur source et des conditions dont ils dépendent. La substance avec laquelle je fus infecté se trouvait dans le cadavre du malade sur lequel je vous ai fait récemment clinique (1).

Il mourut après la taille, avec un phlegmon aigu de la partie postérieure du bassin, et une pleurésie aiguë; tous deux étaient, je crois, d'origine pyohémique. Je vous ai donné les raisons sur lesquelles j'avais basé cette opinion lorsque, dans la dernière clinique, je vous ai montré les tissus morbides enlevés après la mort. Je n'en parle maintenant que pour vous rappeler la probabilité que les produits inflammatoires d'une affection pyohémique sont spécialement virulents après la mort.

Les autopsies les plus dangereuses paraissent être celles de femmes mortes de péritonite puerpérale; et la plupart des cas ainsi dénommés sont pyohémiques. Je puis seulement soupçonner que la substance qui m'empoisonna se trouvait dans le liquide pleurétique, dans lequel mes mains furent longtemps plongées; mais ce qu'était la substance toxique, — le virus — ni ce cas, ni d'autres semblables, ne me permettent de le dire (2).

(1) Ce cas est inséré dans *the Lancet*, 27 mai 1871, p. 711.

(2) Un fait malheureux, qui prouve que ce n'est pas la matière animale

Quel que fût le virus, il pénétra à travers ma peau. Je n'avais ni plaie ni crevasse d'aucune sorte. M. Young, qui commença l'autopsie, se coupa et n'en souffrit nullement. J'avais la peau saine, mais non imperméable, et le virus se fraya une voie à travers elle. M. Young fit ce que je vous conseille de faire en pareil cas. Il se lava les mains, suça la coupure, la fit bien saigner, puis se pansa, sans se cautériser avec le nitrate d'argent. Le danger qu'il courait devint ainsi moindre que celui de l'absorption de virus à travers une peau saine.

Cette absorption passe en général pour un fait étrange et rare. Rare, peut-être, mais étrange, non; car c'est ainsi que, le plus communément, le poison du chancre traverse la peau, et celui de la gonorrhée la membrane muqueuse; c'est encore ainsi que le principe irritant des cantharides et d'autres irritants de la peau arrive au derme, et peut être absorbé par lui. Une plaie ou une crevasse qui met à nu une surface vasculaire est sans doute très-favorable à l'infection par un virus quelconque; mais elle n'est pas essentielle; je voudrais qu'elle l'ait été et qu'elle le fût encore.

Ainsi donc le virus me pénétra; et je vais vous parler des accidents qui en résultèrent. Mais laissez-moi vous dire d'abord que ce malheur ne me serait pas arrivé s'il n'y avait pas eu en moi quelque chose qui rendît mon sang, ou quel-

ordinaire en putréfaction ou en décomposition qui empoisonne ainsi, est survenu tout récemment. Un des employés du musée du Collége des Chirurgiens, qui avait passé rarement un jour, pendant plusieurs années, sans être en contact fréquent avec des cadavres à tous les degrés de décomposition, avec des os en macération et des préparations conservées dans l'alcool, prit du service à l'École anatomique de l'hôpital Saint-Thomas. Quinze jours après il se blessa en préparant pour la dissection le corps d'un enfant mort de pyohémie. Il mourut de septicémie en quelques jours.

qu'un de mes tissus, accessible au processus morbide que
le virus pouvait provoquer. Car tous les hommes ne peuvent
être rendus malades par un virus provenant d'un cadavre,
pas plus que le même homme ne peut être infecté toutes les
fois; mais il faut qu'il y ait ce qu'on appelle un terrain préparé pour que le virus puisse agir. Nous ne savons pas plus
ce que ce terrain est que ce qu'est le virus; nous sommes
obligés de nous servir d'expressions figurées; mais nous ne
pouvons douter qu'elles impliquent des faits, et que, pour
qu'un corps vivant soit rendu malade par un cadavre, il faille
que certains éléments animés puissent être détournés de
leur destination normale et qu'ils prennent une direction
morbide.

Un point d'un intérêt principal, relativement aux diverses
susceptibilités de l'influence du virus cadavérique, c'est que
l'on puisse cesser d'y être susceptible. Ceux qui sont tous
les jours occupés à disséquer ou à faire des autopsies, acquièrent ordinairement une immunité complète aux influences les plus pernicieuses du virus. Ils peuvent en
éprouver des accidents locaux, et quelques-uns d'entre eux
peuvent présenter cette affection curieuse de la peau des
mains ou des doigts que le docteur Wilks a décrite dans les
Guy's Hospital Reports (1); ils peuvent encore perdre la
santé sous l'influence du mauvais air ou d'un excès de travail; mais ils ne souffrent d'aucune infection de la lymphe
ou du sang.

J'ai joui de cette immunité lorsque j'étais démonstrateur
d'anatomie pathologique et que je faisais des autopsies presque journellement. Je ne m'inquiétais pas de savoir de
quelle maladie était mort le sujet que j'examinais, ni quel

____

(1) 3ᵉ série, vol. VIII, p. 263.

était l'état de ma peau, si elle était saine, ou crevassée, ou blessée; rien ne m'arrêtait; et cette immunité dura long-temps.

Dans beaucoup de fièvres, ceux qui en ont subi une première atteinte jouissent d'une immunité semblable. Il est très-rare, comme vous le savez, d'avoir une seconde attaque de fièvre scarlatine ou de typhus; il est peut-être plus rare encore d'avoir un second chancre induré ou une deuxième série complète de symptômes secondaires. Dans ces cas, nous pensons que la première attaque altère le sang ou les tissus de telle manière qu'ils ne sont pas plus longtemps sujets aux mêmes changements morbides qu'auparavant, même en paraissant inaltérés sous tous les autres rapports. Mais je pense que ce n'est pas dans ce sens que l'on arrive à l'im-munité touchant les infections cadavériques; car bien que peu de démonstrateurs ou autres personnes constamment occupées d'anatomie pathologique y échappent entièrement, d'autres, cependant, n'en sont pas atteints; et cela peut suffire pour prouver que l'immunité est acquise par ce que nous pouvons appeler l'habitude.

De même qu'un homme commençant par de petites quan-tités de liqueurs fortes, et les augmentant graduellement, ne peut jamais s'enivrer, même lorsqu'il pourrait à la fin boire beaucoup trop; ou qu'un Styrien, si l'histoire est vraie, peut prendre de l'arsenic jusqu'à un tel point qu'il peut à peine être empoisonné par cette substance; de même toute personne, par habitude, peut devenir réfractaire aux effets fâcheux des poisons cadavériques. Il peut se faire que son sang et ses éléments deviennent moins altérables au contact des corps étrangers, ou que les parties vivantes acquièrent plus de puis-sance d'assimilation ou d'excrétion pour les matériaux morts qui sont introduits parmi elles : nous ne pouvons dire avec certitude comment cela se passe, mais le fait d'une immunité acquise semble certain.

Je voudrais voir quelques-uns d'entre vous étudier ces immunités de plus près qu'on ne l'a fait jusqu'à présent. Elles sont d'un intérêt infini en physiologie, car elles montrent un contraste frappant entre les éléments morts et les éléments vivants. *Gutta cavat lapidem* est le modèle de beaucoup de proverbes qui expriment l'opinion populaire que tous les éléments morts cèdent à l'application répétée de petites forces; tandis que les éléments vivants se fortifient plutôt contre elles. Non que ce contraste ou tout autre entre les éléments morts et les vivants soit absolu ou constant; mais cela, comme tout le reste, est digne de l'étude la plus attentive.

Ces immunités acquises sont encore d'un intérêt plus grand en pathologie; car, là encore, nous ne connaissons guère que le fait brut. Certaines immunités sont locales : telles sont celles dont chacun vous dira qu'il jouit après une longue succession de vésicatoires sur le même point; il trouve qu'à la fin ceux-ci n'ont plus d'action sur cette région; cependant vous pouvez en appliquer encore sur toute autre partie. Telle encore, je pense, est l'immunité pour le virus du chancre mou qui peut être acquise par suite de fréquentes inoculations; mais de celle-ci je n'ai pas de notion personnelle. Cependant je crois en avoir une sur l'immunité acquise pour une autre espèce de poison inoculé; je veux parler des puces, punaises, et autres pestes analogues de la vie de vacances. Permettez-moi de recommander ce sujet d'études à ceux d'entre vous à qui il ne répugne pas d'être les martyrs de la science. Je pense qu'il vous arrivera, comme il m'est arrivé dans certains voyages sur le continent, que pendant la première nuit vous serez rendus à moitié fous par la vermine qui remplit le lit et l'air, mais que vous y ferez moins attention au bout de quelque temps, et que vous y deviendrez indifférents à la fin; non que les petites bêtes vous laissent tranquilles, mais parce que leur virus n'irrite pas plus longtemps le sang ou les éléments qui d'abord y étaient si sensibles.

Cet exemple peut vous paraître trivial; cependant je pense que vous trouverez en lui l'explication de faits beaucoup plus sérieux, même de cette doctrine de syphilisation dont vous avez tant entendu parler.

Autre remarque : cette immunité, à ce qu'il semble, peut être perdue peu à peu, comme peut l'être celle qui suit la vaccination; l'influence, comme on dit, s'use graduellement. Mon cas en est la preuve. Il y avait des années qu'aucun virus cadavérique ne pouvait me nuire; puis vint un temps où je ne fis plus que peu ou pas d'autopsies. J'y assistais et je surveillais ceux qui en faisaient, et je redevins susceptible aux poisons qui autrefois ne me nuisaient plus. Mon sang et mes tissus retournèrent à l'état qu'ils avaient avant qu'aucun virus fût introduit chez eux, et je redevins plus facile à intoxiquer.

Voyez combien est curieux ce fait, qui est le seul d'une grande classe. Une personne qui est plus susceptible aux influences morbides semble moins saine; mais, à la vérité, elle est devenue plus saine. De même qu'après la vaccination, ou après la fièvre scarlatine, le sang et les tissus d'une personne, ou les deux à la fois, étant tellement altérés que le même poison ne puisse plus agir plus longtemps sur elles, semblent dans les meilleurs conditions pour les échanges; cependant ils sont pathologiquement altérés (1). Puis, pendant

(1) Quelques adversaires de la vaccination se sont servis de cette expression et d'autres semblables insérées dans mes *Leçons sur la pathologie*

des années dans la suite, par l'assimilation exacte du processus nutritif, ils sont maintenus dans le même état morbide; comme une cicatrice qui, bien qu'utile, est cependant un tissu pathologique. Et de même qu'une cicatrice, si elle n'est pas trop profonde, se passe peu à peu, c'est-à-dire revient peu à peu à la structure de la peau normale, ainsi en est-il du sang et des éléments d'une personne infectée autrefois. Recouvrant leur condition naturelle, ils deviennent de nouveau sujets à l'infection; rendus de nouveau sains, ils deviennent, semble-t-il, plus faibles et sont plus exposés à la maladie (1).

Remarquez encore la longue période de temps pendant laquelle des faits de ce genre prouvent que le processus de la guérison, après une maladie, se continue avant qu'elle soit parfaite. Les années qui s'écoulent avant que l'on devienne sujet à une seconde attaque de ces affections disent le temps qui est nécessaire pour la guérison complète de la première. Que ce fait vous apprenne à la fois la patience et l'espoir dans le traitement que vous appliquerez aux conséquences de la

comme impliquant une défaveur pour la vaccination Il n'y a que des niais ou des gens malhonnêtes qui puissent les employer dans ce sens; mais à de très-rares et étranges exceptions, il n'y a que ces personnes qui soient opposées à la vaccination.

(1) Les circonstances d'une maladie dont fut atteint le Dr Symes Thompson il y a beaucoup d'années, et qu'il a décrite dans *The Lancet*, 24 juin 1871, peuvent éclairer ce point. Lorsqu'il était *Pathological Registrar* à l'hopital de *King's College*, il était constamment exposé aux diverses fièvres contagieuses, et, dans les autopsies, aux liquides toxiques des cadavres; cependant, aussi longtemps qu'il resta à son poste il échappa à toute infection, bien que sa santé générale fût détériorée par suite d'excès de travail. Mais à son retour d'un congé passé à l'air pur du bord de la mer, il était robuste et en bonne santé, et avait tellement perdu cette immunité qu'il fut attaqué immédiatement d'une fièvre scarlatine de forme grave, d'une inflammation érysipélateuse de la main et du bras, puis d'accidents ganglionnaires à l'aisselle, à la suite d'une égratignure qu'il se fit au doigt dans une autopsie.

maladie. Il me porte à croire que je pourrais maintenant, en toute sûreté, faire n'importe quelle autopsie.

Je vais maintenant vous dire, avec commentaires, quels ont été sur moi les effets du virus. L'autopsie fut faite le 4 février, et après cela je terminai un travail qui me prit tout un grand jour, sans ressentir aucun malaise. Le 5, qui était un dimanche, je me sentis, non pas malade, mais fatigué, et je passai la plus grande partie de la journée à ne rien faire, tombant de sommeil sur de bons livres. Le 6, je fis une leçon, le matin, sur les pièces pathologiques recueillies à l'autopsie, et l'amphithéâtre était, comme c'est la coutume les lundis en hiver, très-froid. J'étais glacé et très-las; mais ma journée de travail devait être très-chargée, et je la remplis. J'avais observé trois ou quatres petites pustules sur mes mains, surtout une sur le dos de ma main gauche; mais elles ne me causaient aucune gêne, et je ne me doutai que je m'étais blessé que vers 5 heures, où je sentis mes ganglions axillaires gauches sensibles, et où je ne pouvais presser mon bras contre mon côté. A huit heures 1/2, lorsque je rentrai à la maison, j'étais froid et malade; les accidents avaient commencé.

Je mentionne ces détails qui me semblent démontrer, comme je l'ai observé déjà bien des fois, l'influence de la fatigue sur le développement d'une maladie, ou au moins sur la production d'une aptitude morbide. Je suis aussi sûr que l'on peut l'être d'une chose qui n'est pas arrivée, que si j'avais pu garder le repos pendant deux ou trois jours après l'insertion du virus, il ne m'aurait causé que peu ou pas de mal. Je ne puis vous dire si c'est par simple diminution de pouvoir normal de résistance aux échanges, ou (ce qui est le plus probable, comme l'a démontré le docteur Carpenter) par la production dans les organes fatigués de quelque substance sur laquelle les poisons morbides peuvent se multiplier où se développer; mais vous verrez, tous les jours de votre pratique, que la fatigue a une plus large part que toute autre condition fortuite, prise isolément, dans l'invasion ou la réception d'une maladie.

J'étais donc ainsi préparé à recevoir le mal, et celui-ci fut fourni par quelque substance tirée de ce cadavre. Et je répète que cette substance était probablement quelque chose d'assez spécial pour être appelée virus ou poison; car, bien que toute matière organique en décomposition puisse chez certaines personnes donner naissance aux formes les plus pernicieuses d'empoisonnement du sang, je n'ai cependant pas de raison de croire qu'il en aurait été ainsi chez moi. Il ne s'est pas passé de jour, pendant de longues années, sans que mes mains aient été en contact avec du pus ou d'autres matières organiques en putréfaction ou en décomposition; aucune cependant ne m'empoisonna, bien que souvent je me fusse autant fatigué que le jour où je tombai malade.

Je voudrais pouvoir vous dire exactement quels ont été les signes de la maladie que je surveillai avec tant d'anxiété; mais on ne peut bien remarquer, pendant une maladie aiguë, ni se rappeler, après la guérison, les progrès quotidiens de cette maladie. Je puis seulement vous parler des conséquences générales de cet empoisonnement.

La première chose observée fut l'apparition de quelques petites pustules sur les mains, chose très-insignifiante à première vue, qui se montrèrent le lendemain de l'autopsie, et qui, huit ou dix jours après, se desséchèrent sans issue de pus ni trouble local d'aucune sorte. Je pense que ce fut là seulement l'effet local des liquides simplement irritants du cadavre, ou de l'huile phéniquée dont je me frottai inutile-

ment quoique entièrement les mains avant de commencer
ma part de l'autopsie. Je ne vois pas de raison de supposer
que la substance qui m'empoisonna ait été fournie par aucune de ces pustules.

Le premier signe de l'empoisonnement général fut,
(comme je l'ai dit) la douleur dans les ganglions lymphatiques de l'aisselle. On ne put voir ni sentir à aucun
moment de vaisseaux lymphatiques au bras; les matières
absorbées les traversèrent, mais sans les irriter; mais les
ganglions se tuméfièrent et devinrent douloureux à un
degré bien supérieur au gonflement ou à tout autre signe
de leur inflammation. Je ne sais si cette sensibilité excessive fut due à quelque propriété du poison, ou dépendît de
quelque particularité de mon système nerveux. Je l'ai rencontrée dans un autre cas de plaie empoisonnée dans lequel, comme chez moi, elle n'indiquait pas une grande
gravité d'inflammation ganglionnaire. Chez moi, elle diminua lentement, mais elle ne cessa entièrement que
lorsque je fus presque guéri, bien qu'il n'y ait pas eu
d'altérations morbides considérables dans les ganglions. Ils
étaient volumineux et douloureux, mais voilà tout.

Après cette affection des ganglions lymphatiques axillaires
survint une inflammation diffuse du tissu cellulaire. Mais,
avant d'aller plus loin, je dois vous dire ce qui peut
avoir eu une certaine influence sur la marche de mon cas :
— c'est que mes ganglions axillaires étaient déjà altérés, et
qu'ils étaient moins pénétrables au liquide qu'ils n'auraient
dû l'être. Plus de trente ans auparavant, lorsque j'étais étudiant, j'eus une large pustule irritable sur un doigt, due, je
pense, à quelque irritation causée par la dissection, et il
s'ensuivit lentement une suppuration de mes ganglions axillaires gauches. Après un écoulement de pus qui dura plu-

sieurs semaines, elle guérit avec une cicatrice déprimée, rétractée et calcifiée en partie. Cette altération peut s'être considérablement opposée au cours du liquide absorbé; mais je doute qu'il en ait été ainsi, car je n'ai jamais remarqué aucune obstruction de ces glandes; et dans d'autres cas, où les patients avaient des ganglions sains, la même inflammation du tissu cellulaire eut lieu.

Cette inflammation, qui devint évidente quatre ou cinq jours après l'infection, s'étendit rapidement de l'aisselle au côté gauche du cou, au niveau et au-dessus de la clavicule, et en bas dans le dos presque jusqu'à l'os iliaque. Remarquez la surface à laquelle l'inflammation se limita; car dans ce cas, comme dans d'autres, ce fut à la région des lymphatiques réunis directement, ou à peu près, aux ganglions affectés d'abord.

Un siége fréquent pour cette inflammation cellulaire est en bas, sur le côté de la poitrine, ou au niveau ou au-dessous des muscles pectoraux. Tel fut le cas de M. Bloxam, qui fut intoxiqué une quinzaine de jours après moi, et chez lequel il survint du même côté une pleurésie aiguë avec épanchement. Mais on n'a pas, que je sache, observé de cas d'inflammation semblable du côté opposé, ni dans une région séparée des ganglions lymphatiques correspondant à la partie intoxiquée, à moins que ce ne soit à une période avancée de la maladie, lorsque la pyohémie s'est développée. En cela semble résider un point de distinction entre ces empoisonnements cadavériques et la pyohémie; leurs effets sont d'abord, quoique graves, relativement limités à la région intoxiquée, ainsi qu'aux vaisseaux et ganglions lymphatiques ou au tissu cellulaire presque en rapport avec elle. Ils peuvent conduire à la pyohémie, mais c'est seulement par altération secondaire, ou, pour ainsi dire, par quelque accident.

L'extension de l'inflammation cellulaire dans ces cas, survenant après l'affection des glandes de l'aisselle, semble indiquer qu'elle est due à l'arrêt de la lymphe dans les parties affectées, et à son empoisonnement par reflux des ganglions. Ainsi intoxiquée, elle infecterait en même temps le tissu cellulaire dans un rayon plus ou moins grand, et telle serait la cause de l'inflammation extensive, très-analogue à l'érysipèle phlegmoneux, avec sphacèle ou suppuration diffuse.

Dans mon cas l'inflammation, d'abord largement diffusée, concentra peu ses effets en deux endroits : d'abord au dos, presque au niveau de l'angle de la sixième côte, où la suppuration fut évidente environ une quinzaine après la première apparition de la tuméfaction, et, à peu près une semaine plus tard, sous le bord du trapèze, juste au-dessus du niveau de la clavicule. Ces deux abcès furent ouverts largement. Le premier était situé dans la partie la plus profonde du tissu cellulaire sous-cutané, et le second sous l'aponévrose cervicale. Le premier suppura très-abondamment, le second très-peu. Tous deux se cicatrisèrent définitivement en cinq ou six semaines après leur ouverture.

Le siége du second abcès mérite d'être noté, car il fut causé probablement en partie par l'ancienne lésion des ganglions axillaires dont j'ai déjà parlé. Cet abcès était analogue à tout autre qui aurait pu survenir dans l'aisselle, et j'avais toujours éprouvé les mêmes sensations que s'il en eût été ainsi, à cause de l'induration et de la douleur qu'on y avait toujours trouvées. Mais il me semblait aussi sentir que les tissus de l'aisselle ne céderaient pas, et c'est pourquoi l'abcès s'étendit en haut, au-dessus du sommet de l'aisselle, au tissu sous-aponévrotique situé au-dessous du bord du trapèze.

Les deux abcès furent ouverts de bonne heure, — c'est-à-dire aussitôt que la présence d'un liquide fut nettement constatée dans leur intérieur. Et je ressentis l'avantage et l'utilité de cette pratique ; car, bien qu'ils ne m'eussent causé que peu de douleur, et qu'elle eut été calmée par des cataplasmes, ils semblaient cependant entretenir la persistance de ma fièvre, et en particulier pendant la formation du second, j'eus des frissons et de l'épuisement, auxquels on remédia évidemment par son ouverture. Lorsqu'on la pratiqua, je jouis de l'innocuité dont j'ai souvent fait profiter d'autres par l'adoption du procédé de M. Hilton. L'abcès était très-profond, et très-petit, situé sous le bord du trapèze, et les téguments et le tissu cellulaire qui le recouvraient étaient tellement épaissis que tous les points de repère pour l'incision étaient perdus; de plus la région était de celles dans la profondeur desquelles un bistouri, quoique manié habilement, pouvait déterminer de sérieux inconvénients. La sonde pénétra dans l'abcès sans accident, la pince dilata suffisamment l'ouverture, et j'eus ainsi la conviction personnelle, que je m'efforce de faire passer dans votre esprit, qu'il fallait employer le procédé de M. Hilton dans toutes les opérations pour abcès dans les régions dangereuses.

Après l'ouverture des abcès, l'infiltration du tissu cellulaire du voisinage se dissipa lentement, très-lentement; et, plus qu'autrefois, des plaques d'œdème épais apparurent au niveau de l'os iliaque gauche comme si la suppuration voulait s'établir dans cette région ; et lorsque l'érysipèle survint il s'accompagna d'un œdème beaucoup plus marqué que d'habitude, comme s'il y avait eu quelque obstacle au cours libre de la lymphe.

Les symptômes généraux que provoquèrent ces suppurations ne furent pas graves. Lorsqu'il fut évident qu'un abcès se formerait, c'est-à-dire une quinzaine de jours après l'infection, on m'envoya à Norwood, et, grâce à l'air pur et à la tranquillité dont j'y jouis, je repris des forces, je pus manger et boire comme il faut, bien digérer, et je parus voguer en pleine convalescence. Mais immédiatement avant la suppuration du second abcès, j'eus chaque jour des frissons suivis de chaleur; et avec eux survint une grande perte de forces et un malaise général, — malaise si intense qu'il semble étrange que je sois maintenant incapable de le décrire, ou même de me le rappeler nettement.

Ce malaise général, cette perturbation constitutionnelle, fut, je pense, le début de l'érysipèle. Mais, avant d'en parler, laissez-moi vous dire que le pus de mon abcès parut avoir des propriétés plus irritantes que le pus ordinaire. Car la bonne de mes enfants, qui faisait et changeait mes cataplasmes, se piqua le doigt; cet accident fut suivi d'inflammation et de suppuration très-aiguës, s'étendant de la piqûre à toute la main et à l'avant-bras. La même chose arriva, par un semblable accident, à la bonne de M. Bloxam, qui était habituée à toutes les espèces ordinaires de pus; et qui n'en avait pas souffert.

Je n'ai pas besoin de m'étendre longuement sur l'érysipèle qui m'atteignit après ces abcès, et qui commença environ un mois après le moment de l'infection; car il n'eut aucune particularité remarquable, si ce n'est dans le degré d'œdème qui prédomina sur l'inflammation de la peau et qui persista très-longtemps. Commençant près de la plaie, au cou, l'érysipèle s'étendit lentement sur la poitrine et le dos, descendit sur le bras gauche, et sur les parties supérieures des cuisses. L'éruption était beaucoup plus étendue à gauche qu'à droite; elle se dissipa lentement, et après la desquamation il n'en resta aucune trace, si ce n'est une atonie des petits vaisseaux sanguins de mon bras; car après mon bain, pendant plusieurs semaines, la partie affectée de ce bras prenait une teinte sombre et marbrée.

Ce fut pendant l'érysipèle que ma santé générale souffrit le plus; mais mes souvenirs ne sont nets qu'en ce qui concerne le sentiment d'insomnie intolérable que le vin et la morphine seuls pouvaient apaiser, et l'intérêt avec lequel pendant plusieurs jours je surveillai les progrès de mon mal, m'imaginant être un observateur intelligent. Enfin, après que l'érysipèle eut continué à s'étendre pendant environ dix jours, et environ six semaines après l'infection, il survint ce qui me parut être une crise. Pendant la nuit dans laquelle mon pouls et ma respiration furent le plus élevés, j'eus des sueurs profuses, une excrétion abondante d'urine, comme je n'en avais jamais eu à aucune époque de ma vie; le lendemain, le pouls et la température étaient tombés à des chiffres qui pouvaient passer pour normaux, et je sentis que je revenais à la santé.

Dans le traitement qu'on me fit suivre pendant l'érysipèle, je suis sûr que la quinine me fut très-utile. Je pris en général trois ou quatre grains d'hydrochlorate trois fois par jour, et toujours ce médicament, je pense, abaissa mon pouls, et diminua mon insomnie et, je crois, ma température. Je voudrais pouvoir dire encore le soulagement que me procura la morphine, soit en produisant le sommeil, soit en changeant l'absence de repos qui augmentait toujours vers la nuit, en une veille agréable, heureuse, presque aussi rafraîchissante que le sommeil. Il était juste que ce plaisir obtenu artificiellement eût son châtiment; celui-ci consista dans la sécheresse de la bouche, qui paraissait due à une suppression totale de la sécrétion salivaire, et qui à la fin devint même moins tolérable que l'insomnie.

Localement, le collodion, appliqué libéralement aussitôt
que la rougeur érysipélateuse apparut, me donna un grand
soulagement. Il ne s'opposa pas à l'extension de l'érysipèle,
mais il apaisa les démangeaisons et la chaleur de l'éruption, et il prévint les démangeaisons horribles de la desquamation, qui furent intenses, et qui se renouvelèrent
plusieurs jours de suite au moment de l'exposition à l'air,
dans tous les points où le collodion n'était pas appliqué. Ces
moyens eurent certainement de bons effets; mais je suppose
que ceux qui m'aidèrent le plus à traverser sain et sauf la
maladie furent l'emploi judicieux et modéré de la nourriture et du vin, et des soins très-intelligents et très-attentifs.

Cet érysipèle, pourrait-on croire, était une partie des
effets du poison du cadavre, un résultat de l'empoisonnement du sang. Il n'en fut pas de même, je pense, d'une
pneumonie dont j'ai souffert à deux reprises, et qui ajouta
considérablement au danger et à la longueur de ma maladie.
La cause en fut probablement toute personnelle, et si le poison y fut pour quelque chose, ce ne fut qu'indirectement; la
vraie cause était plutôt une susceptibilité de mes poumons
au processus inflammatoire, car j'eus une pneumonie aiguë
cinq fois pendant les dix-huit années qui précédèrent cette
maladie. Toutes ces attaques survinrent après un travail
excessif, avec nourriture insuffisante et exposition au froid;
et la manière dont elles se sont dissipées, laissant intacte
la structure de mes poumons, est une preuve presque certaine de leur nature rhumatismale ou goutteuse. Mais, quoi
qu'il en soit, la pneumonie, dont une attaque commença
deux jours seulement après l'infection, et l'autre une
semaine après la disparition de l'érysipèle, doit être attribuée à mon tempérament plutôt qu'au poison. Elles suivirent leur marche accoutumée, et laissèrent encore une fois

mes poumons dans leur intégrité; mais j'appelle votre attention sur elles parce qu'elles nous montrent une des manières dont une maladie spécifique peut être compliquée ou modifiée par la constitution personnelle du sujet.

Voici donc un cas de ce qu'on peut appeler un empoisonnement spécifique; et l'un des premiers accidents qui l'ont suivi fut une pneumonie. Comme à celle-ci s'est jointe la manifestation du virus sur les ganglions lymphatiques, on peut penser qu'elles étaient toutes deux de nature pyohémique, ou en quelque sorte dues à la présence du poison spécifique dans le sang. Cependant ce n'était qu'une pneumonie comme j'aurais pu en avoir une sans avoir été intoxiqué, ou comme il aurait pu m'en arriver dans toute affection fébrile, quelle qu'en ait été la source.

Gravez ces faits dans votre esprit. Ils montrent qu'il n'y a pas de maladie, si spécifique qu'elle soit, dont les signes ne puissent se confondre avec ceux des affections particulières au patient, ou se compliquer de ceux-ci. La syphilis est une maladie spécifique aussi nettement définie que possible, mais sa marche et son aspect chez un sujet scrofuleux ou goutteux sont tout à fait différents. La vaccine produit une affection spécifique bien marquée; mais chez un patient elle peut être suivie d'une inflammation des lymphatiques, chez un autre d'eczéma, chez d'autres enfin de divers autres accidents; mais tous ces accidents ne sont dus qu'à un degré minime à la vaccine; ils naissent des constitutions personnelles des divers sujets qui sont réveillées par la vaccine, comme elles auraient pu l'être par tout autre agent produisant une fièvre légère.

Cela n'est pas une pure question de pathologie doctrinale. Une des premières conditions nécessaires pour réussir en pratique est que, parmi tous les phénomènes d'une maladie

que vous observez chez un individu, vous soyiez capable
d'estimer ce qui appartient à la maladie et ce qui appartient
au sujet. Un cultivateur peut tout aussi bien espérer de
bonnes récoltes en ensemençant ses champs sans tenir
compte de leur terrain ni des mauvaises herbes qui peuvent
y naître d'elles-mêmes, que vous le pouvez si vous traitez
les maladies sans étudier exactement les constitutions des
personnes chez lesquelles elles surviennent.

Je vous ai donné ainsi un aperçu de mes trois mois de
maladie, et quelques-unes des pensées qu'elle m'a suggérées.
Mais je dois dire que mon cas n'a montré qu'une des nombreuses formes d'affections qui peuvent être produites par
les poisons cadavériques. La suppuration des ganglions lymphatiques, que j'ai eue plusieurs années auparavant, en est
une autre; mais, outre ces faits et d'autres semblables, vous
pouvez en trouver qui ne présentent qu'une légère inflammation locale, ou un érysipèle direct et simple, une
suppuration diffuse, une inflammation gangréneuse du
tissu cellulaire de la main et du bras, la pyohémie, ou la
septicémie la plus violente. Et il est à remarquer que différents effets peuvent être produits par le même poison agissant sur différentes personnes.

M. Erichsen mentionne un cas dans lequel six étudiants
furent infectés par le même cadavre : « Deux eurent une
suppuration du tissu aréolaire situé sous les muscles pectoraux et dans l'aisselle; un autre fut saisi d'une espèce
de délire maniaque; le quatrième eut une fièvre typhoïde, et
les deux derniers furent indisposés sérieusement, quoique
pas dangereusement. » Je vous conseille de lire ce qu'il dit
à ce sujet dans son livre *Science and Art of Surgery* (1). Il

(1) Vol. I, p. 151, 5e édit. 1869.

en a donné une excellente description, ainsi que Billroth dans son *Handbuch der Chirurgie* (1), rédigé avec von Pitha.

Sir William Lawrence avait coutume de dire qu'il n'avait pas connu de malade qui ait guéri lorsque plus de sept médecins avaient été consultés à son sujet. Notre art a fait des progrès depuis. J'eus le bonheur d'être soigné par dix personnes : Sir Thomas Watson, le docteur Burrows, Sir William Jenner, le docteur Gull, le docteur Andrew, le docteur Gee, M. Cœsar Hawkins, M. Savory, M. Thomas Smith, et M. Karkeek, et dans cette foule de conseillers je trouvai le salut. La gratitude que je leur ai vouée est plus grande que je ne puis le dire, plus grande que toutes les marques de mon estime ne pourront jamais le prouver.

(2) Bd I, Abth. II, Heft II, p. 79. Erlangen, 1867.

XIV

NÉCROSE LATENTE

Nécrose osseuse sans phénomènes inflammatoires locaux intenses, et sans symptômes généraux, depuis son début jusqu'à l'issue des séquestres. Analogie de cette affection avec certaines variétés des corps étrangers articulaires, au point de vue de la pathogénie de ces derniers. — Difficultés du diagnostic.

Les phénomènes ordinaires qui accompagnent et suivent la nécrose sont bien connus et décrits ; c'est l'inflammation de tous les tissus qui entourent l'os mort, inflammation atteignant une intensité extrême, s'étendant au loin, conduisant à la suppuration, et s'accompagnant d'une fièvre aussi aiguë qu'elle-même. Au fort de l'inflammation locale, et avec les troubles généraux fébriles, l'exfoliation de l'os mort commence, et ordinairement la suppuration continue jusqu'à ce que l'exfoliation soit complète et le fragment nécrosé enlevé.

Mais toutes les parties essentielles du processus nécrosique, la mort de l'os et son exfoliation, et la formation d'os nouveau, peuvent avoir lieu sans aucun des phénomènes concomitants soit de l'inflammation, soit de la fièvre ; et les cas dans lesquels cela arrive, les cas de *nécrose latente* (*quiet necrosis*) comme je voudrais les appeler, sont d'un grand intérêt et pour la pathologie et pour le diagnostic.

Mon attention fut fixée pour la première fois sur ces faits par un cas que je communiquai à la Société clinique, et qui est publié dans les *Transactions* de la Société, t. III, p. 183.

Emma L., âgée de dix-neuf ans, bonne *à tout faire*, fut admise à St-Bartholomew's Hospital dans mon service, le 12 octobre 1869. Elle était bien nourrie et musclée, et, si ce n'est qu'elle était un peu pâle, paraissait saine. Elle se plaignait d'une douleur vive dans le genou gauche, pour laquelle elle avait été en traitement pendant un mois. Sa mère mourut d'une affection cardiaque, son père était rhumatisant ; elle-même s'était toujours bien portée jusqu'à l'apparition de cette douleur dans le genou.

L'articulation était très-légèrement tuméfiée, avec du liquide dans sa cavité, mais ni chaude, ni sensible. Ce qui semblait plus important, c'était qu'une tuméfaction dure, dont la malade ne savait rien, entourait presque toute la partie moyenne de la diaphyse du fémur. Cette tuméfaction avait à peu près une forme ovale, d'environ 6 pouces de longueur ; elle était très-ferme dans tous les points et tendue ; une forte pression sur elle était très-douloureuse, spécialement à sa partie moyenne. Tous les tissus de la cuisse paraissaient entièrement sains ; aucune de ses parties ne semblait plus chaude qu'une autre : pas de dilatation des veines ni d'engorgement des ganglions lymphatiques. Le pouls était plutôt rapide, mais la respiration et la température paraissaient naturelles ; il n'y avait ni fièvre ni signes de troubles généraux, et, sans la douleur du genou, la malade se serait crue en bon état. Elle ne pouvait donner aucun renseignement sur la tuméfaction qui entourait le fémur, si ce n'est qu'elle pouvait être due à ce qu'elle cassait souvent de gros morceaux de bois sur sa cuisse.

Dans la pensée que la tuméfaction péri-fémorale était due à une périostite, on prescrivit à la malade de garder toujours le lit, de prendre trois grains d'iodure de potassium trois fois par jour, et de la viande comme régime ; enfin d'appliquer des vésicatoires sur la tuméfaction, assez souvent pour maintenir constamment une légère inflammation de la peau.

D'abord on parut obtenir un certain bénéfice du traitement ; la tuméfaction devint plutôt moindre, et n'était plus si sensible à la pression. Mais l'amélioration fut de courte durée, et le 2 décembre les doses d'iodure de potassium furent portées à 6 grains, et une quinzaine

plus tard à 9 grains, trois fois par jour. À chaque augmentation la
douleur et la tuméfaction diminuaient pour quelques jours; mais on
ne gagnait aucun avantage réel, et après trois mois de traitement
l'état des parties affectées était presque exactement le même qu'à
l'entrée de la malade. La douleur dans le genou avait continué avec
très-peu de changement, mais le gonflement de l'articulation avait
disparu. La santé générale demeurait aussi intacte; pendant toute la
durée des trois mois elle n'eut ni frisson, ni grande chaleur, ni soif,
ni perte d'appétit.....

En consultation il fut décidé qu'on inciserait jusqu'au périoste au
point malade. Car il semblait presque certain que c'était un cas de périostite entretenue par la rétention de quelque source d'irritation :
pus ou carie, ou quelque chose de semblable. Ce pouvait être une
production osseuse peu étendue, recouverte par un périoste enflammé,
ou une bourse séreuse enflammée, ou encore une tumeur cancéreuse ;
mais ceci paraissait trop improbable pour être une objection contre
le traitement proposé.

Le 13 janvier, je fis une incision d'environ 6 pouces de long à la
partie externe de la cuisse, au niveau de la partie principale et la plus
sensible de la tuméfaction. Tous les tissus incisés jusqu'à la face externe du périoste paraissaient parfaitement sains; il n'y avait dans
aucun d'eux le plus léger signe de modification inflammatoire. Le
périoste était, dans la partie divisée, épais d'un tiers à un demi pouce,
et dans toute son épaisseur, dense, induré, blanc et modérément
vasculaire. Entre le périoste et l'os, l'incision mit à découvert une
cavité aplatie, irrégulière, d'où il sortit un peu de liquide couleur de
sang, et qui fut suivi par l'issue d'une sorte de substance molle, pareille à de grossières granulations. Dans cette cavité, qui avait de un
pouce à 1 pouce et demi dans ses diamètres, se trouvait un séquestre
mince, rugueux, séparé de la paroi du fémur, d'environ un pouce ¹/₄
de long et d'un quart de pouce de large. Les parois de la cavité, dont
l'externe était formée par le périoste épaissi, et l'interne par la surface creusée du fémur, donnaient une sensation unie et veloutée
comme si elles étaient recouvertes de granulations semblables à
celles des cavités ordinaires qui contiennent des séquestres (1).

Le séquestre paraissait provenir non des couches les plus externes
du fémur, mais des couches situées immédiatement au-dessous d'elles.

____

(1) Les conditions étaient très-semblables à celles d'une cavité avec
granulations sous-cutanées, dans un cas de fracture non consolidée. (*Lectures on Surgical Pathology,* 3ᵉ éd., p. 155.)

Dans un autre cas, un garçon âgé de 13 ans était dans mon service à l'hôpital Saint-Barthélemy pour une tumeur ovoïde volumineuse, entourant la partie supérieure de l'humérus gauche, qui avait augmenté lentement et douloureusement depuis environ une année. On pensa que c'était très-probablement un cancer médullaire solide, mais il y avait encore assez de doute pour justifier une incision exploratrice. Celle-ci fut faite à travers des tissus parfaitement sains jusqu'au périoste, qui était considérablement épaissi, et recouvrait des cavités contenant un pus épaissi, à demi desséché, et plusieurs petits séquestres provenant de la paroi de l'humérus.

Les particularités trouvées dans ces deux cas reçoivent une vive lumière d'une pièce déposée au musée de l'hôpital (1).

Au fémur droit et au tibia gauche de la même personne, de larges portions des couches internes des parois des diaphyses sont complétement séparées après nécrose; mais dans les couches externes, épaissies, qui entourent le séquestre, il n'y a pas d'ouverture pour l'écoulement du pus. « Dans ces circonstances, comme le fait observer M. Stanley (2), il ne faut pas s'attendre à ce que des abcès et des trajets fistuleux se forment dans les parties molles adjacentes aux os. »

Un semblable et très-remarquable exemple de nécrose de la diaphyse du fémur sans suppuration, est survenu à l'hôpital l'an dernier, dans le service de M. Baker, et sera, je l'espère, bientôt publié par lui.

Tous ces cas sont suffisants pour prouver que, quoique rarement, la totalité des périodes ordinaires de la nécrose, excepté l'expulsion de l'os mort, peut s'accomplir tranquillement sans symptômes d'inflammation. Par un processus semblable nous pouvons expliquer la formation de certains corps étrangers articulaires. Il y a deux espèces principales de ces

(1) *Museum Cat.*, vol. 1, sous-série A, n°s 118, 119.
(2) *Diseases of the Bones*, 1849, p. 79.

corps. Quelques-uns sont des productions anormales des cartilages, formées dans l'arthrite rhumatismale chronique, ou dans les productions dendritiques des franges synoviales, et, pour ainsi dire, détachées accidentellement. D'autres sont des parties du cartilage articulaire lui-même, avec ou sans portion de l'os sous-jacent, qui ont subi une *nécrose latente* et se sont exfoliées dans la cavité de l'articulation.

M. Teale (1) a décrit ce processus de nécrose du cartilage. N'ayant pas connaissance de ce travail, je publiai une description semblable du processus dans les *Hospital Reports* (2), ajoutant à celle de M. Teale seulement le fait que la structure microscopique de ces corps étrangers est identique à celle du cartilage articulaire (3).

Je suis incapable d'expliquer les conditions sous l'influence desquelles prend naissance un processus de nécrose aussi considérablement dissemblable de celui qui a lieu d'ordinaire. Je soupçonne que la mort du fragment d'os ou de cartilage est toujours due à une violence, que le fragment est tué, comme une dent peut l'être, par un coup, et que de même qu'une dent ainsi morte peut être chassée ou exfoliée tranquillement, sans changement de structure ni tout autre signe d'inflammation destructive autour d'elle, de même il en peut être du fragment d'os ou de cartilage. Mais les faits connus sont encore trop rares pour qu'on soit sûr de ce point; et, dans la question du diagnostic, il n'y a pas non plus de signe distinctif d'une nécrose latente; mais la possibilité de son existence doit être présente à l'esprit dans tous les cas obscurs de tuméfaction d'un os.

(1) *Med. chir. Trans.*, vol. XXXIX, p. 31.

(2) Vol. VI.

(3) Quelques pièces de ce genre sont au musée de l'hôpital (série II, 84, et série XXXV, 55), et sont décrites par l'éditeur dans les *Reports*, 1868.

XV

SCROFULE SÉNILE

Existence indubitable de cette affection. Ses caractères sont à peu près les mêmes que ceux de la scrofule *juvénile*. Difficulté du diagnostic de la scrofule chez les vieillards; sa confusion possible avec les manifestations de la goutte et du cancer. Impuissance du traitement antiscrofuleux chez les vieillards.

On admet trop souvent, je crois, que la scrofule est presque exclusivement une maladie de la première partie de la vie (1). Sans doute les jeunes gens sont beaucoup plus souvent sujets à la scrofule que les vieillards; mais, ceux-ci, c'est à-dire au-dessus de soixante ans, sont, je pense, plus souvent scrofuleux que les personnes de trente à cinquante ans, et certainement le sont plus souvent qu'on ne le suppose généralement.

L'existence de la scrofule chez les vieillards est prouvée non-seulement par certaines affections des organes internes auxquelles on peut probablement assigner une origine scrofuleuse, mais par les maladies des ganglions lymphatiques,

(1) La même erreur est dans beaucoup d'esprits touchant la phthisie, bien que l'on ait publié plusieurs exemples très-évidents de phthisie chez des personnes âgées.

des os, des articulations (1), du rachis, des testicules et des autres tissus qui paraissent être les *siéges d'élection* de la scrofule chez les jeunes gens. Il n'y a pas un de ces tissus chez lequel je n'aie vu dans les dernières années de manifestations d'affection scrofuleuse chez des personnes âgées de plus de soixante ans. Les faits paraissent également fréquents dans la pratique privée et hospitalière, et aucune période de la vie n'est trop avancée pour eux; quelques-uns des plus marqués ont eu lieu chez des sujets au-dessus de soixante-quinze ans; l'un d'eux en avait même quatre-vingt onze.

Les caractères de la scrofule chez les vieillards sont, essentiellement, les mêmes que chez les jeunes gens. Je ne

(1) Les deux pièces suivantes se trouvent dans le musée du Collége des Chirurgiens.

Nº 1. Hanche, chez laquelle après la destruction par ulcération de la tête et de la partie supérieure du col du fémur, la diaphyse fut portée en haut, de sorte que le reste du col repose sur l'ilium juste au-dessus du bord de l'acétabulum. Le ligament capsulaire a été enlevé, l'acétabulum est rempli de tissu fibreux. Les parois du fémur sont très-minces et légères. Cette pièce provient d'une femme de soixante-dix ans, qui, dix ans avant sa mort, eut une affection de la hanche en apparence scrofuleuse. Des abcès communiquant avec l'articulation s'ouvrirent dans l'aine, et finalement le membre présenta une rotation et une ascension considérables. Les parties, cependant, finirent par se cicatriser. La malade mourut d'apoplexie. Après la mort on trouva que ses poumons et son foie étaient tuberculeux (*Path. series, Cat. supplement I.* Nº 936).

Nº 2. « Les 5 vertèbres cervicales supérieures, et la portion condylienne de l'os occipital sont atteintes d'ulcération (carie) en plusieurs points. L'apophyse transverse droite, et les deux surfaces articulaires supérieure et inférieure du même côté de l'atlas sont entièrement détruites. La maladie a aussi atteint le condyle correspondant de l'occipital, les surfaces articulaires et latérales du corps de l'axis, l'apophyse traverse droite, les parties latérales du corps de la troisième vertèbre, et l'articulation occipito-atloïdienne gauche. Cette pièce fut enlevée du corps du Très-Révérend W. Buckland D. D., doyen de Westminster, qui mourut âgé de soixante-treize ans, le 14 août 1856. Aucuns symptômes ne se manifestèrent pendant la vie, que ceux attribués à la mélancolie. » (*Loc. cit.*, Nº 3406.)

puis, il est vrai, décrire de particularités frappantes de
formes ou de traits par lesquelles on puisse reconnaître les
vieillards scrofuleux; mais ils sont généralement d'une
santé faible, toujours en imminence morbide, et tombent
malades pour des causes provocatrices relativement légères.
Ils ont eu des parents faibles, ou de la consomption dans
leurs familles; ou bien ils ont été dans leur enfance atteints
d'une scrofule évidente, qui fut suivie d'une période de
grande délicatesse de santé, puis ils sont arrivés dans l'âge
moyen à un état comparativement sain.

Dans ses caractères locaux aussi, la scrofule sénile ressemble à celle de la jeunesse, ou en diffère seulement par
sa plus grande lenteur et la dégénérescence plus complète
des parties affectées. On observe le même ramollissement
lent des tissus, la même ulcération lente et la cicatrisation
plus lente encore, avec une suppuration contenant des amas
granuleux et des granulations plutôt que des cellules de
pus bien formées.

Mais, malgré sa ressemblance avec une affection si bien
connue que la scrofule des jeunes gens, la scrofule sénile est
quelquefois d'un diagnostic difficile. Dans les parties superficielles, la peau, les membranes muqueuses, on peut hésiter habituellement entre les affections scrofuleuses et la
goutte. Mais je pense que le diagnostic peut être posé entre
elles en observant les caractères constitutionnels coexis-
tants, ou d'autres marques de maladie. Mais cela est souvent difficile; car la goutte et la scrofule sont souvent par
hérédité tellement entremêlées que l'état qui en résulte
peut à peine être analysé.

Dans les parties profondes, comme les ganglions lymphatiques, les os et les jointures, la difficulté du diagnostic est
plus fréquemment entre la scrofule et le cancer. Chez les

jeunes gens cette difficulté se rencoutre rarement; car chez eux le cancer est comparativement rare dans les parties où la scrofule est fréquente. Chez les vieillards, les ganglions lymphatiques et les os sont aussi fréquemment le siége de la scrofule que du cancer primitif. C'est pourquoi, chez les vieillards, la difficulté de diagnostic entre ces deux maladies peut être plus grande et plus fréquente que chez les jeunes gens; mais je pense que cette difficulté est due communément, dans une certaine mesure, à ce que nous nous attendons à trouver du cancer plutôt que de la scrofule chez les personnes âgées. L'accroissement régulier de la fréquence du cancer à mesure que l'âge s'avance, c'est-à-dire l'augmentation de sa fréquence en proportion du nombre de personnes qui vivent encore à un âge avancé quelconque, est bien connue; et cette connaissance pré-vient en faveur de l'opinion qu'une tumeur chez un vieil-lard est très-probablement cancéreuse. On présume très-souvent que la scrofule, d'autre part, est très-invraisem-blable. Je pense que si le contraire était généralement admis la difficulté ou l'hésitation à reconnaître son existence ces-serait presque.

On peut cependant avoir présentes à l'esprit certaines règles générales pour le diagnostic.

Dans les cas d'affections douteuses des os ou de tumeurs douteuses non ganglionnaires, les affections scrofuleuses sont généralement inflammatoires, quoique à forme subaiguë; les cancéreuses ne le sont pas. La sensibilité et la chaleur sont des indices de scrofule plutôt que de cancer, et man-quent rarement sur un os scrofuleux, ou autour de lui, à une période quelconque de la vie; dans le cancer elles n'existent que lorsque la partie affectée est accidentelle-ment enflammée.

La douleur spontanée, c'est-à-dire la douleur indépendante des mouvements ou de la pression, indique, si elle est violente, le cancer plutôt que la scrofule; mais c'est un signe très-fallacieux, spécialement dans les premières périodes de l'une ou l'autre affection.

La rougeur au niveau des os malades dénote la scrofule plutôt que le cancer. Lorsqu'elle existe dans une affection scrofuleuse, elle est plus foncée et plus vermeille chez les vieillards que chez les jeunes gens; non-seulement à cause de la moins grande limpidité et du mouvement plus lent du sang vieux, mais à cause de la couleur plus foncée de l'épiderme qui, avec sa dégénérescence pigmentaire brune, voile et nuance la couleur du sang qu'il recouvre.

Dans le diagnostic entre les ganglions scrofuleux et primitivement cancéreux, les principaux indices du cancer sont la dureté ou au moins une grande fermeté du tissu, l'union étroite, les adhérences profondes, la douleur et l'accroissement rapide. Les conditions inverses, surtout lorsque la sensibilité et la rougeur cutanée s'y ajoutent, indiquent communément la scrofule. Parmi les ganglions lymphatiques cervicaux, qui, chez les vieillards, sont les siéges les plus fréquents et de la scrofule et du cancer, les inférieurs sont plus souvent scrofuleux, et les supérieurs cancéreux; l'affection cancéreuse molle primitive est très-rare chez les vieillards, mais moins rare chez les jeunes gens; l'affection scrofuleuse molle ou hypertrophie simple qui est fréquente chez les jeunes gens, est très-rare chez les vieillards; l'affection cancéreuse chez ceux-ci est souvent secondaire à quelque affection primitive comparativement insignifiante; il en est très-rarement ainsi de la scrofule.

Quant au traitement de la scrofule sénile, on n'a que peu de chose à en dire. Je pense que tout ce qui peut être utile contre la scrofule chez les jeunes gens est, non pas inutile, mais moins efficace chez les vieillards. A mesure que l'âge avance, tous les médicaments qui agissent en augmentant l'activité des processus organiques deviennent, à ce qu'il semble, moins puissants; aussi le fer, l'huile de foie de morue et l'iode ont-ils relativement peu d'influence. Même l'air des hautes montagnes et celui de la mer deviennent, à mesure que l'on avance en âge, moins fortifiants, et cela d'autant plus que la vieillesse est accompagnée d'infirmités qui s'opposent à un exercice actif.

XVI

APPARITION DE LA FIÈVRE SCARLATINE

APRÈS LES OPÉRATIONS

Modifications de la scarlatine qui survient après les opérations : brièveté de la période d'incubation; éruption générale simultanée, absence d'angine et de desquamation dans certains cas. — Influence de l'opération sur la production de la scarlatine.

L'enfant opéré dernièrement de la pierre eut la scarlatine; du moins, une éruption exactement pareille à celle de la scarlatine apparut sur presque toute la surface du corps le lendemain de l'opération, avec des troubles généraux fébriles. Deux jours plus tard elle commença à décroître, et en peu de temps elle disparut, laissant l'enfant à peu près dans le même état que nous pouvons supposer qu'il aurait été si cette affection n'était pas survenue. Tout allait bien depuis un mois, la plaie était presque cicatrisée, et il paraissait convalescent, lorsque, peut-être pour avoir pris froid, il ressentit une douleur vive en urinant, et avec l'urine il évacua une quantité considérable de sang venant des reins, et un mucus épais. Deux jours après il avait mal à la gorge, lorsqu'une éruption pareille à la scarlatine apparut de nouveau; elle dura trois jours et se termina par desquamation.

L'urine, dans l'espace de 18 jours environ, avait repris progressivement son état naturel, et l'enfant de nouveau paraissait bien, lorsqu'il fut pris de coqueluche, ce qui retarda encore la guérison, sans l'arrêter néanmoins définitivement.

Si je n'avais jamais vu de cas analogue à celui-là, j'aurais hésité à l'appeler scarlatine; car les symptômes de la première attaque étaient très-incomplets, et ceux de la seconde étaient inaccoutumés et confus. Mais je pense que c'était là réellement un cas de scarlatine modifiée par les circonstances dans lesquelles elle survint, et qu'il peut compter avec d'autres cas semblables pour confirmer certains principes généraux intéressants.

A peu près vers cette époque, l'année dernière, alors que la scarlatine était très-fréquente, j'en vis dix cas après des opérations dans ma clientèle particulière; j'ai les notes de quatre autres cas qui sont survenus soit avant, soit depuis, et j'ai entendu parler d'autres faits beaucoup plus nombreux. Certaines personnes pourraient supposer que ces cas n'étaient que des coïncidences fortuites de la scarlatine avec des affections chirurgicales; mais s'il en était ainsi, nous devrions trouver un nombre proportionné de faits parmi les cas de chirurgie non opérés. Or cela n'est pas.

Dans la pratique privée, je ne me rappelle pas avoir vu la fièvre scarlatine survenir dans aucun cas chirurgical, excepté ceux chez lesquels on avait pratiqué des opérations; et dans la pratique hospitalière, je doute qu'elle soit beaucoup plus fréquente, parmi tous les autres malades pris ensemble, qu'elle ne l'est chez ceux qui ont été opérés. Je suis donc disposé à croire qu'il y a quelque chose dans les conséquences des opérations chirurgicales qui rend les patients particulièrement susceptibles à l'influence du poison scarlatineux. Et, en même temps que cette susceptibilité, nous pouvons observer que la maladie subit chez eux certaines modifications, spécialement dans la période d'incubation, qui est beaucoup diminuée.

Dans tous les dix cas que j'ai notés, l'éruption apparut dans la semaine qui suivit l'opération, et chez huit d'entre eux dans les trois jours après elle, savoir, dans les deux cas, le premier jour; dans trois le second; et dans trois le troisième jour (1). D'autres déviations de la marche typique de la scarlatine furent que, dans certains cas, l'éruption sortit sur toute la surface du corps en même temps, et sur les membres plus complétement que sur la face et la poitrine; dans quelques-uns il n'y eut pas d'angine; dans d'autres pas de desquamation.

Les faits ne sont pas assez nombreux peur déterminer l'importance de ces diverses déviations du type de la scarlatine, mais celle sur laquelle tous, qu'ils soient complets ou non dans les autres caractères, s'accordent, c'est-à-dire la première période, après l'opération, dans laquelle le rash apparaît, mérite une mention particulière. Elle ajoute à l'évidence que l'apparition de la scarlatine est jusqu'à un certain point liée aux premières suites des opérations. S'il n'en était pas ainsi, il n'y aurait pas de raisons pour que l'éruption apparaisse plutôt immédiatement après l'opération, que plus tard; mais, d'après ce que j'ai vu, elle apparaît toujours tôt, toujours dans la première semaine.

On peut donner deux explications de ce fait. Ou bien la condition produite chez un patient par une opération chirurgicale est de nature à l'exposer tout particulièrement à la réception d'un poison morbide épidémique ou contagieux; et le virus s'imprégnant immédiatement après l'opération,

(1) Note XVII page 442.

produit son effet spécifique en un temps beaucoup moindre que la période ordinaire d'incubation; ou bien ceux qui sont atteints de la scarlatine dans les quelques jours qui suivent l'opération avaient auparavant absorbé le poison, qui n'aurait pas manifesté ses effets aussitôt, ou peut-être pas, si leur santé ne se fût affaiblie ou troublée. La seconde de ces interprétations paraît être la plus probable; car elle est d'accord avec ce qui a été observé lorsque beaucoup de personnes ont été exposées à la contagion de la fièvre, et que certaines ont été ensuite épuisées de fatigue ou d'autre chose. Celles-ci ont eu la fièvre, tandis que celles qui se sont reposées après l'exposition à la contagion y ont échappé.

Mais, quelle que soit l'explication qui puisse être donnée, le fait d'être particulièrement exposé à la scarlatine après les opérations semble certain, et peut être important sous le rapport et de la pathologie de la maladie, et des risques de la chirurgie.

Cette complication fut fatale dans un des cas que j'ai vus; dans un autre elle fut suivie de pyohémie mortelle; et je crois qu'il n'est pas improbable que, dans certains cas, la mort survenant avec des symptômes obscurs dans les deux ou trois jours qui suivent l'opération, a été due au virus scarlatineux, dévié d'une certaine manière de sa marche ordinaire.

Note XVII, page 440.

Une confirmation éclatante de ces observations s'est rencontrée à l'hôpital des Enfants malades. Le tableau suivant, formé d'après les observations de fièvre survenant parmi les malades internes, est suffisant pour la démonstration. Les cas sont placés comme ils se trouvent, inscrits dans différentes années, dans le registre de la salle.

Numéros des cas	SEXE ET AGE	DATE d'admission	NATURE DE L'OPÉRATION	DATE de l'opération	DATE de l'attaque
1	f. 1 9 (ans mois)	22 juillet	Pour fissure du palais.	23 juillet	24 juillet
2	f. 3	6 septembre	» » »	8 septembre	10 septembre
3	m. 3	3 septembre	» » »	10 septembre	11 septembre
4	m. 2	31 janvier	Pour doigts coupés.	14 février	16 février
5	m. 3 6	24 juin	Pour nécrose du tarse.	30 juin	31 juin
6	m. 9	6 juillet	Pour tumeur graisseuse.	8 juillet	9 juillet
7	m. 4 6	31 octobre	Pour nécrose du tarse.	2 novembre	4 novembre
8	m. 4	16 juin	Pour abcès ischio-rectal.	16 juin	18 juin

M. Thomas Smith m'a dit qu'il avait pratiqué la lithotomie chez 43 enfants au-dessous de l'âge de dix ans, et que 7 d'entre eux avaient eu la scarlatine. Dans le 1er *cas*, l'éruption apparut le jour qui suivit l'opération, et il y eut des frissons et une température de 104°6 F (40°3C). — 2e *cas*. Éruption le second jour, suivie de desquamation générale. — 3e *cas*. Éruption le second jour, mort le 31e jour, d'albuminurie et d'anasarque. — 4e *cas*. Éruption aussitôt après l'opération, suivie de desquamation. — 5e *cas*. Éruption le troisième jour, albuminurie grave. — 6e *cas*. Légère éruption aussitôt après l'opération, suivie le 13e jour de desquamation générale, et d'albuminurie grave. — 7e *cas*. Éruption le deuxième jour, commençant par la plaie et s'étendant sur le tronc et les membres.

Cette proportion de 7 sur 43 cas est très-élevée, cependant la proportion réelle était encore plus grande que ces chiffres ne le représentent, car parmi les trente-six enfants qui y ont échappé, il y en eut sans doute, comme le remarque M. Smith, quelques-uns qui, ayant déjà eu la maladie, furent en grande partie, sinon complétement, protégés contre une seconde attaque.

On s'est demandé si l'affection est une véritable fièvre scarlatine. Dans beaucoup de cas, elle l'est certainement, car ses traits sont caractéristiques. Au sujet des autres, qui pourraient être très-douteux si on les voyait isolément, le Dr Gee dit dans son article in *Reynold's System of Medicine*, « que la maladie est réellement la fièvre scarlatine, comme cela semble prouvé par les remarques suivantes : 1° elle survient dans des épidémies (de scarlatine); 2° dans une épidémie donnée un cas grave apaise parfois la récidive monotone des formes très-bénignes ; 3° une scarlatinelle tout à fait semblable attaque, dans la même épidémie, des patients qui n'ont pas été soumis à une opération, et qui n'ont pas de plaie exposée ; et enfin, par la voie d'un véritable *experimentum crucis*, bien que ces sujets soient librement exposés dans la suite à la scarlatine ordinaire, ils ne contractent pas cette affection. »

Les cas rapportés ci-dessus confirment beaucoup des points sur lesquels se fonde le docteur Gee. Dans un certain nombre l'attaque fut grave et suivie d'albuminurie ; la majorité fut observée pendant le fort de la scarlatine en ville, et presque tous, aussitôt que la maladie apparaissait, furent transportés dans une salle affectée au traitement de la fièvre scarlatine, et qui contient en général les cas récents ; cependant je pense qu'aucun des sujets ne fut atteint de contagion ultérieure.

Sir James Paget a mentionné deux opinions pour expliquer cette relation entre les opérations et l'apparition de la fièvre scarlatine ; et l'évidence qui découle des cas rapportés plus haut prouve que toutes deux sont exactes, mais, naturellement, dans des cas différents. « Qu'une susceptibilité particulière à la contagion soit causée par une opération, et que le poison produise ses effets spécifiques dans beaucoup moins de temps que dans la période ordinaire d'incubation », cela semble clair d'après des cas comme le suivant.

Un enfant fut admis le 31 janvier. Le 14 février il subit une opération sur une main difforme et le 16 le rash apparut. Aucune fièvre scarlatine n'avait eu lieu, près de sa demeure depuis quelque temps avant son entrée à l'hôpital, et il y avait séjourné pendant une période plus longue qu'il ne le fallait pour compléter l'incubation de la maladie, sans en présenter aucun symptôme. Mais le jour même (14 février) où l'opération fut pratiquée, un enfant qui avait été admis dans la salle avec une bronchite, fut trouvé trois heures plus tard avec une éruption de scarlatine. En outre, un enfant fut atteint de fièvre scarlatine un jour après une opération pratiquée sur la bouche.

Sa mère ne savait rien sur la source d'une infection antérieure, mais le chirurgien qui pratiqua l'opération soignait à ce moment ses enfants atteints de l'affection. Il semble donc presque certain que le premier enfant prit la fièvre, soit immédiatement avant, soit immédiatement après l'opération, de l'enfant chez lequel le rash venait justement de sortir, et que le second fut infecté au même moment par les vêtements du chirurgien qui pratiqua l'opération. D'autre part, dans plusieurs cas, des recherches très-attentives n'ont pu découvrir aucune source d'infection ; et alors l'explication probable semblait être, que les sujets « avaient auparavant absorbé le poison, qui n'aurait pas manifesté ses effets aussitôt, et peut-être pas du tout, à moins d'épuisement ou de troubles de leur santé. »

L'intervalle entre l'opération et l'apparition du rash a été tout à fait aussi court que le rapporte le texte. Dans plusieurs cas l'éruption est sortie le jour suivant, et la période (de 12 à 36 heures, Gee) par laquelle les vomissements et l'élévation de température précèdent communément l'éruption a été à peine marquée d'une façon distincte.

Pour répondre d'avance à l'objection que la fièvre peut avoir déjà été sur le point d'éclater lorsque l'opération fut pratiquée, je puis dire que cette source d'erreur a été admise dans mon esprit ; c'est une règle d'examiner la température, et si on la trouve plus élevée que le point normal, l'opération est invariablement ajournée.

La fièvre scarlatine paraît être la seule parmi les fièvres éruptives qui ait une tendance à attaquer les sujets immédiatement après une opération ; car bien que des éruptions de rougeole aient été notées dans des circonstances semblables, leur occurrence a été si rare qu'on peut bien les regarder comme de simples coïncidences ; on peut en dire autant de la petite vérole volante.

On pourra s'aider beaucoup, dans l'étude de ce sujet, d'un travail du Dr Braxton Hicks ; il y discute l'apparition de la fièvre scarlatine immédiatement après la parturition, dans le but d'examiner ses relations avec la fièvre puerpérale. Dans cet essai, il démontre : 1° Que les patientes sont fréquemment atteintes de scarlatine après l'accouchement ; 2° que les troubles apparaissent très-rapidement, généralement dans les quatre jours ; 3° que les symptômes prémonitoires ordinaires sont souvent absents ; 4° que la contagion est dans certains cas transmise au moment de l'accouchement, et dans d'autres qu'elle a eu lieu, autant qu'on peut s'en assurer, quelque temps auparavant ; 5° que dans beaucoup de cas les symptômes s'écartent du type normal.

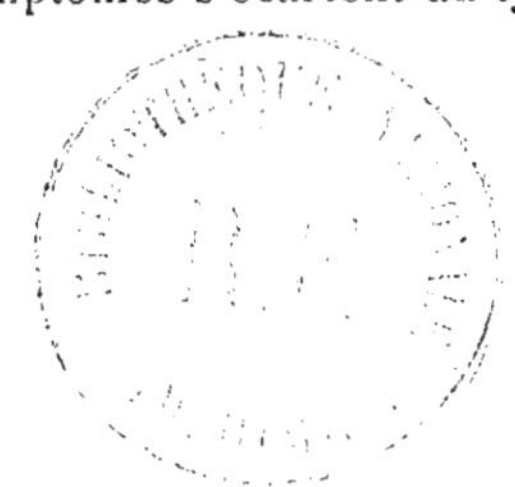

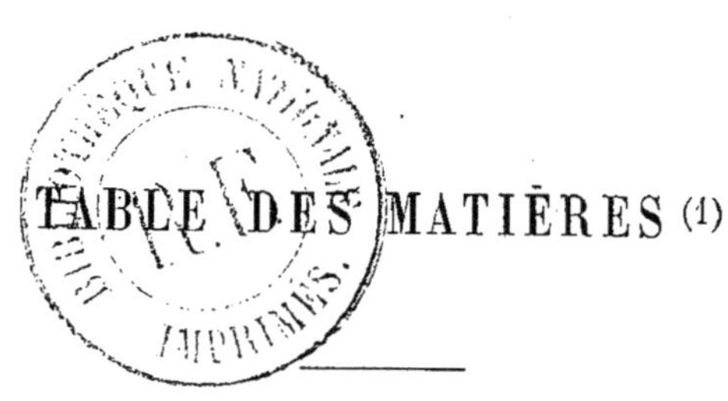

TABLE DES MATIÈRES (1)

(1) Quelques-unes des monographies qui composent ce livre et qui ont trait au même sujet se trouvant séparées par suite de l'ordre adopté par M. Paget, nous avons cru pouvoir changer cet ordre sans inconvénient, et rapprocher les chapitres qui ont entre eux une certaine analogie.

Pag

FIN DE LA TABLE DES MATIÈRES